KB192766

역전이와
경계선 환자의 치료

Glen O. Gabbard · Sallye M. Wilkinson 공저
한재현 · 양미래 공역

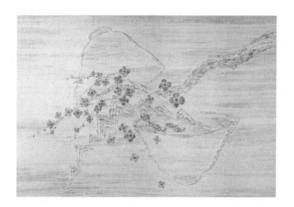

학지사

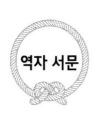

역자 서문

이 책에 대해서 이야기하려고 하니, 이 책을 통해 도움을 받았던 많은 기억이 떠오른다. 이 책에 의지했던 많은 위기의 순간을 나누고 싶은 마음이 굴뚝같지만, 그중에서 이 책의 서문에 적합한 이야기를 조심스럽게 적어 보려고 한다.

나는 전공의 수련기간 중에 이 책의 영문판을 읽었다. 계기는 정확히 기억나지 않지만, 경계선 환자를 치료하던 도중 궁지에 몰렸다는 위기감을 느끼던 찰나 '역전이(countertransference)'와 '경계선 환자(borderline patients)'에 대한 Gabbard 박사의 책을 만나게 되었다.

이 책에 언급된 것처럼 '경계선 환자'는 치료자에게 '위험하고' '경멸스러운' 느낌을 주며, 동시에 오묘한 매력을 지니고 있어 독특한 흥분을 일으킨다. 그런 탓인지 초심 치료자가 첫 정신치료 대상자로 경계선 환자를 선택하는 경우가 많고, 나 역시 첫 정신치료를 경계선 환자와 시작하였다. 보통 경계선 환자는 무조건적 사랑과 돌봄, 보살핌에 대한 아주 순수한 갈망을 지니고 있다. 대부분은 결국 문제가 되고 말지만, 경계선 환자는 그 갈망이 큰 만큼 사랑을 할 때에도 상대방에게 순수하고 무조건적인 사랑을 주어야 한다고 생각하는 것 같다. 전공의 시절의 나는 경계선 환자의 그런 원초적인 모습, 전력을 다해 사랑을 하려다가 상처를 받는 모습에 상당히 끌렸던 것 같다. 하지만 역시 이 책에 언급되어 있듯이, 경계선 환자를 볼 때 가장 주의해야 하는 점이 바로 치료자의 과도한 치료적 열정이라는 것, 그리고 경계선 환자의 순수하고 강렬한 사랑에는 늘 같은 수준의 증오가 함께 존재한다는 것을 이 책을 읽기 전의 나로서는 알 길이 없었다.

그때의 나는 누군가가 정신치료나 정신분석을 공부하며 분석치료를 받는다고 하면, 그 사람이 인격적으로 굉장히 성숙하여 교만한 사람도 쉽게 포용하고 어떤 상황에서도 흔들림 없이 타인의 고통과 실망에 위로를 전할 수 있을 것이라고 생각했다. 하지만 그러한 높은 이상에 비해 나 자신이 너무 약하고 미성숙하다고 느꼈고, 쉽게 상처를 받으면서 그 상처를 잘 숨기지도 못하는 어린아이 같다고 생각했다. 특히 쉽게 얼굴이 붉어지는 탓에, 결코 좋은 치료자가 될 수 없을 것이라며 자책하기도 했다. 치료실에 경계선 환자와 앉아 있는 동안 느끼게 되는 마음속의 무수한 감정은 그런 나를 휘감고 압도했으며, 나는 마음의 조절 능력을 잃어버리고 소용돌이에 파묻힐 것만 같았다. 좋은 치료자가 되고 싶다는 열망이 넘쳤던 만큼, 꽤 큰 좌절도 경험해야 했다.

그때 이 책을 만났고, 정기적인 지도감독을 받기 시작했으며, 개인정신치료도 받기 시작했다. 그리고 이 책은 많은 가르침을 주신 선생님들과 함께 정말 많은 위기 속에서 나를 도와주었다. 나는 이 책에 담긴 가장 중요한 메시지가 '좋은 치료자가 된다는 것은 결코 흔들리는 법이 없는 강인한 사람이 되는 것이 아니며, 환자와 함께 흔들림의 춤을 추면서도 자기 자신의 마음에 대해 정직할 수 있는 치료자가 되는 것'이라고 생각한다. 이 책은 치료자가 자신의 마음을 들여다보고 정직하게 인정하며 역전이를 다루어 나가는 것이 정신치료의 매우 중요한 과정이며, 이 과정이 환자뿐만 아니라 치료자 자신에게도 귀중한 경험이 된다는 것을 이야기해 주는 것 같다.

이 책을 번역하여 더 많은 사람이 쉽게 접할 수 있도록 해 보고 싶다는 생각은 오래전부터 했지만, 꽤 많은 시간이 흐른 후에야 이렇게 번역서를 내놓게 되었다. 아마 번역가 양미래 선생님의 참여와 도움이 없었다면 불가능했을 것이다. 처음 번역을 경험하면서, 번역 과정이 정신치료와 참 많이 닮았다고 느꼈다. 영어로 된 문장을 들여다보고 고민하여 의미를 떠올리고, 중요한 의미를 오해 없이 전달하기 위해 고심하며 번역을 해 나간다. 원문 그대로의 정확한 번역과 의미의 전달을 위한 유연한 번역 사이에서 적절한 타협이 필요하고, 무엇보다 자신의 무지에 대해 눈 감지 않고 '정직'해야 한다는 점이 가장 닮은 것 같았다.

　이 책은 전문 번역가와 정신과 전문의의 교차번역·교차수정 과정을 통해 완성되었다. 한 사람의 치료자로 성장하면서 많은 도움을 받았던 책인 만큼, 많은 분에게 오랫동안 도움이 되는 책이 되기를 바라는 마음이다. 그 바람을 이룰 수 있는 기회와 함께 인내와 친절을 보여 주신 학지사 김진환 사장님과 담당자 분들께 감사를 전한다. 마음을 담아내는 그릇에 대한 한국적 이미지를 표지로 사용할 수 있도록 흔쾌히 허락해 주신 오태식 화백님께도 감사 드린다. 번역가 양미래 선생님의 직업의식에 감탄하며 나 역시 열심히 작업하였지만, 그럼에도 여전히 많은 오류가 있을 것이다. 이 오류는 앞으로 내가 보완해 나가야 할 몫으로 남겨 두고 열린 마음으로 독자의 충고를 받아들이려 한다. 환자와의 치료 과정에서 느껴지는 수많은 감정에 화들짝 놀라면서도 앞으로 나아가고자 하는 치료자들에게 이 책이 조금이나마 위로와 도움이 되기를 바란다.

2020년 9월
역자 대표 한재현

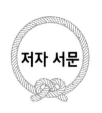

저자 서문

　정신의학에서 별도의 책 한 권이 출간될 만큼 치료를 담당하는 임상가에게 크나큰 감정적 반응을 일으키는 질환은 많지 않다. 그중에서도 경계선 인격장애는 치료자를 속수무책으로 만들어 버릴 정도로 막대한 영향을 끼친다는 점에서 여타 질환과 구별된다. 경계선 인격장애 환자를 치료할 때 치료자가 기대할 수 있는 최선의 성과는 치료 과정에서 자극된 감정들을 활용해 환자의 내적 세계와 관련된 중요한 정보를 확보하고, 이를 기반으로 치료적 교착상태를 극복해 나가는 것이다. 반면, 치료자가 맞닥뜨릴 수 있는 최악의 상황은 치료 과정에서 발생한 역전이로 인해 치료에 부적절한 조치를 취하는 것이다. 후자의 상황이 벌어질 경우, 치료자가 비윤리적인 치료적 경계이탈(boundary transgressions)을 범하거나 환자가 자살 시도를 하는 결과가 초래될 수도 있다.

　미국 전역에서 경계선 환자 치료에 대한 세미나를 개최하는 동안, 우리는 경계선 환자를 치료하는 정신건강 전문가들이 역전이로 인해 얼마나 피폐해졌는지를 목격하고 충격을 받았다. 역전이는 임상가의 개인적인 삶과 직업적인 삶 모두에 기이한 방식으로 영향을 미치고 있었다. 어떤 임상가는 경계선 환자가 자신을 "미치게 한다."라고 표현했고, 어떤 임상가는 자신의 사적인 삶이 심하게 침해받았다고 느껴서 집 전화가 울려도 자녀에게 받지 말라는 당부까지 한 상태였다. 또 다른 임상가는 "정말 이제 더는 못 하겠다."라면서 다시는 경계선 환자를 치료하지 않을 것이라고 맹세하기도 했다.

이 책의 목적은 경계선 환자를 치료하는 치료자가 부딪힐 수밖에 없는 정
서적 폭풍우를 다루는 것에 있다. 이를 위해 우리는 치료 과정에서 발생하는
수많은 역전이 반응을 검토하고 다룰 수 있는 체계적인 접근법을 제시하고
자 했다. 또한 이 접근법을 명확히 보여 주기 위해 분 단위, 시간 단위로 벌
어지는 치료자와 환자 사이의 상호작용을 상세한 이야기 형태로 실었다. 비
록 역전이를 다루는 것은 경계선 인격장애 환자에 대한 전반적인 치료 중 일
부에 불과하지만, 치료자의 정서적 반응을 우선적으로 고려하지 않을 경우
치료의 다른 부분을 의도한 방식대로 수행할 수 없다는 사실은 자명하다.

메닝거 클리닉(Menninger Clinic)은 경계선 환자 치료에 있어서 명망 있는
오랜 전통을 지니고 있다. 실제로 경계선 환자라는 개념은 1950년대에 메닝
거 클리닉에서 일했던 Robert Knight 박사의 세미나 발표 글에서 처음 소개
되었다. 1960~1970년대 초반 무렵, C. F. 메닝거 기념 병원(C. F. Menninger
Memorial Hospital)의 병원장으로 Otto Kernberg가 재임해 있을 때, 경계선
성격 조직(borderline personality organization) 개념에 대한 그의 고전적인 논
문들이 발표되기도 했다. 지난 20여 년 동안 메닝거 클리닉은 전 세계에서
경계선 환자들의 치료를 의뢰받았고, 치료가 어렵다고 알려진 이들을 이해
하고 치료하는 일에 수많은 임상가와 연구자들이 꾸준히 헌신해 왔다.

이 책은 우리의 지도감독 관계에서 시작해 공동저술로 이어졌다. 경계
선 환자와의 정신치료 과정에서 발생하는 압도적인 정서적 반응을 다루
기 위한 방법론을 마련하고자 고군분투하는 동안, 멘토-멘티 성격을 띠었
던 우리의 관계는 몇 년의 시간을 거쳐 협력적인 동료 관계로 발전했다. 우
리의 공동연구는 1991년 뉴올리언스에서 개최된 미국정신의학회 연례회의
(annual meeting of the American Psychiatric Association)에서 임상 사례 보고
(Continuous Clinical Case Seminar) 형식으로 처음 발표되었다. 회의장을 가득
메운 청중의 열정을 보면서, 우리는 이 연구를 단행본 형태로 확대해야겠다
는 확신을 갖게 되었다. 그리고 전문 분야를 막론하고 숙련된 치료자는 물론
갓 입문한 치료자에게도 유용하기를 바라며 이 책을 저술했다.

　역전이에 대한 책을 쓰는 작업에는 타협 없는 정직함이 요구된다. 임상 사례를 언급할 때에는 환자의 신상 정보가 드러나지 않도록 변형을 가하기는 했지만, 작업 과정에서 우리가 느꼈던 감정은 가능한 한 솔직하게 기술하려고 노력했다. 이 공간을 빌려 특정 사례들에 대해 우리와 함께 논의해 주고 각자가 느꼈던 감정을 관대하게 공유해 준 수많은 메닝거 클리닉 동료에게 감사의 마음을 전한다. 그들이 고군분투한 경험의 상당수도 이 책에 담겨 있다. 그러한 경험을 솔직하게 드러낸다는 것은 쉽지 않은 일이지만, 다른 임상가들의 치료 작업에 풍부하고 유용한 자료로 쓰인다면 충분히 가치 있는 결과일 것이다.

　탁월한 타이핑과 편집 능력으로 최종 원고까지 다듬어 준 Faye Schoenfeld 와 이 프로젝트를 발전시켜 나가는 데 도움을 준 미국정신의학회 편집국의 Claire Reinburg에게 큰 감사를 전한다. 마지막으로, 아이디어를 제공하는 것에서부터 시작해 기나긴 과정을 거쳐 이 프로젝트가 최종적으로 마무리될 때까지 인내와 지지를 아끼지 않은 우리의 배우자 Joyce Davidson Gabbard 와 George Hough에게도 감사의 마음을 전하고 싶다.

Glen O. Gabbard

Sallye M. Wilkinson

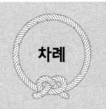

차례

제1장 | **경계선 인격장애 환자 치료에서의 역전이에 대하여 … 15**

제2장 | **최적의 거리 설정 … 43**

제1장

Management of Countertransference with Borderline Patients

경계선 인격장애 환자
치료에서의 역전이에 대하여

나는 그녀에게 이용당하고 조종당하고 학대받았다고 느끼는 동시에, 그녀가 받은 버려진 느낌과 자살을 하겠다고 위협하는 상황에 책임감을 느낀다. 정확히 말하면, 책임감을 느껴야 한다고 느끼고 있다. 나에겐 그녀에게 더 내줄 시간이 없고 그녀에게 늘 좋은 대상 혹은 언제나 그녀 곁에 있어 주는 대상이 되지도 않을 것이며, 그럴 수도 없기 때문이다.

그녀는 나로 하여금 사랑이나 우정이 그녀를 치유해 줄 것이라고 생각하게 만들었다. 마치 그녀 자신에게는 아무런 문제가 없으며, 단지 그녀의 삶에 등장한 모든 사람이 문제였던 것처럼 말이다. 내가 아버지 같은 친구가 되어 주려고 하면, 그녀는 나를 통제하기 시작한다. 그녀는 온갖 방식으로 내가 다른 사람들과 다르다고 말한다. 그리고 나 자신이 '훌륭한 객관성'을 견지하고 있다는 생각에 빠져 있을 때, 그녀는 바로 그때부터 본격적으로 나를 통제한다. 나도 다른 사람들과 똑같다고, 내가 그녀에게 신경 쓰지 않는다고 말하는 것이다. "시계 쳐다보는 거 봤어요. 떠나고 싶어 하는 거 알아요. 당신만의 삶이 있다는 것도 알아요. 오늘은 정말 기나긴 밤이 되겠네요. 당신은 신경 쓰지도 않겠죠. 아무도 날 신경 쓰지 않으니까요."

한 경계선 환자의 치료자가 겪은 이 생생한 경험에서 볼 수 있듯이, 경계선 인격장애 환자는 자신을 치료하는 임상가를 압도해 버리는 경향이 있다. 경계선 환자 치료에는 개인정신치료나 정신분석, 각종 약물을 통한 추가적인 정신약물치료, 단기 또는 장기 입원, 가족 또는 부부 치료, 집단치료 등 종합적인 치료 프로그램이 활용된다. 그러나 구체적인 치료 형태가 무엇이든지 간에, 경계선 환자에 대한 역전이는 성공적인 치료를 위한 임상가의 노력을 가로막는 주요한 걸림돌이 될 수 있다(Boyer, 1990). 치료자가 환자에게 보이는 정서적 반응은 치료자와 환자 모두를 파멸로 몰아갈 정도로 거센 폭풍우처럼 치료 과정 전반에 휘몰아친다. 물론 역전이를 능숙하게 다루는 것은 경계선 환자에 대한 전반적인 치료 과정의 일부일 뿐이지만, 이는 치료의 토대를 구성하는 요소로서 그 이외에 필요한 치료적 노력을 증대 혹은 경감시킨다.

경계선 환자가 사용하는 원시적 방어기제 가운데 특히 분열(splitting)과 투사적 동일시(projective identification)는 치료 세팅에서 마치 만화경처럼 복잡하고 혼란스러운 전이를 형성한다. 치료자 앞에서 변화무쌍하게 펼쳐지는 자기표상과 대상표상은 이에 뒤따르는 상당히 강렬하고 원초적인 정서 상태에 의해 한층 복잡해지며, 치료자는 생사가 걸린 투쟁에 갇혀 버린 듯한 느낌을 받게 된다(Kernberg et al., 1989). 어떤 임상가는 이러한 역전이 반응이 경계선 인격장애 진단을 내릴 때 가장 신뢰할 만한 지표일 수도 있다고 말한다(Solomon et al., 1987). 경계선 환자는 마치 가드레일이 없는 좁은 이차선 도로가 나 있는 산길을 운전할 때처럼 의식을 각성시키는 방식으로 우리를 '살아 있게' 만든다. 그들은 치료자의 단어 선택이나 비언어적 뉘앙스에 매우 민감하게 반응하기 때문에 치료자는 '살얼음판을 걷는 듯한' 상태에 놓이게 되고, 실제로 실수의 여지가 굉장히 줄어들었다는 느낌을 받을 수도 있다. 그러나 이렇게 심상치 않은 영향에도 불구하고 환자는 어떻게든 치료자에게 '특별한' 존재가 되며(Gabbard, 1986), 비관적인 예후를 암시하는 수많은 징후에도 불구하고 놀라울 정도의 낙관을 심어 준다(Solomon et al., 1987). 그리

고 숱한 실패의 잿더미 속에서 솟아오르는 불사조처럼, 치료자의 치료적 열
정(therapeutic zeal)은 다시금 차오른다.

경계선 환자는 치료자에게 특정한 형태의 '달콤한 고통'을 불러일으키
는 특별한 능력을 갖고 있는 것처럼 보인다. 이들 환자는 평생 고통받으며
살아왔으며, 이들에게는 자신으로 인해 치료자가 고통받는 것이 중요하다
(Giovacchini, 1975). 경계선 환자의 입장에서는 자신을 치료하고자 하는 사람
이라면 누구든 자신의 불행을 함께 공유해야 하므로, 이들은 치료자에게 전
문 치료자로서의 역할을 포기해 버리라고 요구하는 것처럼 보이기도 한다.
Searles(1987)는 관심을 적절히 절제하는 전통적인 분석적 태도가 경계선 환
자와의 정신치료에서는 실행 가능하지도 않고 적절하지도 않다고 경고하였
다. 경계선 환자와 거리를 두면서 '객관적인' 역할을 해내고자 하는 치료자의
경우, 자기 자신의 갈등과 불안을 부정하며 환자에게 투사해 버리고 그것을
받아 낼 그릇(container)으로 환자를 이용해 버릴 위험성도 있다. '빈 스크린
(blank screen)'이라 불리는 치료자에 관한 고전적 개념은 경계선 환자에 대한
정신치료에서라면 결코 동일한 방식으로 적용될 수 없다.

특정한 역전이 반응들

경계선 인격장애는『정신장애의 진단 및 통계편람-Ⅲ(DMS-Ⅲ)』(American
Psychiatric Association, 1980)에 등록되었지만 그 진단에 대한 논란은 아직도
여전하다. 경계선 인격장애에 대해 최초로 체계적인 실증적 연구를 실시한
Grinker(1968)와 그의 동료들은 경계선 인격장애를 정신병적인 것에서부터
신경증적인 것까지 아우르는 스펙트럼으로 보았다. Kernberg(1967, 1975)는
경계선이란 구체적인 질환 단위보다는 성격 조직(personality organization)에
가깝다고 주장했다. 다른 다양한 인격장애(편집성, 반사회성, 분열성, 유아성,
자기애성, 순환기분성 등) 모두 그가 주장한 자아 조직(ego organization)으로

설명될 수 있었다.

반면, Gunderson(1984)은 제2축에 해당하는 다른 인격장애들로부터 경계선 인격장애를 구별해 주는 기준을 찾고자 했다. Abend(1983)와 그의 동료들은 고전적인 갈등이론(traditional conflict theory)에 기반한 전통적인 정신분석적 기법을 사용하고도 성공적으로 분석을 마친 몇몇 경계선 환자의 사례를 보여 줌으로써, Kernberg(1967)가 지녔던 경계선 환자에 대한 진단적 이해 방식에 중대한 의문을 제기하기도 했다. Alder(1985)는 이들과 다른 시각을 견지했다. 그는 경계선 환자의 고통을 정신내적 갈등의 결과로 이해하기보다는 결핍 상태(deficit-based condition)에 의해 유발된 결과로 볼 때 환자를 가장 잘 이해할 수 있다는 의견을 제시했다. 구체적으로 그가 말한 결핍 상태는 치료자가 부재하더라도 정서적으로 지탱해 줄 수 있는 안아주기-위로하기 내사(holding-soothing introjection)의 결여와 연관되어 있었다. 자기심리학의 영향을 받은 다른 임상가들(Brandchaft & Stolorow, 1987; Terman, 1987)은 치료자와 환자의 공감적 관계가 무너지는 상황이 경계선 증상의 발달로 이어졌을 수 있기 때문에 경계선 증상은 오로지 관계의 맥락을 고려할 때에만 정의할 수 있는 것으로 개념이 재정립되어야 한다고 주장했다.

경계선 인격장애 진단에 대한 논란은 최적의 치료법에 대한 논란에도 그대로 반영되어 있다. 그러나 (전부는 아닐지라도) 대부분의 의견 차이는 경계선 진단을 본질적으로 정신역동적 스펙트럼에서 생각해 보자는 Meissner(1988)의 관점으로 묶어서 설명할 수 있다. 이 스펙트럼에서 '최고' 수준에 있는 환자는 자아강도가 상당한 편이며, 별도의 조정 없이도 정신분석치료를 받을 수 있다. 반면, 스펙트럼의 '최저' 수준에 있는 환자는 자아강도가 현저히 약하기 때문에 정신병적 와해(psychotic disorganization)를 보일 수 있고, 더욱 지지적 접근법을 필요로 한다.

그러나 임상적 관점에서 볼 때, 이 스펙트럼은 하나의 은유적인 구조로 간주되어야 한다. 경계선 환자는 임상 양상에서 심한 기복을 보이는 것으로 알려져 있기 때문이다. 한 번의 치료 시간 동안에도 한 환자에게서 정상적 전이, 신경증적 전이, 정신병적 전이가 모두 발견될 수도 있다(Little, 1958). 따라서 임상적 관점에서 말하자면, 치료자는 정신치료에 '유연하게' 접근해야 하며, 특정 시점에 환자가 필요로 하는 것에 따라 개입 방식을 표현형-지지적 치료의 연속선상에서 계속해서 변경해야 한다. Meissner(1988)는 이러한 관점을 견지하면서 다음과 같은 견해를 제시했다.

> 내 개인적인 생각에, 정신치료 과정의 양상들을 명확하게 밝히고 기술한다는 측면에서는 지지적 치료와 표현형 치료의 방식들을 이론적으로 구별하는 것이 분명 유용하지만, 구체적인 각각의 진단에 이미 정해져 있는 치료 방식을 제시하는 식의 양자택일적 관점을 엄격히 고수하려는 시도는 이론적으로 지속될 수도 없고, 임상적으로 타당하지도 않다. …… 치료자는 직면한 문제들을 다루기 위한 다양한 정신치료적 개입 중에서도 자신이 활용할 수 있는 기법들을 선별하는 유연하고 융통성 있는 태도를 유지할 필요가 있다(p. 121).

경계선 환자의 역전이에 대해 논할 때에는 낮은 수준에서 높은 수준에까지 이르는 연속선상에서 환자가 현재 어디에 위치해 있는가에 따라 치료자의 반응이 상당히 달라질 수 있다는 점을 명심해야 하기 때문에 스펙트럼이라는 개념적 틀이 중요한 의미를 갖는다. Meissner(1988)는 "따라서 경계선 인격장애와 관련된 역전이는 한 가지로만 해석될 수 있는 현상이 아니며, 전이-역전이 상호작용이 일어나는 수준 및 강도의 스펙트럼에 따라 질적·양적 측면에서 매우 다르게 나타날 수 있다."(p. 211)라고 밝혔다. 이러한 경고를 염두에 두고, 다음에서는 경계선 환자를 볼 때 흔히 느낄 수 있는 몇 가지 역전이 반응들을 살펴보려 한다.

▍죄책감

경계선 환자는 치료자의 취약점을 파악하고 이를 이용해 죄책감을 이끌어 내는 기묘한 능력을 갖고 있다. 흔히 이러한 능력은 치료자에게 화 또는 짜증을 불러일으키는 행동을 하는 식으로 발현된다. 치료자의 마음속에서 환자가 사라져 버렸으면 좋겠다는 생각이 드는 바로 그 순간, 환자는 치료자가 자신에게 신경을 쓰지도 않고 자신을 싫어하고 있다고 비난할 수 있다. 그리고 그러한 비난은 치료자에게 '들켰다'라는 느낌을 불러일으킬 수 있다. 그런 상황 속에서 치료자는 자신의 전문성이 부족하다며 자책하고, 환자에게 끝까지 헌신을 다하겠다고 맹세하며 용서를 구하려 할 수도 있다. 환자가 가하는 비난은 치료자가 지닌 전문가적 정체성의 가장 핵심적인 부분을 건드리며, 심장이 두근거리고, 입이 마르고, 사지가 떨리는 등 교감신경 활성화로 인한 증상을 수반하는 '생리적 역전이(psysiological countertransference)'(Gabbard, 1986) 상태를 불러올 수도 있다.

또 다른 흔한 시나리오는 정신치료 과정에서 나타나는 명백한 임상적 퇴보에 대해 치료자가 책임감을 느끼는 것이다. 많은 경계선 환자가 치료 초반에는 상대적으로 별문제가 없는 듯이 보이다가, 치료가 진행됨에 따라 문제적인 모습을 드러낸다. Searles(1986)는 치료자가 느끼는 죄책감이란, 어린 시절에 부모상(parental figure)을 미칠 듯하게 만들었다는 죄책감에 휩싸인 환자의 자기표상에 치료자가 무의식적으로 공감한 결과일 수 있다고 말했다. 그리고 어떤 치료자는 환자의 자아가 지닌 한층 건강하고 신경증적인 측면보다 정신병적 측면에 더 마음이 끌린다는 사실에 대해 죄책감을 느끼게 될 수도 있다고 지적했다.

▍구원 환상

죄책감은 치료자가 갖게 되는 구원 환상과 밀접하게 연관되어 있다. 구원 환상이라는 역전이 반응은 단순한 치료적 열정 그 이상이며, 환자를 본질적으로 무력한 존재라고 인식하는 태도를 반영하기도 한다. 치료자는 환자를 '위해' 무언가를 해 주어야 한다고 느끼게 될 때가 많다. 경계선 환자는 종종 자신을 찰스 디킨스의 소설에 나올 법한 불쌍한 고아처럼 표현하는데(Gabbard, 1986), 그럼으로써 치료자에게 어린아이를 괴롭게 만든 '나쁘고' 부재하는 부모의 책임을 대신해서, 직접 '좋은' 어머니 또는 아버지가 되어줄 것을 요구한다.

▌직업적 경계의 이탈

세 번째로 제시할 구체적인 역전이 반응은 앞서 소개한 두 가지 반응과 자연스럽게 연결된다. 경계선 환자는 치료적 얼개에 균열을 일으켜 문제의 소지가 있는 경계 침범(boundary crossing)을 야기하는 것으로 악명이 높다(Eyman & Gabbard, 1991; Gutheil, 1989, 1991). 자신에게는 특수한 형태의 자격이 있음을 표현하고 치료자에게 일반적인 치료 과정에서와는 다른 예외적인 대우를 요구할 가능성도 있다. 이들은 '성미가 급하며', 그로 인해 자주 분노를 표출한다. 이렇게 원시적인 형태로 공격성을 표출하는 경향은 본래 성격에서 비롯되었을 수도 있고(Kernberg, 1975), 트라우마에 따른 것일 수도 있지만(Herman et al., 1989), 원인이 어떻든 치료자는 결국 환자의 감정 기복과 쉽게 폭발하는 성질 때문에 위협받거나 위축되는 경우가 많다.

치료자는 환자의 분노를 막기 위해 회기를 늘리거나, 자기노출(self-disclosure)을 하거나, 치료비 지불을 연기 또는 미청구하거나, 환자와 신체적 또는 성적 행동을 하게 될 수도 있다. 어떤 경우에는 치료자가 환자를 여태껏 견뎌 낸 고통에 대해 특별한 방식으로 보상받아야 마땅한 피해자로 인식할 수 있으며, 이에 따라 직업적 경계 위반을 합리화하기도 한다. 환자가 자살하겠다고 위협하는 경우 흔히 치료자는 자신이 일반적인 치료 관행을 고수했다면 환자가 실제로 자살했을지도 모른다고 주장하면서 다양한 형태의 경계 이탈(boundary transgressions)을 정당화하게 될 수도 있다(Eyman & Gabbard, 1991).

경계 이탈을 불러일으키는 또 다른 상황은 버려짐(abandonment)의 문제와 연관되어 있다. 많은 경계선 환자가 부모, 애인, 치료자처럼 자신을 돌봐주고 지지해 주는 중요한 존재로부터 언제든지 버림받을 수 있다고 느낀다(Masterson & Rinsley, 1975; Rinsley, 1989). 어떤 환자는 치료자가 전달하는—무조건적인 사랑을 제외한—모든 메시지가 거절의 위협을 담고 있다고 해석한다(Adler, 1985). 환자가 치료자에게 자신을 진심으로 생각해 주고 있으며 단순히 시간과 관심을 내준 대가로 돈을 받아 가는 성매매자 같은 존재가 아님을 확신시켜 달라고 요구하면, 치료자는 자신의 진심 어린 걱정을 표현하기 위해 최대한의 노력을 기울이게 될 수 있다. 이러한 요구는 늦은 밤의 전화 통화 요청, 치료 외적인 만남, 성적 접촉 등으로 확대될 수 있기 때문에 경계선 환자를 치료하는 치료자는 임상적 측면에서뿐만 아니라 윤리적 측면에서도 역전이가 초래할 수 있는 위험을 철저히 이해하고 있어야 한다(Chessick, 1977).

▌분노와 증오

경계선 환자를 대상으로 한 정신치료에서 공통으로 나타나는 현상 중 하나는 환자가 자신의 감정을 치료자에게 배설 또는 '떠넘겨' 버림으로써 자신의 긴장감을 없애려 한다는 점이다(Boyer, 1990). Rosenfeld(1987)는 이를 '배설적 전이(lavoratoric transference)'라고 칭했다. 신경증 환자는 초자아 자리를 치료자에게 투사하는 경향을 보이는 반면, 경계선 환자는 '병든' 또는 '나쁜' 자아의 모습을 원초적이고 분열된 형태로 치료자에게 투사한다(Boyer, 1987; Kernberg, 1975; Volkan, 1987). 다시 말해, '부분적' 자기표상 및 대상표상이 치료자에게 '떠넘겨지면', 그 결과 치료자는 이차원적인 극단성을 나타내는 환자의 모습에 동일시해야 한다는 무의식적 압박을 받게 된다. 이때 치료자는 극단적이고 부정적인 격정을 누그러뜨릴 수 있는 좋은 또는 다정한 느낌은 전혀 느끼지 못한 채, '전적으로 나쁜' 혹은 엄청난 증오로 가득 찬 감정만을 느낄 수도 있다. 이렇게 부분대상(part object)이 되는 경험을 하게 될 경우, 치료자는 흔히 어떤 알 수 없는 힘이 내부에서부터 자신을 잠식해 온다는 느낌(예: 나답지 않은 행동을 한다는 느낌)을 받게 된다. Volkan은 이를 환자가 외현화하고 투사하는 원시적이고도 매우 부정적인 정서에 '질식당하는' 느낌이라고 표현하기도 했다. 경계선 인격장애 환자로부터 '화장실' 같은 존재로 이용당하면, 어떤 사람이든 분노와 증오, 원망 같은 감정이 드는 것을 피하기 어렵다. 환자의 자살 위협으로 인해 인질로 붙잡힌 것처럼 옴짝달싹하지 못하거나, 밤늦게 걸려 오는 전화로 인해 방해를 받거나, 일반적이지 않은 치료를 원하는 끊임없는 요구를 받다 보면, 폭발할 것 같은 격렬한 분노가 유발될 수도 있다.

▌무력감과 무가치함

경계선 환자는 치료자의 노력을 평가 절하하는 경향이 있다(Adler, 1985). 또한 자신의 요구가 충족되지 않고 좌절되면, 눈 깜짝할 사이에 이상화 전이에서 경멸적 전이로 이동할 수도 있다. 그들은 부분을 전체로 일반화하는 사고방식에 몰두하는 측면이 있어서 누군가가 사소한 잘못 하나만 저질러도 '전적으로 나쁜' 사람으로 간주하기도 한다. 이로 인해 치료자는 스스로 아무것도 할 수 없다는 '미숙'하고 무능하며 무력한 기분을 느낄 때가 많다. 이러한 형태의 역전이는 환자가 치료자의 취약한 부분을 파악한 후 의도적으로 그 약점을 계속해서 건드리는 것에 능숙할 경우 더 심하게 나타난다. 자신을 평가 절하하는 공격에 의해 심각한 고통을 받는 치료자는 공공연하게 방어적이거나 유보적 자세를 취하게 되는 경우가 많지만, 그 내면에는 무력하고 무능하다는 감정이 선명하게 자리하고 있다.

▌불안과 공포

치료 과정에서 어떤 일이 벌어지든지 간에, 경계선 환자는 거의 항상 치료자를 불안하게 만든다. 이 불안에는 다양하고 많은 근원이 있다. 가장 원시적인 차원을 살펴보면, 경계선 환자가 경계를 혼동할 경우 치료자는 환자가 자신을 집어삼키거나 없애 버릴 것이라는 불안과 관련된 원시적인 공포를 느낄 수 있다. 정신병적 전이가 있을 경우에는 환자가 자신이 갖고 있는 감정을 치료자의 마음속에 있는 감정으로 오인할 수 있는데, 이러한 상황에 발생하는 결합 또는 융합의 느낌이 치료자를 극도로 불안하게 만들 수도 있다. 환자가 자살할지도 모른다는 불안은 대부분의 치료 과정에 늘 존재하며, 경계선 환자가 유발한 죄책감과 책임감으로 인해 자살에 대한 우려는 다른 환자를 치료할 때보다 증폭된다. 앞서 언급했듯이, 뭔가를 잘못 말하기라도 하면 환자가 폭발하거나 무너져 버리거나 갑자기 상담실을 박차고 나갈지도 모른다는 걱정은 역전이 불안(countertransference anxiety)을 낳을 수도 있다. 마지막으로, 치료자 사이에서 흔하게 발견되며 치료 과정 전반을 지배하는 가장 중요한 불안은 치료자가 자신의 임상 능력이 부족했다거나 노력을 다하지 못했다고 느끼는 감정이다.

역전이의 본질

역전이 개념은 현대 정신분석 담화에서 핵심적인 개념으로 급부상했고, 계속해서 의미상의 변화를 겪었다. 역전이를 치료에 대한 방해물로 인식했던 관점은 역전이가 필수적이지는 않을지라도 귀중한 이해의 원천이 될 수 있다는 관점으로 대체되었다. 이러한 인식상의 변화와 더불어, 환자-치료자의 관계가 과거 경험을 상연(enactment)하는 하나의 장으로 기능하는 방식에 대해서도 관심이 고조되었다. 파묻혀 버린 과거를 고고학적으로 수색하던 행위는 환자와 치료자 사이에서 나타나는 매 순간의 상호 반응에 세심한 주의를 기울이는 행위로 대체되었다(Lester, 1990).

Freud(1910/1957)가 내린 역전이에 대한 정의는 분석가가 환자에 대해 갖는 전이에만 집중한 좁은 개념이었다. 즉, Freud의 역전이는 환자가 과거의 감정을 분석가에게 투영하는 것과 동일한 방식으로 분석가가 자신의 과거에서 비롯된 감정을 환자에게 투영하는 현상을 의미했다. 이 관점하에서 역전이는 분석가의 엄격한 분석을 통해 제거되어야 할 간섭이나 걸림돌로 개념화되었다.

Heimann(1950)은 이 부분과 관련된 정신분석적 사고의 지평을 바꾸어 놓았다. 그녀의 견해에 따르면, 역전이는 분석가가 환자와의 관계에서 경험하는 '모든' 감정을 포괄하는 한층 더 광범위한 시각에서 해석되어야 했다.

역전이를 광범위하고 총체적인 측면에서 이해한 Heimann(1950)의 시각에는 분석가가 경험하는 감정의 일부가 환자의 행동에 의해 '유발된' 것이라는 생각이 내재되어 있었다. Racker(1968)는 이러한 분석가의 반응을 일치적 역전이와 상보적 역전이로 구분했다. 일치적 역전이(concordant countertransference)는 치료자와 환자 사이에 공감적 유대관계가 수반되는 경우(즉, 치료자가 환자의 주관적인 감정 상태나 자기표상에 동일시하는 경우)를 가리키고, 상보적 역전이(complementary countertransference)는 환자로부터 투사적으로 부정되어 치료자에게 부여된 환자의 내적 대상표상에 대한 동일시를 가리킨다. Racker(1968)는 상보적 역전이 반응을 환자의 투사에 의해 분석가 본인의 갈등이 활성화된 사례라고 보았다. Grinberg(1979)는 Recker의 관점에서 한 단계 더 나아가, 분석가가 '전적으로' 환자로부터 비롯된 반응이나 감정 또는 대상표상을 내사하는 투사적 역동일시(projective counteridentification) 개념을 발전시켰다.

Winnicott(1949)은 역전이 증오(countertransference hate)에 대한 고전적인 논문에서 '객관적' 형태의 역전이를 다루었다. '객관적' 역전이란 분석가가 환자에 의해 유발된 특정 방식으로 반응하고, 이 특정한 반응이 환자와 상호작용하는 다른 모든 이들에서도 일관적으로 나타나는 경우를 가리킨다. 이 도식에 따르면, 어떤 환자는 타인에게 일관적으로 증오의 감정을 불러일으킬 수 있으며, 이 증오의 감정은 분석가 또는 다른 사람의 과거보다는 환자와 관련된 더 많은 부분을 반영하고 있을 수 있다.

역전이에 대한 인식이 전환되면서 Klein 학파의 투사적 동일시 개념에 대한 관심도 증폭되었다(Boyer, 1987, 1990; Gabbard, 1994; Goldstein, 1991; Grostein, 1981; Kernberg, 1975, 1987; Ogden, 1979, 1982; Porder, 1987; Sandler, 1987b; Scharff, 1992; Searles, 1986; Tansey & Burke, 1989). Klein(1946/1975)이 사용했던 투사적 동일시의 원래 개념은 대인관계에서의 강제보다는 정신내적 환상(intrapsychic fantasy)과 관련되어 있었지만, 현대에 들어서는 대체로 환자의 투사적 동일시를 수용하는 쪽에서 겪게 되는 변화에 초점을 두고 활용되고 있다. 투사적 동일시 개념에 대해서는 아직도 논란의 여지가 상당하지만, 분열된 자기표상이나 대상표상, 또는 환자가 치료자에게 투사하는 정서가 치료자를 변화시키고 그 투사의 본질에 순응하게끔 만든다는 점에는 전반적인 합의가 존재한다.

치료자에게 나타나는 변화는 대체로 환자가 대인관계에서 행사하는 강력하고 강압적인 압박에 의해 발생한다. 경계선 환자가 동원하는 주요 방어기제 중 하나인 투사적 동일시는 이 책의 논의에서 매우 중요한 의미를 갖기 때문에 제1장 후반부에서 더 자세히 다룰 것이다.

역전이에 대한 사고의 전환은 분석가가 환자에게 보이는 반응이 환자의 내적 대상세계에 대해 상당한 정보를 제공해 준다는 사실을 내포하고 있다. 또한 역전이는 환자가 투사한 모습을 담아내는 그릇의 역할을 하는 동시에, 그러한 투사의 내용을 고찰하는 과정까지 수반한다. Sandler(1976)는 분석가의 자유롭게 부유하는 관심(free-floating attention)은 환자의 말과 행동이 강요하는 상호 보완적인 역할이 무엇인지를 파악하는 자기성찰과 연관된 자유롭게 부유하는 반응성(free-floating responsiveness)을 통해 보완되어야 한다는 의견을 제시했다.

영국학파의 대상관계이론은 대서양을 넘어서까지 영향력을 발휘했고, 고전학파 혹은 자아심리학파에도 중대한 영향을 끼쳤으며, 상호작용, 상연 같은 개념에 상당한 이목을 집중시켰다(Chused, 1991; Coen, 1992; Jacobs, 1986, 1991; McLaughlin, 1991). Abend(1989)는 역전이 및 기법을 개괄한 글을 통해, 분석가의 역전이가 환자의 내적 세계를 이해하는 데 중요한 원천이 될 수 있다는 Klein의 개념이 이제 보편적으로 받아들여지고 있다고 인정했다. 이러한 인식의 연장선상에서 분석가의 자기분석 활동은 피분석자에 대한 정보를 수집하기 위한 체계적인 노력으로 간주되었다. 특히 분석가는 환자의 내적 대상관계가 환자와 분석가 간의 임상 상황에서 상연될 수 있도록 미묘한 또는 그다지 미묘하지 않은 형태의 '행동(acting in)'에 적절히 대응해야 한다. Chused(1991)는 상연과 관련해 다음과 같이 말했다.

> 분석가는 환자에게 반응(react)한다. 그러나 반응을 보이던 도중에 자신을 다잡고, 말하자면 분석가로서의 자세를 되찾는다. 그리고 자기 자신과 환자를 관찰하면서, 그런 행동을 부추긴 자신의 내면과 환자의 내면에 자리한 무의식적 환상과 갈등을 점차 이해해 나간다(p. 616).

경계선 환자는 특히 치료자에게 투사한 원시적인 자기표상 및 대상표상과 정서가 가진 힘을 통해 상연을 일으킨다. 그러나 분석가의 모든 역전이 반응이 단순히 환자로부터 비롯되었다는 가정은 오류를 낳을 수 있다. 이 책에서는 역전이를 '공동의 산물(joint creation)'로 간주하고, 치료 과정에서 치료자가 가진 과거의 갈등과 환자로부터 투사된 측면이 공동으로 특정한 상호작용 패턴을 만든다고 본다. 경계선 환자를 치료하는 치료자의 역할에서 핵심적인 부분은 스스로 제공한 원인과 환자가 제공한 원인을 구별하기 위해 자기성찰 과정을 거치는 것이다(Gabbard, 1994; Kernberg et al., 1989). Bollas(1987)는 "환자를 찾고자 한다면, 우리 자신 안에서 찾아야 한다. 이 과정은 치료 회기에는 필연적으로 '두 명의 환자'가 존재한다는 사실, 그렇기에 상호 보완적인 자유연상의 근원지 역시 두 곳이라는 사실을 알려 준다."(p. 202)라고 말했다. 이에 따르면, 치료자는 환자 내부에서 벌어지고 있는 일들을 파악하고 그것을 자기 자신의 마음속에서 감당해 내기 위해 정신내적 영역과 대인관계 영역 모두에 대한 집중을 계속 유지해야만 한다(Coen, 1992).

역전이가 공동의 산물이라는 전제를 받아들일 경우, 치료자와 환자의 상대적인 기여도는 정신병리의 심각성에 따라 달라질 수 있다. 일반적으로 투사적 동일시 또는 '객관적' 역전이는 경계선 인격장애를 가진 환자처럼 병세가 더 심한 이들에게서 발생하는 반면, 좁은 차원의 역전이 또는 '주관적' 역전이는 그보다 건강한 편이거나 신경증을 가진 환자에게서 더 두드러지게 나타난다. 경계선 환자와의 관계에서 나타나는 많은 역전이 반응들이 강도 측면에서 압도적이기는 하지만, 정신병리학 스펙트럼 전반에 걸쳐서 나타나는 더 애매한 형태의 상연도 간과해서는 안 된다. Jacobs(1991)는 중립이나 침묵처럼 일반적인 분석적 또는 치료적 태도라고 여겨지는 측면도 환자와 치료자가 지닌 문제에 따라 무의식적으로 결정되는 상연에 관여하게 될 수 있다고 지적했다.

역전이 개념이 현대화하면서, 이 용어가 지나치게 확장된 탓에 의미 측면에서의 구체성이 어느 정도 상실되었다고 생각하는 이들도 나타났다. 일례로, Natterson(1991)은 역전이와 치료자 본인의 주관성을 구별하고자 했다. 그는 치료자가 반응만 하는 것이 아니라 주도하기도 한다는 점에서 '상호주관성(intersubjectivity)'이라는 용어를 선호했다. 그러나 실제 임상 상황에서 치료자와 환자 간의 상호작용은 서로 불가분의 관계로 얽혀 있기 때문에 무엇이 주도적이고 무엇이 반응적인지를 나누는 것은 불가능에 가까울 수 있다.

Meissner(1988)도 역전이에 대해 더욱 협소한 또는 한층 제한된 시각을 주장했다. 그의 의견에 따르면, 치료자가 환자를 통해 경험하는 모든 반응이 역전이로 해석될 수는 없다. 환자에 대한 분석가의 전이 또는 환자가 부여한 역할에 대한 치료자의 반응만 역전이로 간주되어야 한다는 것이 그의 주장이다. 이러한 개념화에 따르면, 어떤 반응은 환자와 치료자의 실제 관계 및 치료적 동맹과 연관되어 있다. 그러나 재차 언급하자면, 정신치료 속 경계선 환자가 불러일으키는 정서적 폭풍우의 한복판에서 이러한 차이를 구별해 내는 것은 매우 어렵다.

이 책에서 지지하는 역전이에 대한 개념적 해석은 치료자에게 무거운 책임을 부여한다. 치료자가 자기 자신을 치료자인 동시에, 자신의 고유한 문제를 치료 무대에 등장시킬 수 있는 '환자'로도 볼 수 있어야 하기 때문이다(Bollas, 1987, 1990; Boyer, 1987; Searles, 1986). 이 점에서 치료자의 자기분석은 효과적인 역전이 다루기에서 무엇보다 중요한 작업이 된다. Bollas(1990)는 다음과 같이 밝히기도 했다. "내 생각에…… 역전이를 고찰하는 작업은 자기분석이라는 일종의 추방당한 기능을 정신분석 운동에 체계적으로 재통합시키는 일과 같다."(p. 339)

투사적 동일시의 역할

경계선 인격장애 환자와의 정신치료와 이 책에서 정의한 역전이 개념화에서 투사적 동일시가 갖는 핵심적인 중요성을 고려하면, 투사적 동일시라는 용어를 보다 면밀히 숙고하는 작업이 앞으로 이어질 장에서 사용되는 이 용어의 의미를 명료화하는 것에도 도움이 될 것이라고 생각한다. 투사적 동일시라는 용어가 혼란스럽게 사용되는 것을 두고 논란이 있기는 하지만, 이 책에서는 경계선 인격장애 환자의 정신치료에서 나타나는 전이-역전이 발달을 이해함에 있어서 투사적 동일시 개념이 매우 중요하다고 본다.

먼저, 투사적 동일시는 경계선 환자가 사용하는 단순한 방어기제 그 이상의 것으로 간주되어야 한다. Ogden(1979)은 투사적 동일시를 3단계로 구성된 과정으로 정의했으며, 그 과정에서 다음과 같은 사건이 벌어진다고 보았다. 첫째, 자기(self)의 한 측면이 무의식적으로 부정당하면서 다른 사람에게 투사된다. 둘째, 투사자가 상대방에게 대인관계상의 압박을 행사함으로써 자신이 투사한 것을 상대방도 경험하거나 상대방이 그 투사에 무의식적으로 동일시하도록 강요한다. 셋째, (치료 상황에서) 투사를 받은 수신자(recipient)가 투사된 내용물을 처리하고 담아내면, 환자는 자신이 투사한 내용물을 변형된 형태(modified form)로 재내사(reintrojection)한다. Ogden은 이때 투사자가 투사물의 수신자와 하나가 되거나 결합을 이룬 듯한 감각을 느끼기도 한다고 강조했다.

이 모델에서의 투사적 동일시는 단순한 방어의 목적을 넘어선다. Scharff(1992)가 간결하게 정리한 다음의 내용을 보면 투사적 동일시의 뚜렷한 목적 4가지를 확인할 수 있다.

> (1) 방어: 자기 자신을 원치 않는 부분으로부터 떨어뜨려 놓거나 그것을 다른 사람 속에 살아 있게 하기, (2) 소통: 수신자가 일련의 감정들을 마치 자신의 감정처럼 경험하도록 압박함으로써 수신자에게 투사자 자신의 내면을 이해시키기, (3) 대상관계성(object-relatedness): 자신의 투사를 받을 수 있을 정도로는 분리되어 있으면서도 일체감이 유발될 만한 오해는 가능한 정도로 미분화된 수신자와 상호작용하기, (4) 심리적 변화를 위한 통로: 모자관계, 부부관계, 환자-치료자 관계에서 발생하는 것처럼, 투사물이 수신자에 의해 변형되면 그것을 재내사함으로써 변화를 꾀하기(p. 29)

이와 같은 투사적 동일시 모델은 치료적 낙관주의를 동반할 수 있다. 치료자가 환자의 투사를 감당할 수 있을 경우, 그 치료자는 환자로부터 받은 투사물과 정서를 치료자 자신의 혹독한 역전이 속에서 담아내고 변형함으로써 환자의 내적 세계를 변화시킬 수 있을지도 모른다는 기대를 품게 된다. 그래서 이 모델을 비판한 학자들(Kernberg, 1987; Sandler, 1987a)은 Ogden(1979)이 재내사와 관련된 세 가지 단계를 포함시키면서 투사적 동일시 개념을 Klein(1946/1975)이 본래 의도한 것 이상으로 확대했다고 주장했다. Kernberg는 투사적 동일시를 원시적 방어기제의 하나로 간주하는 입장이었으며, 이 원시적 방어기제는 참을 수 없는 자기의 측면을 투사하고, 투사한 내용물에 대한 공감을 유지하며, 대상을 통제하려는 시도를 하고, 투사자와 수신자 사이의 실제 상호작용 속에서 투사된 역할을 대상이 수행하도록 무의식적으로 유도하는 것과 연관되어 있었다.

　Sandler(1987a) 역시 투사적 동일시 개념을 담아내기, 해독하기, 변형하기 등의 치료적 행위들을 포함하는 범주로 확대한 Ogden(1979)의 견해에 반대했다. 그러나 Sandler(1976)가 제시한 역할 반응성(role responsiveness) 개념은 Ogden이 제시한 투사적 동일시 개념의 처음 두 단계를 비롯해 역전이를 환자와 치료자가 만들어 낸 공동의 산물로 보는 이 책의 견해와도 상당수 일치한다. Sandler의 견해는 다음과 같았다.

　　전문가로서의 양심은 흔히 (치료자의) 비합리적 대응을 전적으로 그 자신의 사각지대로 간주하도록 하지만, 때로는 그 비합리적 대응을 치료자 자신의 기질과 '환자가 강요하는 역할의 반사적 수용 사이에 형성된 타협 형성'으로 보는 것이 유용할 수도 있다(p. 46).

　투사적 동일시를 다룬 학자 대부분은 그 과정을 이루는 핵심적인 요소로 통제를 꼽는다. 환자는 자기 자신의 일부를 치료자에게 맡겨 둠으로써 한 쌍을 이루는 두 개체 사이에 강력한 관계가 형성되는 경험을 하고, 이를 통해 자신이 치료자에게 영향력을 행사하고 있다는 환상을 갖는 것처럼 보인다. 이러한 통제의 힘은 치료자가 환자의 투사적 동일시에 의해 무의식적으로 설계된 구체적인 방식으로 반응하고 난 후에야 인식되는 경우가 많다. 경계선 환자의 치료자는 역전이 상연 또는 '행동화'가 불가피하다는 사실을 받아들여야 한다. 치료자는 내부에서 일어나는 반응을 철저하게 감시함으로써, 적어도 그러한 상연 이후에 환자에게 벌어진 일을 재정비하고 처리할 수 있다.

Boyer(1982)는 Ogden(1979)처럼 투사적 동일시를 폭넓게 해석했다. 실제로 그는 치료자에게 투사된 것을 환자가 재내사하는 행위가 투사적 동일시 과정에서 간과된 측면이라고 기술했다. 예를 들어, 환자가 치료자에게 적대감을 투사하면, 그 환자는 자신의 정서 및 그와 연관된 자기표상 혹은 대상표상이 치료자의 담아내기 과정을 통해 '해독'되는 이득을 얻게 될 수도 있다. Boyer는 치료자와 환자 모두 부정적인 정서의 투사와 재내사에 의해 파괴되지 않는다는 사실을 환자가 알게 되는 것이 투사적 동일시에서 중요한 치료적 요소라고 보았다.

Scharff(1992)는 이 책에서 지지하고 있는 폭넓은 개념의 투사적 동일시에 동의하면서도 환자와 치료자가 상호적인 과정에 참여한다는 점을 강조했다. 또한 환자의 일부 측면을 넘겨받게 되는 치료자의 내사적 동일시(introjective identification) 요소에 특히 주목했다. Racker(1968)는 치료자가 일치적 방식이나 상보적 방식으로 반응할 수 있다며 둘을 구별했지만, Scharff는 내사적 동일시가 환자로부터 투사받은 것에 대한 치료자 고유의 동일시 방식에 의해 결정되는 부분이 있다고 보았다. 즉, 이에 따르면 어떤 투사는 '적합한' 것으로 느껴질 수 있지만, 다른 투사는 생경하고 내버려진 것처럼 경험될 수 있다. 마지막으로, Scharff는 '치료자-수신자'의 담아내기가 환자가 가지고 있는 변화를 위한 역량 내에서 약간의 변형을 가하는 수준으로 일어난다면, '환자-투사자'에 의한 재내사 과정이 변화를 촉진할 수도 있다고 말했다.

그러나 투사가 환자의 불안을 변형하지 못하거나 심리적인 변화를 이끌어내지 못하는 완전히 왜곡된 형태로 되돌아온다면, 이 역시 병리적일 수 있다. 확실히 비(非)치료적 환경에서는 투사되는 측면이 상대방을 통해 담아내지거나 변형되는 대신, 상당히 강화된 정서와 함께 '환자의 목구멍으로 억지로 떠넘겨지는' 경우가 일반적이다. 확장된 투사적 동일시 모델이 적용되는 치료적 상황은 담아내기와 변형하기를 목적으로 한다. (가까운 친구, 부모, 연인, 배우자 등은 공식적인 정신치료 과정에 속해 있지 않다고 하더라도 환자로부터 투사받은 것을 담아 둔다는 점에서 '치료적'일 수 있음에 유념해야 한다.)

이 책에서 경계선 인격장애 환자의 정신치료에 가장 적합하다고 믿는 공동의 산물 모델은 Ogden(1979)과 Boyer(1990), Scharff(1992) 등이 기술한 확장된 투사적 동일시 모델에 상당 부분 의존하고 있다. 그러나 단연코 중요한 문제는 정신적 내용을 교환하는 행위에 담겨 있는 '은유적' 속성을 치료자가 늘 염두에 두어야 한다는 것이다. 투사적 동일시는 결코 신비로운 무언가가 아니다. 환자가 자신이 투사한 것에 상응하는 특정 행동이나 감정을 우리에게 강요할 때, 그 환자는 우리 자신이 갖고 있는 억압된 또는 분열된 측면을 자극하고 있을 뿐이다. 마치 맞서 싸워야 할 어떤 특수한 형태의 전투가 벌어지면 최전방에서 멀리 떨어져 있던 병력이 소집될 수도 있는 것처럼 말이다. 우리 모두는 수많은 자기표상을 지니고 있으며, 이러한 자기표상은 어느 정도 지속적으로 경험해 온 자기감(sense of self)에 통합된다. 우리의 내면 깊은 곳에는 성자와 영웅뿐만 아니라 사디스트와 살인자도 잠복해 있다. 정신치료를 한 명이 아닌 '두 명의 환자'가 연루된 과정으로 개념화하는 방식은 환자가 지닌 가장 기이한 부분에 대한 동등한 대응물이 우리 자신 안에도 존재한다는 점을 이해함으로써 상당한 통찰을 얻게 해 준다(Searles, 1986).

Lewin과 Schulz(1992)는 경계선 환자를 치료하는 일의 어려움에 대해 숙고하면서 다음과 같은 견해를 밝혔다.

> 환자가 압박을 가할 때 우리를 무척이나 불편하게 만드는 점은 환자 안에 있는 무언가가 아니라, 우리 안에 존재하며 환자로부터 온 것과 일치하는 무언가이다. …… 경계선 환자를 비롯해 여타 심각한 인격장애를 가진 환자를 치료할 때 가장 위험한 인격장애는 다름 아닌 치료자 자신의 것이다. 치료자가 자기 자신이 생각했던 것보다 본인이 나쁘기만 한 것이 아니라 괜찮기도 하다는 점을 발견하고 당혹감을 느낄 수도 있다는 사실을 염두에 둔다면, 경계선 환자와의 작업을 치료자 본인이 알고 싶지 않았던 내면을 알아가는 과정으로 정의하고 이것이 치료자의 핵심 과제라고 규정하는 것은 사실 상당히 합리적이다(p. 199).

이론의 역할

프랜시스 베이컨은 잘못된 이론이라 할지라도 혼돈보다는 낫다고 말했다. 이 장에서는 이론을 주의 깊게 살펴보면서, 강력한 역전이 감정으로 고심하는 상황에서는 이론적 모델이 가장 유용할 수도 있다는 점을 역설하고 있다. 이론적 모델은 압도적인 정서와 강력한 전이왜곡에 따른 혼돈에 질서를 부여해 준다. Friedman(1988)은 실제 정신치료 상황에서는 치료자가 상당한 불편을 느끼게 되는 때가 매우 많다고 강조했다. 임상 상황에 이론을 적용하는 작업은 치료자의 불안에 연고를 발라 진정시켜 주는 일이기도 하다.

그러나 이론을 절대적인 것으로 간주하거나 고정된 개념으로 규정해서는 안 된다. 이론은 임상적 유용성이 있는 한에서만 가치가 있다. 이 책은 역전이, 구체적으로는 투사적 동일시를 개념화할 때 대상관계이론을 빌려 왔지만, 다른 이론적 모델들도 동일한 임상 현상을 설명하는 데 활용될 수 있다. Porder(1987)는 투사적 동일시가 단순히 방어기제이기만 한 것은 아니라는 Ogden(1979)의 견해에 동의했다. 그러나 그는 Ogden의 투사적 동일시를 전통적인 자아심리학의 관점에서 설명했다. Porder가 말한 투사적 동일시는 공격자와의 동일시로, 아동과 부모 사이에서 견고하게 형성된 관계 패턴이 만성적으로 반복되는 것을 가리킨다. 환자는 무의식적으로 분석가에게 아동의 역할을 부여하고 자기 자신은 부모의 역할을 맡음으로써 수동적으로 경험했던 트라우마에 대한 능동적인 통제력을 얻는다. Porder의 모델에 따르면, 정서는 분석가에게 투사되는 것이 아니라, 단지 환자에 의해 유발될 뿐이다.

Adler와 Rhine(1988)은 투사적 동일시를 자기심리학적 관점에서 접근했다. Kohut(1971, 1977, 1984)은 치료자가 환자의 자기대상(selfobject)이 되어 주어야 할 필요성을 강조했다. 다시 말해, 치료자는 환자의 심리적 성장을 위해 자기 자신이 이용되는 것을 허락해야 한다는 것이다. 치료자의 자기대

상 기능에는 환자의 거울 전이, 이상화 전이, 쌍둥이 전이를 허용하는 것이
포함된다. Adler와 Rhine은 치료자에게 자신의 도발과 투사를 받아들이면
서 자기대상 역할을 해 줄 것을 요구했던 한 환자의 사례를 소개했다. 그들
은 치료자가 환자에 의해 이용되어야 할 필요성을 이해하고 감내하며, 환자
가 자신의 감정을 행동화하기보다는 말로 표현할 수 있도록 도와줄 때, 투사
적 동일시의 일부를 담아내고 변형하는 작업이 자기대상 기능과 결합된다고
강조했다. 그리고 각각의 이론들이 본질적으로는 동일한 임상 문제들로 분
투하고 있다는 의견을 제시했다.

　　대부분의 치료자는 다양한 모델을 활용한다(Gabbard, 1994; Pine, 1990;
Sandler, 1990). 임상 정보가 이론에 부합하지 않을 때에도 한 가지 이론 체
계만 엄격하게 고수하는 것은 임상적 고찰보다 이론을 우위에 두는 현대 임
상계의 유감스러운 현상이다. 그리고 이론은 역전이 행동화를 합리화하려
는 목적으로 오용될 수도 있다(Chessick, 1977). 예를 들어, 어떤 치료자는 환
자의 이상화에 대한 기쁨을 자기심리학을 통해 합리화할 수도 있다. 또 어떤
치료자는 치료 중에 나타나는 부정적 전이를 초기에 직면하고 이를 해석하
라는 Kerberg(1975)의 권유를 오용해 환자에게 분노를 표현하는 행위를 정
당화할 수도 있다. Bollas(1989)는 현대 분석가는 다양한 분석학파의 이론을
이해해야 한다면서 다음과 같이 강조했다. "정신분석가는 다중의 기능을 수
행하는 하나의 대상이며, 피분석자의 임상적 요구에 따라 각각의 분석가-대
상(analyst-object)은 그 외의 분석가-대상보다 더 의미 있는 존재가 된다."
(p. 100)

요약

경계선 인격장애에 대한 진단이 하나의 스펙트럼을 이루는 것처럼, 치료자의 역전이 또한 반응들로 구성된 하나의 연속선을 이룬다. 경계선 환자의 원시적인 방어기제, 특히 분열과 투사적 동일시는 강렬하고 혼란스러우며, 잠재적으로 문제가 될 수 있는 역전이 반응의 패턴에 기여한다. 이러한 역전이 반응 중에서도 죄책감, 구원 환상, 직업적 경계 이탈, 분노와 증오, 무력감, 무가치함, 불안, 심지어 공포가 두드러지게 나타난다. 경계선 인격장애로 고통받는 환자처럼 성격 조직이 원시적인 수준으로 이루어진 환자와 작업할 때에는 역전이에 대한 Freud의 협소한 개념보다 폭넓은 또는 총체적인 시각을 갖는 것이 더 유용할 수 있다. 투사적 동일시는 치료자가 환자의 내적 세계 중 일부 측면을 어떻게 경험하게 되었는지를 체계적으로 이해할 수 있는 한 가지 방법이다. 그러나 환자와 관련된 치료자의 모든 감정이 반드시 환자의 투사 과정에서 비롯된 것은 아니다. 투사가 '발생'하는지 혹은 발생하지 않는지의 여부는 그것이 치료자의 기존 내적 대상세계와 잘 어울리는가와 연관되어 있다. 그러므로 역전이는 항상 치료자가 가진 과거의 갈등과 환자의 투사된 측면이 치료 과정 속에서 공동으로 특정한 상호작용 패턴을 만드는 '공동의 산물'로 간주해야 한다. 투사적 동일시는 Klein 학파의 이론에서 시작되기는 했지만, 자아심리학과 자기심리학 관점의 분석가들도 표현만 약간 다를 뿐 거의 동일한 현상으로 기술했다.

❑ 참고문헌

Abend SM: Countertransference and psychoanalytic technique. Psychoanal Q 48:374-395, 1989

Abend SM, Porder MS, Willick MS: Borderline Patients: Psychoanalytic

Perspectives. New York, International Universities Press, 1983

Adler G: Borderline Psychopathology and Its Treatment. New York, Jason Aronson, 1985

Adler G, Rhine MW: The selfobject function of projective identification: curative factors in psychotherapy. Bull Menninger Clin 52:473-491, 1988

American Psychiatric Association: Diagnostic and Statistical Manual of Mental Disorders, 3rd Edition. Washington, DC, American Psychiatric Association, 1980

Bollas C: The Shadow of the Object: Psychoanalysis of the Unthought Known. New York, Columbia University Press, 1987

Bollas C: Forces of Destiny: Psychoanalysis and Human Idiom. Northvale, NJ, Jason Aronson, 1989

Bollas C: Regression in the countertransference, in Master Clinicians on Treating the Regressed Patient. Edited by Boyer LB, Giovacchini PL. Northvale, NJ, Jason Aronson, 1990, pp 339-352

Boyer LB: Analytic experiences in work with regressed patients, in Technical Factors in the Treatment of the Severely Disturbed Patient. Edited by Giovacchini PL, Boyer LB. New York, Jason Aronson, 1982, pp 65-106

Boyer LB: Regression and countertransference in the treatment of a borderline patient, in The Borderline Patient: Emerging Concepts in Diagnosis, Psychodynamics, and Treatment, Vol 2. Edited by Grotstein JS, Solomon MF, Lang JA. Hillsdale, NJ, Analytic Press, 1987, pp 41-47

Boyer LB: Countertransference and technique, in Master Clinicians on Treating the Regressed Patient. Edited by Boyer LB, Giovacchini PL. Northvale, NJ, Jason Aronson, 1990, pp 303-324

Brandchaft B, Stolorow RD: The borderline concept: an intersubjective viewpoint, in The Borderline Patient: Emerging Concepts in Diagnosis, Psychodynamics, and Treatment, Vol 2. Edited by Grotstein JS, Solomon MF, Lang JA. Hillsdale, NJ, Analytic Press, 1987, pp 103-125

Chessick RD: Intensive Psychotherapy of the Borderline Patient. New York, Jason Aronson, 1977 Chused JF: The evocative power of enactments. J Am Psychoanal Assoc 39:615-639, 1991

Coen SJ: The Misuse of Persons: Analyzing Pathological Dependency. Hillsdale,

NJ, Analytic Press, 1992

Eyman JR, Gabbard GO: Will therapist-patient sex prevent suicide. Psychiatric Annals 21:651-655, 1991

Freud S: The future prospects of psychoanalytic therapy (1910), in The Standard Edition of the Complete Psychological Works of Sigmund Freud, Vol 11. Translated and edited by Strachey J. London, Hogarth Press, 1957, pp 139-151

Friedman L: The Anatomy of Psychotherapy. Hillsdale, NJ, Analytic Press, 1988

Gabbard GO: The treatment of the "special" patient in a psychoanalytic hospital. International Review of Psychoanalysis 13:333-347, 1986

Gabbard GO: Psychodynamic Psychiatry in Clinical Practice: The DSM-IV Edition. Washington, DC, American Psychiatric Press, 1994

Giovacchini PL: Tactics and Techniques in Psychoanalytic Therapy, Vol 2: Countertransference. New York, Jason Aronson, 1975

Goldstein WN: Clarification of projective identification. Am J Psychiatry 148:153-161, 1991

Grinberg L: Countertransference and projective counteridentification, in Countertransference. Edited by Epstein L, Feiner AH. New York, Jason Aronson, 1979, pp 169-191

Grinker Jr RR, Werble B, Drye RC: The Borderline Syndrome: A Behavioral Study of Ego-Functions. New York, Basic Books, 1968

Grotstein JS: Splitting and Projective Identification. New York, Jason Aronson, 1981

Gunderson JG: Borderline Personality Disorder. Washington, DC, American Psychiatric Press, 1984

Gutheil TG: Borderline personality disorder, boundary violations, and patient-therapist sex: medicolegal pitfalls. Am J Psychiatry 146:597-602, 1989

Gutheil TG: Patients involved in sexual misconduct with therapists: is a victim profile possible? Psychiatric Annals 21:661-667, 1991

Heimann P: On counter-transference. Int J Psychoanal 31:81-84, 1950

Herman JL, Perry JC, van der Kolk BA: Childhood trauma in borderline personality disorder. Am J Psychiatry 146:490-495, 1989

Jacobs TJ: On countertransference enactments. J Am Psychoanal Assoc 34:289-

307, 1986

Jacobs TJ: The Use of the Self: Countertransference in the Analytic Situation. Madison, CT, International Universities Press, 1991

Kernberg OF: Borderline personality organization. J Am Psychoanal Assoc 15:641–685, 1967

Kernberg OF: Borderline Conditions and Pathological Narcissism. New York, Jason Aronson, 1975

Kernberg OF: Projection and projective identification: developmental and clinical aspects, in Projection, Identification, Projective Identification. Edited by Sandler J. Madison, CT, International Universities Press, 1987, pp 93–115

Kernberg OF, Selzer MA, Koenigsberg HW, et al: Psychodynamic Psychotherapy of Borderline Patients. New York, Basic Books, 1989

Klein M: Notes on some schizoid mechanisms (1946), in Envy and Gratitude and Other Works, 1946–1963. New York, Delacorte, 1975, pp 1–24

Kohut H: The Analysis of the Self: A Systematic Approach to the Psychoanalytic Treatment of Narcissistic Personality Disorders. New York, International Universities Press, 1971

Kohut H: The Restoration of the Self. New York, International Universities Press, 1977

Kohut H: How Does Analysis Cure? Edited by Goldberg A. Chicago, IL, Chicago University Press, 1984

Lester EP: Gender and identity issues in the analytic process. Int J Psychoanal 71:435–444, 1990

Lewin RA, Schulz CG: Losing and Fusing: Borderline and Transitional Object and Self Relations. Northvale, NJ, Jason Aronson, 1992

Little M: On delusional transference (transference psychosis). Int J Psychoanal 39:134–138, 1958

Masterson JF, Rinsley DB: The borderline syndrome: the role of the mother in the genesis and psychic structure of the borderline personality. Int J Psychoanal 56:163–177, 1975

McLaughlin JT: Clinical and theoretical aspects of enactment. J Am Psychoanal Assoc 39:595–614, 1991

Meissner WW: Treatment of Patients in the Borderline Spectrum. Northvale, NJ,

Jason Aronson, 1988

Natterson J: Beyond Countertransference: The Therapist's Subjectivity in the Therapeutic Process. Northvale, NJ, Jason Aronson, 1991

Ogden TH: On projective identification. Int J Psychoanal 60:357-373, 1979

Ogden TH: Projective Identification and Psychotherapeutic Technique. New York, Jason Aronson, 1982

Pine F: Drive, Ego, Object, and Self: A Synthesis of Clinical Work. New York, Basic Books, 1990

Porder MS: Projective identification: an alternative hypothesis. Psychoanal Q 56:431-451, 1987

Racker H: Transference and Countertransference. New York, International Universities Press, 1968

Rinsley DB: Developmental Pathogenesis and Psychoanalytic Treatment of Borderline and Narcissistic Personalities. Northvale, NJ, Jason Aronson, 1989

Rosenfeld H: Impasse and Interpretation: Therapeutic and Anti-Therapeutic Factors in the Psychoanalytic Treatment of Psychotic, Borderline, and Neurotic Patients. London, Tavistock, 1987

Sandler J: Countertransference and role-responsiveness. International Review of Psychoanalysis 3:43-47, 1976

Sandler J: The concept of projective identification, in Projection, Identification, Projective Identification. Edited by Sandler J. Madison, CT, International Universities Press, 1987a, pp 13-26

Sandler J (Ed): Projection, Identification, Projective Identification. Madison, CT, International Universities Press, 1987b

Sandler J: On internal object relations. J Am Psychoanal Assoc 38:859-880, 1990

Scharff JS: Projective and Introjective Identification and the Use of the Therapist's Self. Northvale, NJ, Jason Aronson, 1992

Searles HF: My Work With Borderline Patients. Northvale, NJ, Jason Aronson, 1986

Solomon MF, Lang JA, Grotstein JS: Clinical impressions of the borderline patient, in The Borderline Patient: Emerging Concepts in Diagnosis, Psychodynamics, and Treatment, Vol 1. Edited by Grotstein JS, Solomon MF, Lang JA. Hillsdale, NJ, Analytic Press, 1987, pp 3-12

Tansey MJ, Burke WF: Understanding Countertransference: From Projective

Identification to Empathy. Hillsdale, NJ, Analytic Press, 1989

Terman DM: The borderline concept: a critical appraisal and some alternative suggestions, in The Borderline Patient: Emerging Concepts in Diagnosis, Psychodynamics, and Treatment, Vol 1. Edited by Grotstein JS, Solomon MF, Lang JA. Hillsdale, NJ, Analytic Press, 1987, pp 61-71

Volkan VD: Six Steps in the Treatment of Borderline Personality Organization. Northvale, NJ, Jason Aronson, 1987

Winnicott DW: Hate in the counter-transference. Int J Psychoanal 30:69-74, 1949.

제2장

Management of Countertransference with Borderline Patients

최적의 거리 설정

경계선 환자와의 정신치료 과정에서 치료자는 전문 가적인 역할과 정체성을 유지하기 위해 계속해서 투쟁하는 듯한 느낌을 받을 수도 있다. 많은 경계선 인격장애 환자가 본인에 게 진정 필요한 것은 정신치료 이상의 관계라는 의견을 분명하게 혹은 미묘 하게 전달한다. 치료자는 회기를 연장하거나, 치료비를 부과하지 않거나, 사 생활을 일부 노출하거나, 신체 접촉을 함으로써 경계를 넘나들어야 할 것 같 은 강력한 압박을 느끼기도 한다. 치료자는 이러한 압박으로 인한 윤리적 위 반이 일어나지 않도록 하기 위하여 환자를 지나치게 경직된 태도로 대하거 나 환자로부터 거리를 두는 조치를 취하게 될 수도 있다. 그러므로 치료자에 게 주어지는 주요한 과제 중 한 가지는 치료적 관계에서 최적의 거리를 설정 하고 유지하는 것이다.

특히 치료를 시작하는 시기에 있는 치료자는 치료적 관계의 경계가 거듭 해서 시험대에 오른다는 느낌을 받을 수 있다. 적절한 치료적 분위기를 조성 해 나가는 동안 대부분의 치료자는 당혹감을 느끼게 된다. 그리고 치료자는 정신치료와는 조금의 연관성도 없어 보이는 관계를 맺고자 하는 환자의 소

망에 압도될 수도 있다. 경계를 시험해 보는 행동은 보통 다음과 같이 매우
구체적인 방식으로 발현된다.

　　정신치료를 시작하는 첫 회기에 여성 환자 Z가 치료실로 들어서자, 남
성 치료자 A는 그의 책상 옆에 있는 의자에 앉으라고 권했다. 의자에 앉
은 환자는 의자를 끌어서 치료자가 앉아 있는 의자 바로 옆쪽으로 거리
를 좁혀 앉았다. 환자가 의자의 위치를 그렇게 당겨 앉으면서 환자의 무
릎이 치료자의 무릎에 닿게 되었다. 치료자는 환자의 무릎이 닿는 순간
침범당하는 느낌과 불안감, 그리고 예상치 못한 전개에 다소 균형을 잃
는 듯한 느낌을 받았다. 환자는 치료자가 느끼는 불편함을 알아차린 기
색 없이 곧바로 자신의 문제에 대해 말하기 시작했다.
　　치료자는 잠시 아무것도 하지 않은 채 자신이 가진 선택지들에 대해
생각해 보았다. 치료자는 자신이 유연한 사람이며 환자가 필요로 하는
것에 공감하고 있음을 보여 주기 위해서 이러한 침범 행위를 그냥 참고
있어야 하는 걸까? 아니면, 자신이 앉아 있는 의자를 뒤쪽으로 밀어 앉
아야 하는 걸까? 혹시나 그러한 행동이 환자의 자존감에 심각한 타격을
주게 되는 것은 아닐까? 치료자는 환자에게 의자를 원래 위치로 되돌려
달라고 요구해야 하는 걸까?
　　다양한 선택지들에 대해 심사숙고해 본 치료자는 자신의 마음이 정신
치료를 수행하는 데 필요한 최적의 상태에 도달할 수 없을 정도로 불편
하다는 사실을 깨달았다. 그리고 환자에게 다음과 같이 말했다. "Z 씨의
감정을 상하게 하고 싶지는 않지만, 의자를 원래 위치로 가져가서 앉아
주시면 제 마음이 훨씬 편할 것 같아요." 환자는 불만 없이 치료자의 요
청을 받아들이며 이야기를 계속해 나갔다. 그 이후의 정신치료를 통해
밝혀진 사실에 따르면, 환자는 근친상간 피해자였으며 가정 내에서 세대
간 경계(generational boundaries)를 전혀 경험해 보지 못한 상태였다.
정신치료 내에서 경계가 없는 상황을 재구성하려 했던 시도가 환자 본인
에게는 자연스러운 일이었던 것이다.

이 예화에서 최적의 거리 설정이란 문자 그대로 공간상의 거리 확보와 연관되어 있었다. 치료자는 정신치료적 공간(psychotherapeutic space)으로 들어갈 수 없는 자신의 상태가 환자와 본인 사이에 부재하는 물리적인 거리와 직접적으로 연관되어 있다는 사실을 치료자 자신의 역전이 불안을 통해 인지했다. 치료자가 자신의 감정을 처리하고 환자와의 관계 속에서 본래의 물리적 거리를 회복하고자 했던 행동은 심리적 거리를 재설정하고 상황에 대한 통제감과 장악감을 되찾을 수 있게 해 주었다. 그렇지만 이렇게 거리와 관련된 문제는 구체적이고 물리적인 차원보다는 상징적이고 심리적인 차원인 경우가 더 많으며, 다음 사례에는 그런 부분이 나타나 있다.

첫 번째 치료 회기를 위해 여성 치료자 B의 치료실로 들어선 여성 환자 Y는 잠시 치료자를 빤히 쳐다보았다. 환자는 실망스러운 표정을 지었고, 심지어는 짜증이 난 것처럼 보이기도 했다.

치료자 B: 제가 Y 씨가 기대했던 모습과는 다른가 봅니다.
환자 Y: 아니에요! 단지 나이가 많은 선생님을 바랐던 거예요. 엄마 같은 분이요. 제 이전 치료자인 엘렌 선생님 같은 분 말이에요. [환자가 울기 시작한다.] 그런데 선생님은 저보다도 어려 보이세요. 실제로 저보다 어리시잖아요!

치료자는 실제로 자기가 환자보다 몇 살 더 어리다는 사실을 알고 있었고, 그 점에 대해 불편한 감정을 느꼈다. 객관적인 태도를 가져 보려 했지만 그 사실에 계속 신경이 쓰였고, 환자에게 사과를 해야 할 것만 같은 막연한 기분이 들었다. 치료자는 자신이 그런 느낌을 받게 된 이유에 대해 곰곰이 생각해 보다가, '엄마 같은(mothering)' 존재가 필요하다는 환자의 소망과 환자가 이전 치료자에 대해 갖고 있는 감정에 대해 더 자세히 들어보기로 했다.

환자 Y: 이 목걸이, 엘렌 선생님이 주신 거예요. [환자가 목걸이를 어루만졌다.] 원래 선생님의 물건이었죠.

치료자 B: 목걸이 덕분에 선생님과 함께 있는 기분을 느끼시는 것 같습니다.

환자 Y: 엘렌 선생님은 2년 동안 저에게 엄마 같은 분이셨어요. 하지만 제 남편이 직장을 옮기고 이곳으로 이사를 오는 바람에 선생님과 떨어지게 됐죠. [환자가 엉엉 울기 시작한다.]

치료자가 느끼기에, 환자는 마치 이 세상에서 자신을 도와줄 수 있을지도 모를 유일한 사람으로부터 부당하게 분리당한 것 같았다. 치료자는 과연 자신이 그런 이상적인 모습에 부합할 수 있을지에 대해 미심쩍은 마음이 들기 시작했다.

환자 Y: 저는 엘렌 선생님한테 치료를 받으려고 그동안 수집해 온 희귀 우표들도 팔아 버렸어요. 그 우표는 저희 부부의 소장품 중에서 가장 귀중한 물건이었죠. 하지만 엘렌 선생님이 곧 제 삶이었기 때문에 그걸 팔았던 거예요. 그러다가 돈이 다 떨어졌을 때는 편의점에 일자리를 구했기 때문에 다행히 엘렌 선생님이 살고 계신 동네에 계속 머물 수 있었어요. 그런데 직장 사람들은 알레르기에 민감한 제 몸 상태를 이해해 주지 않았어요. 그러다가 제가 출근을 할 수 없게 되니 저에게 상당한 압박을 주었죠. 그후 한동안 입원했다 퇴원하기를 반복했었는데, 의사 선생님들은 대부분 엘렌 선생님을 찾아가 치료를 받아도 좋다는 허락을 해 주지 않았어요. 그 선생님들은 제가 자살을 할지도 모른다고 생각했었나 봐요. 하지만 엘렌 선생님과 함께 있는 한, 제가 그럴 일은 없어요! 엘렌 선생님과 함께하는 한, 저는 그런 행동은 '절대' 하지 않을 거예요. 그런데 병원에 입원해 있던 어느 날, 한 의사 선생님이 엘렌 선생님을 찾아가도 된다고 허락해 주셨어요. 그래서 엘렌 선생님 치료실을 찾아갔는데, 차마 나올 수가 없었어요. 전 치료실에서 떠나지 않으려고 했었어요. 그리고 그게 조금 문제가 됐었고요.

　치료자는 환자가 이전 치료자의 치료실을 떠나지 않으려고 했던 적이 많았다는 사실을 알고 있었다. 그리고 어떤 이유에서인지, 이 세부적인 정보는 치료자에게 이상할 만치 강렬한 인상을 남겼다. 사실, 치료자는 첫 회기가 시작되기도 전에 이 부분에 대해 주의를 기울이고 있었다. 치료 시간이 끝나면 환자를 억지로 치료실 밖으로 내보내야 할지도 모른다는 환상을 떠올렸고, 이와 관련된 불안을 이미 인지하고 있었던 것이다. 환자가 이야기를 하는 동안, 치료자는 환자가 자신의 문제에 대한 책임을 축소하는 방식에 주목했다.

환자 Y: 선생님은 저한테 심한 턱관절 장애가 있다는 거 알고 계셨나요? 정말 지긋지긋해요. 한시도 아프지 않은 때가 없어요. 머리가 이상해지는 느낌이 들고, 뭘 할 수도 없죠. 그런데 엘렌 선생님한테 진단을 받기 전까지는 턱관절 장애가 있다는 것도 몰랐었어요. 엘렌 선생님 덕분에 병에 대해 알게 된 후에는 많은 대체의학 치료사(holistic health doctor)를 찾아갔어요. 약초도 먹어 보고, 식단도 바꿨죠. 지금은 약물치료를 받고 있어요. 그게 제가 생존할 수 있는 유일한 방법이고요.

　환자는 점점 더 많은 눈물을 흘리더니, 곧 격하게 울면서 거친 숨을 몰아쉬었다. 환자의 과거력에 대해 충분히 듣지 못한 치료자는 앞으로 벌어질 일에 대해 걱정했다. 불안이 증폭되는 가운데, 치료자는 환자의 다음 행동을 기다렸다.

환자 Y: [여전히 흐느끼는 목소리로 거친 숨을 몰아쉬며] 엘렌 선생님은 저를 정말 잘 아는 분이에요! 저희는 모녀지간 같은 사이예요. 엘렌 선생님은 제가 편안함을 느낄 수 있도록 치료실의 가구 배치도 바꿔 주셨어요. 정말 저에 대해 잘 아는 분이죠. 엘렌 선생님은 저를 이루는 모든 부분들을 선생님께서 붙들고 있다고, 언젠가는 우리가 함께 그 부분들을 다시 붙여 놓을 거라고 말씀하곤 하셨어요. 그런데 지금 저는 여기에 있네요. 그때 저의 모든 모습을 엘렌 선생님이 간직하고 계신데 말이에요!

치료자는 엘렌이 아니라 자신이 환자의 치료자라는 사실을 확실히 해 둘 필요가 있다고 생각했다. 환자의 온 신경이 엘렌에게만 집중되어 있는 상황에 피로감도 느껴지기 시작했고, 환자가 새로운 치료자인 자신과 관계를 시작하는 데 있어서 겪고 있는 어려움 쪽으로 관심을 돌리고도 싶었다.

치료자 B: Y 씨는 여기에 있지만, 아직 마음까지 와 있는 건 아닌 것 같네요.

환자 Y: 엘렌 선생님은 정말 대단한 분이에요. 엘렌 선생님이 알고 계신 그 모든 것을 저로서는 말로 전할 수조차 없어요. 제가 엘렌 선생님한테 했던 말을 선생님한테는 절대 하지 못할 거예요. 엘렌 선생님은 제 어머니에 대해서도, 남편에 대해서도, 제가 사람들에게 품고 있는 두려움에 대해서도 알고 계세요. 엘렌 선생님은 항상 저를 위해 그곳에 있겠다고 하셨어요. 제가 엘렌 선생님과 함께할 수 있다면, 모든 게 괜찮아질 거예요.

치료자 B: 그렇군요. 혹시 편지를 써 보신 적은 있나요?

환자 Y: 아뇨! 저는 지금 저를 선생님에게 의뢰한 엘렌 선생님한테 화가 나 있는 걸요! 엘렌 선생님은 더 이상 저를 도와줄 수 없다고 하셨어요. 항상 그곳에 있어 주겠다고 하셨으면서, 저를 내버려 두고 떠나 버리신 거예요! 엘렌 선생님이 저를 떠났으니, 다른 사람들도 그럴 수 있겠죠!

치료자 B: [환자의 분노가 비통함으로 변한 것에 공감하며] 그러니까, 지금 그 정도로 기분이 상했다는 이야기를 하시는 것 같습니다.

환자 Y: 맞아요. 엘렌 선생님처럼 저랑 잘 맞는 사람은 다신 만날 수 없을 거예요.

치료자 B: 그 부분에 대해서는 잘 모르겠네요. 새로운 사람과의 관계에는 항상 불확실함과 걱정과 두려움이 존재하는 법이니까요. 하지만 불확실하다고 해서, '그런 사람을 만나는 것이 불가능한' 것은 아 닙니다.

환자 Y: 저는 2년 동안 매주 서너 번씩 엘렌 선생님을 만났어요. 저희는 함께 '잘'해 나갔었죠. 하지만 제가 결국 병원에 입원하면서 선생 님을 만날 수 없게 됐어요. 저는 오로지 엘렌 선생님한테 돌아가 기만을 바랐죠. 매일매일 엘렌 선생님과 통화했고요. 엘렌 선생 님은 전화 통화로는 저를 도와줄 수 없다고 하셨어요. 그래서 저 는 건강을 회복해서 선생님한테 돌아가려고 '모든 것'을 했어요. 갖고 있던 물건도 전부 팔았죠. 돈도 다 써 버렸고요. 그래서 마 침내 선생님한테 돌아갈 수 있게 됐어요. 드디어 선생님의 치료 실로 향하는 버스를 타는 일만 남게 되었던 거예요. 그런데 선생 님을 만나고 나니, 떠날 수가 없었어요. 회기가 끝났을 때도 저는 치료실을 떠나지 않으려고 했죠. 그러다가 그때, 약 4개월 전에, 어떤 일이 일어나는 바람에 저는 변해 버렸어요. 그때부터 아무 것도 할 수 없게 돼 버린 거예요. 밖에 나가는 것도 두려워요. 일 도 할 수 없어요. 그때부터 저는 사람들과─심지어 엘렌 선생님과 도─단절된 채로 지내고 있어요. 엘렌 선생님도 저에게 나타난 변 화를 알아차리더니, '경계선'[환자는 '경계선'이라는 말이 어떤 상 상할 수조차 없는 모욕이라도 되는 듯한 말투로 내뱉었다.]이라 고 말씀하셨어요.

치료자 B: 단절되었다고 말씀하셨는데, 실제로 아무도 만나지 않는다는 의미인가요? 아니면, 마음에서 단절된 느낌을 받는다는 건가요?

환자 Y: 마음에서 단절된 느낌이요.

치료자는 환자가 자신의 마음속에서 느낀 '단절감'을 마치 사회적 고 립과 동일한 상태인 것처럼 말하며 그에 대해 불평하는 모습을 지켜보았다. 환자는 자신이 겪고 있는 두 가지 종류의 어려움을 해결하는 것을 마치 치료자의 일로 여기고 있는 것 같았고, 이 점을 냉정하게 직시하자 치료자의 내면에서는 불안이 증폭되었다. 분명, 환자는 자신의 '모든' 어려움을 치료자가 해결해 주기를 기대하고 있었다. 이러한 상황 속에서 치료자는 환자와 어떤 합의에 도달해야 할 것 같은 과도한 압박감을 느꼈다. 또한 자신은 환자가 기대하는 역할을 충분히 다할 수 없는 사람이라는 좌절감도 느꼈다. 게다가 치료자는 자신이 환자에게 어떤 약속이라도 하게 된다면, 환자는 어떻게든 실망하게 될 것이 분명하기 때문에 그 결과가 참담하리라는 사실도 알고 있었다. 그러면서 치료자는 강렬한 압박감이 느껴지는 이러한 경험이 투사적 동일시 과정을 통해 환자로부터 자신에게로 '떠넘겨진' 무언가일 수도 있음을 깨닫기 시작했다. 그런 다음에야 치료자는 공감적인 관점에서 중재를 할 수 있었다.

치료자 B: 지금 굉장한 압박감을 느끼고 계시는 것 같습니다.

환자 Y: [치료자의 말에 동의하며 끄덕이다가, 잠시 생각에 잠긴 듯 움직임을 멈추며] 엘렌 선생님과의 일이 그리 잘 풀렸던 건 아니었어요. 이렇게 고통스러울 바엔 차라리 죽는 게 낫겠어요. 저는 엘렌 선생님 없이는 살 수 없어요. 얼른 나아져서 선생님에게 돌아가야 해요. 여기에서 계속 엘렌 선생님만 찾고 있잖아요. 제가 가끔씩 망상적이 된다는 건 저도 알고 있어요. 엘렌 선생님께서 말씀해 주셨거든요. 엘렌 선생님이 여기에 안 계신다는 것도 알아요. 그렇지만 저는 엘렌 선생님을 찾고 있어요. 그리고 여기에서 엘렌 선생님 같은 사람을 치료자로 만나게 되길 바라고 있어요.

치료자 B: 그래요, Y 씨 말이 맞아요. 엘렌 선생님은 여기에 안 계십니다. 하지만 지금 Y 씨가 차고 있는 목걸이를 통해 함께하고 계신 것 같기도 하네요.

환자 Y: 맞아요. 하지만 저는 사람들을 마음속에 간직하는 걸 잘 못 해요. 제 마음속에 있는 무언가가 사람들을 잡아먹어 버리거든요.

치료자 B: Y 씨의 마음속에서 어떤 일이 벌어지고 있는지 이해하고 계신
다니 다행입니다. 고통스러워하기만 할 뿐, 고통스러운 이유에
대해서는 전혀 모르는 분들도 있거든요. Y 씨는 자신의 고통에
대해 어느 정도 이해하고 계신 것 같습니다.

환자 Y: 맞아요. 이해하고 있어요. 그런데 저는 지금 선생님 성함도 몰라
요. 생각이 안 나요. 이름은 아는데, 성이 기억이 안 나요. 그냥 이
름으로 불러도 될까요?

순간, 치료자는 그래도 좋다고 대답하고 싶었다. 엘렌처럼 좋은 치료
자가 되고, 엘렌처럼 환자에게 신뢰감을 불어넣어 주고 싶었다. 그러나
환자를 만족시키고 싶다는 이러한 소망에 사로잡혀 버린 자기 자신의
모습을 발견하고는 평소처럼 전문가로서의 경계를 지켜 나가기로 결심
했다.

치료자 B: 저는 'B 선생님'이라고 불리는 게 좋습니다.

환자 Y: 엘렌 선생님과 있을 때, 선생님의 젖을 빨고 싶었던 적이 몇 번 있
었어요. 저희는 그 점에 대해 얘기해 보기도 했었어요. 엘렌 선생
님은 어린 아기와 엄마 사이에서 무엇이 잘못되었을 때 그럴 수
있는지를 설명해 주셨죠. 처음에 저는 엘렌 선생님이 그런 것에
대해, 그러니까 젖을 빤다거나 하는 것에 대해 말씀하시는 게 이
상하다고 생각했어요. 하지만 선생님은 그런 일이 어떻게 벌어질
수 있는지 설명해 주셨죠. 선생님은 저에게 의존과 관련된 문제
가 있다고 하셨어요.

치료자 B: 그렇군요. 이제 치료 시간이 약 10분 정도 남았습니다. 지금까
지 나눈 대화에 대해 어떤 말을 덧붙이고 싶으신가요? 아니면 다
른 이야기로 넘어가고 싶으신가요?

이전 치료자인 엘렌의 젖을 빨고 싶었다는 형태로 구체화된 환자의 소
망과 그 속에 담긴 의존 갈망에 압도된 치료자는, 치료 종료 시간을 말하

는 자신이 불안을 느끼고 있었다는 사실을 알아차렸다. 환자가 치료실을 떠나지 않으려 할지도 모른다는 환상도 지속되고 있었다. 치료자는 환자의 눈물로 인해 치료를 마치는 것이 복잡해질 수도 있겠다고 염려했고, 회기를 차근차근 마무리 짓고 싶었다.

환자 Y: 선생님은 너무 어려 보이세요. 저보다도 말이에요. 저는 젊음과 경험 부족이 한 쌍이라고 생각해요. 엘렌 선생님은 선생님보다 경험이 훨씬 많으신 분이었어요. 의대에서 강의도 하셨고요.

치료자 B: 그래요. 하지만 Y 씨가 저에 대해 알고 있는 것은 겉으로 보이는 부분이고, 제 내면에 무엇이 있는지에 대해서는 잘 모르실 거예요.

환자 Y: 역시 선생님은 어리시네요. 이미 알고 있었어요.

치료자 B: [다소 심기가 불편하고 약간 짜증이 난 상태로] 하지만 Y 씨는 앞으로 제 내면의 모습에 익숙해지셔야 할 겁니다.

환자 Y: 아직 앞으로 얼마나 자주 치료에 올지 결정하지도 않았는걸요. 엘렌 선생님이 쓰신 편지를 전해 드리려고 가져왔는데, 읽어 드릴까요? 엘렌 선생님이 직접 쓰신 편지예요. 이 글씨체 너무 예쁘지 않나요?

치료자는 환자가 읽어 주는 7장짜리 편지 내용을 전부 다 들었다. 환자의 이전 치료자 엘렌은 편지를 통해 환자에 대한 애정과 연민의 감정을 표현했다. 본인에게 환자는 언제나 중요한 존재일 것이라며 안심시키는 말도 담겨 있었다. 환자에게 정신치료 회기는 일주일에 4회를 받고, 위급한 상황에는 일주일에 최대 10회의 전화 통화도 필요할 것이라고 제안하기도 했다.

치료자에게 그 편지 내용은 앞으로 있을 환자와의 치료 작업이 순탄치 않으리라고 경고하는 말처럼 들렸다. 매주 수차례의 회기와 전화 통화로 환자에게 시간을 내어 주는 상황을 떠올리자 압도당하는 느낌도 들었다. 또한 자신이 제공해 줄 수 있는 것보다 더 많은 것을 환자에게 내주어야

하는 상황뿐만 아니라, 엘렌처럼 굉장히 이상화된 대상과 겨루어야 하는
상황에 대해서도 마음이 내키지 않고 망설여졌다. 이에 치료자는 환자가
자신의 내적 세계를 지탱해 준 외적 버팀목으로서 이상화했던 존재의 상
실을 애도해야 할 필요성과 더불어, 한 회기가 종료되고 다음 회기가 시
작되기 전까지 환자가 자기 자신을 지탱하는 데 필요한 자아의 힘을 길
러야 할 필요성을 진단적 차원에서 이해해 보았고, 이를 바탕으로 환자
에게 매주 2회의 회기를 제안하기로 했다.

환자 Y: 편지 내용은 이게 다예요. 이제 시간이 다 됐네요.
치료자 B: 네, 그렇군요. 편지 내용을 들려주셔서 감사해요. 저희 치료는
앞으로 매주 2회씩 하는 게 어떨까 싶네요.
환자 Y: 괜찮을 것 같아요. 그런데 일주일에 3회로 늘리는 건 불가능한
가요?
치료자 B: 일단은 2회로 시작해 보죠. 횟수를 늘리는 것에 대해서는 그다
음에 얘기해 보도록 하고요. 오늘 치료는 시간이 다 되어 여기에
서 마치겠습니다. [환자가 매우 느린 속도로 치료실에서 나간다.]

정신치료 과정의 시작 부분을 담은 이 사례는 정신치료 초기에 최적의 거
리를 설정하는 것과 관련된 다양한 문제를 설명해 줄 수 있다.

혼란과 불확실성

이 사례에서 치료자 B는 환자 Y를 만나고 얼마 지나지 않아 혼돈과 모호
함, 혼란의 상태에 빠지게 되었다. 나이가 너무 어리다는 환자의 말은 치료
자의 불안을 증폭시켰다. 환자는 실망감을 표현하면서 흐느껴 울기 시작했
다. 이전 치료자였던 엘렌이 세워 둔 치료 방침은 치료자 B로서는 맞춰 줄
수 없는 것이었다. 게다가 환자는 엘렌과의 관계를 정신치료를 위한 관계가

아니라 어머니-아이 관계로 표현했다. 치료자는 환자가 이전 치료자와의 관계에 대해 설명하며 전달한 절망감에 압도당하는 것 같다고 느꼈다. 이렇게 강렬한 정서에 몰두하게 되는 경험은 경계선 환자와의 정신치료에 존재하는 본질적이면서도 불가피한 측면이다. Bollas(1987)는 이를 "[분석가가] 경험하는 가장 일반적 역전이는 이미 경험하고 있으면서 아직은 깨닫지 못하는 (not-knowing-yet-experiencing) 역전이다."(p. 203)라는 말로 설명했다.

치료자는 이러한 경험을 용인하되, 모든 내용을 즉시 논리 정연한 개념적 틀로 정리해야 할 것 같다는 느낌에서 벗어나야 한다. 게다가 원시적 전이(primitive transference)를 알아차렸다고 해서 섣부른 해석을 하는 행위는 전문성에 반하는 실수가 될 수도 있다. 치료 초기에 발생하는 전이의 경우, 치료자가 알지 못하는 수준에서 나타나는 것이 더 일반적이다(Casement, 1990). 치료자는 강렬한 정서가 발생하면 곧바로 관념적인 차원에서 통제해야 한다는 역전이 욕구에 의해 이른 중재를 하게 될 때가 많은데, 환자에게는 이러한 중재가 너무 통상적이거나 심지어는 적대적인 행위로 여겨질 수 있다.

치료 과정에서 발생하는 전이-역전이 혼란을 용인하다 보면, 대개는 최적의 거리를 설정하는 일의 어려움을 다루는 데 있어서 실마리가 되는 패턴이 나타난다. 경계선 환자는 두 가지의 쌍둥이와 같은 위험들 사이를 계속 오가는 경향이 있다(Lewin & Schulz, 1992). 그들은 한편으로는 애착을 형성할 경우 자기를 상실하고 융합될 것이라는 공포를 느낀다. 다른 한편으로는 너무 먼 거리를 허용할 경우 치료자를 잃게 될지도 모른다고 두려워한다. 이 이중의 위험이 경계선 환자를 진퇴양난의 딜레마에 빠뜨린다. 대상과 융합되는 것에 대한 두려움에 대항해 방어하려고 하면, 간절히 필요로 하는 대상으로부터 떨어져 고립되는 반대편의 위험으로 떠밀려 버리는 것이다. 그 결과, 그들은 치료자에게 달라붙었다가 후퇴하는 패턴을 반복하게 된다. 치료자의 역전이 반응도 이 진동하는 양극단의 변화를 반영한다. Lewin과 Schulz(1992)는 이에 대해 "환자에게 과동일시(overidentification)할 수도 있고, 아니면 완전히 비공감적인 거절을 하게 될 수도 있다. 전자(과동일시)는 환자가 가진 융합의 위험을 악화시킨다. 후자(비공감적 거절)는 환자가 가진 상실의 위험을 악화시킨다."(p. 79)라고 기술했다. 치료적 양자 관계 속의 두 사람은 필연적으로 '전부 아니면 전무'인 것처럼 보이는 상황 속에서 중간 지대를 찾아내기 위해 분투하게 된다.

치료자가 경험하는 강렬한 정서와 그에 동반되는 당혹감은 환자가 치료자에게 '질환'을 일으킨다고 설명되기도 한다. 치료자 B는 환자 Y가 치료실을 떠날지, 치료를 그만둘지, 정신치료 과정에 참여할지와 관련해 점점 증폭되는 불안을 느끼고 있었고, 그 불안을 완화하기 위해 무언가 해야 할 것 같은 압박감을 느꼈다. 치료자 B가 행한 노력의 대부분은 환자 Y가 보여 준 문제보다는 치료자 본인의 불안을 관리하기 위한 것이었다. Bollas(1987)는 치료자가 자신의 상황적 질환(situational illnesses)을 먼저 치료해야 환자가 가진 상황적 질환을 치료할 수 있는 경우가 많다고 언급함으로써 정신치료의 이 같은 측면을 인정했다. 이 과정을 통해 치료자는 자신의 질환을 치료하는 것에서 더 나아가, 자기 내면에 특정 상태를 유발하는 방식으로 발현되는 환자의 질환도 치료하게 되는 것이다.

시간의 긴박성

많은 경계선 환자가 정신치료 과정 내내, 특히 치료의 초기 단계에 자신이 가진 문제들이 마치 치료자가 과감한 조치를 취하면서 시급한 관심을 보여야 할 일인 것처럼 이야기할 것이다. 환자가 문제를 이런 식으로 설명하면, 치료자는 환자가 심리적 탐색을 통해 상황을 이해하게 되는 시점까지 도저히 기다릴 수 없을 것 같다는 긴박한 역전이 감각을 느낀다. 환자 Y가 흐느끼자 치료자 B는 일반적인 정신치료적 개입으로는 감당할 수 없을 곤란한 상황이 벌어지고 있는 듯한 느낌을 받았다.

많은 경계선 환자가 대부분의 시간을 편집-분열 사고상태(paranoid-schizoid mode of thinking) 속에서 기능한다. 이 심리적인 편집-분열 자리에는 시간의 흐름에 따라 확장되는 개인적 대리자인 자기에 대한 감각, 즉 주관적인 '나'가 존재하지 않는다(Ogden, 1986). 이러한 사고상태를 따르는 환자는 '바로 지금' 속에 살아가며, 강렬한 정서적 고통이나 공허함으로부터 생존할 수 있었던 과거는 떠올리지 못한다. 미래는 마치 당장의 긴박함과 무관하게 동떨어진 시간처럼 보이므로, 필요를 충족하는 행위를 지연한다는 생각은 상상할 수조차 없는 일로 일축된다. 방어기제로서의 분열의 핵심 특징 중 하나는 자기경험들이 다른 자기경험들과 연결되지 않는 일종의 정신적 림보 속에 갇히게 된다는 데 있다. 그곳에는 절박하게 애정을 갈구하는 자기와 차분하고 만족스러운 자기를 연결해 줄 끈이 존재하지 않기 때문에 이 두 가지 자기의 경험은 복합적이고 연속적인 하나의 자기경험으로 통합될 수 없다.

환자 Y와 유사한 환자가 정신치료 시간에 보여 주는 유형의 압도적인 절망은 치료자를 강렬하게 사로잡는다. 이는 어떤 심리적인 비상사태가 일어나고 있는 것 같은 느낌을 유발하면서 즉각적인 관심을 불러일으킨다. 이렇게 강렬한 정서가 담긴 자기표현은 투사적 동일시 과정을 통해 치료자에게 어떤 상보적 대상 반응을 강요할 수도 있다. 이때 치료자를 '사로잡는' 대상 반응은 심리적인 비상사태에 대응하려면 기존의 치료적 역할을 벗어난 행동을 해야 한다는 느낌이다. 환자는 신체 접촉을 필요로 할 수도 있다. 치료자는 환자와 더 오래 있기 위해 이후에 예약되어 있던 치료를 취소해야 할 수도 있다. 환자가 통제력을 되찾기 위해서는 약물이 필요한 것처럼 보일 수도 있다. 환자의 행동에 개입하기 위해 제3자(예: 상사, 배우자 등)를 호출해야 할 수도 있다.

경계선 환자가 야기하는 이 같은 긴박함을 고려하다 보면, 자연스럽게 약물치료를 논의하게 된다. 경계선 환자와 정신역동적 정신치료를 경험한 정신과 전문의들을 대상으로 한 한 연구에 따르면, 응답자의 90% 이상이 어느 시점에는 약물을 사용한 것으로 나타났다(Waldinger & Frank, 1989). 그러나 이러한 정신치료자가 다시 마주하게 되는 문제는 약물처방 결정이 역전이 격분(countertransference exasperation)에 의해 이루어진 것인지, 아니면 확실한 임상적 판단에 따른 것인지를 주시해야 한다는 것이다.

경계선 환자에 대한 약물처방을 합리적이고 체계적인 방식으로 수행하는 것은 절망감 혹은 '뭔가 해야 한다'라는 느낌에서 벗어나고자 잘못된 처방을 하게 되는 경우를 피하는 데 있어서 필수적이다. 경계선 인격장애 환자의 약물치료에 관한 상세한 논의는 Soloff(1993), Cowdry와 Gardner(1988)를 참고해 볼 수 있다.

부족하다는 느낌

환자 Y는 치료자 B와 만난 첫 순간부터 치료자에게 부족하다는 느낌을 유발했다. 환자는 치료자가 비교적 젊다는 사실에 크게 실망했다. 치료자 B를 이전 치료자 엘렌과 비교할 때는 눈물을 보이기도 했다. 치료자 B는 이전 치료자와의 나이 차이를 인지하자 죄책감을 느꼈으며, 환자에게 사과할 생각을 하기도 했다. 치료자 B가 비합리적이라고 생각했던 이러한 반응은 경계선 환자의 정신치료에서 전형적으로 나타난다. 경계선 환자는 치료자가 전혀 뉘우칠 필요가 없는 것들에 대해서도 죄책감을 느끼도록 유도하는 데 매우 능하다.

경계선 환자는 자신의 욕구가 결국 어떤 특별한 치료자를 통해 마법적으로 충족될 것이라는 소망을 늘 품고서 치료자들을 옮겨 다니기 때문에, 일반적으로 여러 치료자를 만나 본 경험을 갖고 있다. 따라서 이전 치료자는 환자에 의해 이상화되거나 평가절하된 모습으로 자주 거론된다. 앞선 사례에서 환자 Y는 자신의 이전 치료자 엘렌을 거의 구세주처럼 여겼다. 환자가 최상급 표현을 동원해 가며 이전 치료자에 대해 말할수록, 그렇게 훌륭한 귀감이 되는 치료자에게 부응할 수 없을 것이라는 치료자 B의 허무함은 점점 커졌다. 이러한 역전이를 구성한 핵심 요소는 임상적 호전을 전적으로 자신의 통제 밖에 있는 일로 묘사하는 환자 Y의 태도였다. 환자 Y에게는 오로지 치료자의 역할만 중요했다. 치료자 B는 자신은 결코 엘렌에게 필적하는 사람이 될 수 없다고 느꼈으며, 그로 인해 환자를 도울 수 있는 능력마저 심각하게 제한되었다. 부족하고 '미숙'하다는 이 같은 느낌은 치료자로 하여금 전문가적 역할에서 이탈하게 만들었고, 회기의 진행에 영향을 줄 정도의 무력감을 느끼게 했다.

이와 같은 상황 속에서 치료자가 이전 치료자에 맞서 자신의 역량을 증명해 보이고자 방어적으로 반응하는 것은 이해할 만한 일이다. 또 다른 흔한 역전이 반응은 첫 번째 회기에서 보통의 치료자와 달리 더 적극적이고 더 해석적이며 더 만족감을 주는 치료자가 됨으로써 이전 치료자와 경쟁하는 것이다. 일부 치료자는 이전 치료자의 행동에 대해 분개하거나 무시하는 반응을 보일 수도 있다. 경계선 환자는 종종 이전 치료자와 가졌던 이례적이고 특별한 관계에 대해 이야기한다. 물론 그런 이야기 가운데 일부는 사실일 수 있지만, 액면 그대로 받아들이지 않도록 주의해야 한다. 엘렌에 대한 환자 Y의 설명을 비롯한 많은 경우에, 이전 치료자는 그런 이야기가 전이 소망에 의해 오염되어 있다고 주장할 것이다.

부모역할에 대한 소망

편집-분열상태의 또 다른 특성은 '분석적 공간(analytic space)'의 붕괴이다. Ogden(1986)은 분석적 공간을 "환자와 분석가 사이에 존재하는 공간으로서 (전이 환상을 포함한) 분석적 경험이 생성되고, 개인적 의미가 창조되어 놀이적으로 활용될 수 있는 공간"(p. 238)으로 정의했다. 분석적 공간이 붕괴될 때 나타나는 결과 중 하나로서 경계선 환자는 흔히 치료자를 문자 그대로 자신의 부모로 여기게 된다. 이때는 정신치료적 관계의 '마치 ~ 인 것 같은(as if)' 속성이 상실되기 때문에, 치료자가 부모와 비슷하면서도 다른 존재로 여겨질 수 있도록 돕는 분석적 공간이 열릴 필요성이 제기된다. Ogden(1986)은 "경계선 환자와 작업한다는 것은 상징과 상징된 것 사이의 공간을 '비집어 열고', 그로써 의미가 존재하는 영역을 창조하기 위해 영원히 애쓰는 것과 같다. 그 영역은 어떤 것이 다른 것을 상징하는 방식에 대해 생각하고 이해하는 작업이 가능한 공간이다."(p. 241)라고 서술했다. 환자가 품는 부모역할에 대한 소망도 이로써 이해할 가치가 있는 생각으로 반영되고 검토될 수 있다.

이러한 역량이 결여된 경우, 환자가 치료자에 대해 말하는 방식은 환자 Y가 첫 번째 회기에서 치료자 B에 대해 묘사한 방식과 동일할 수도 있다. 환자 Y는 치료적 관계 속으로 들어갈 때, 자신의 실제 어머니와의 문제들을 새로운 대상과의 재경험을 통해 훈습해 나갈 거라는 기대를 갖고 있지 않았다. 그 대신 치료자가 그야말로 자신의 어머니가 되어 주기를 기대했다. 환자는 치료자가 너무 어리기 때문에 치료자로부터 모성적 보살핌을 받지 못할 것이라고 걱정하면서 망연자실했다. 그 후 환자는 이전 치료자였던 엘렌이 마치 실제로 자기 인생에서 어머니 역할을 했던 것처럼 계속해서 이야기를 이어갔다. 엘렌의 젖을 빨고 싶었다는 환자의 말은 그러한 전이 소망이 가장 극적으로 구체화된 일화였다.

이렇듯 심리적 거리의 현저한 상실은 치료 시작 단계에 치료자를 무장해제시킬 수도 있을 만큼 상당한 역전이 반응을 생성한다. 치료자 B는 환자 Y가 표현하는 강렬한 의존 갈망에 압도당했다. 치료자는 탐욕스럽게 구원을 갈구하는 환자에게 잡아먹히고 있는 것 같다고 느꼈다. 또한 자신이 습득한 전문 지식과 경험이 환자에게 아무런 쓸모가 없는 것처럼, 미숙한 존재가 된 느낌을 받았다. 환자의 엄청난 실망감은 치료자로 하여금 환자에게 조금이라도 도움이 되려면 이상적인 '좋은 엄마'가 되어야 한다고 느끼게 만들었다.

환자 Y의 부모역할에 대한 요구는 치료 초기에 '직접적으로' 나타났지만,

다른 경계선 환자는 부모역할을 명시적으로 요청하지 않고 치료자로부터 무조건적인 사랑을 받기를 무의식적으로 기대했다가 그런 사랑을 받지 못했을 때가 되어서야 격렬한 분노로 반응할 수도 있다. 환자 Y의 표현 방식이 가진 이점은 전이 소망이 수면 위로 드러난 덕분에 처음부터 그것을 정신치료 과정 속에서 다룰 수 있었다는 데 있다.

치료적 얼개

누군가가 어머니 혹은 아버지가 되어 주기를 바라는 소망은 경계선 환자와의 정신치료 과정 초기에 최적의 거리 형성을 가로막는 커다란 문제 중 하나이다. 치료적 얼개를 형성하는 거의 모든 일반적인 치료적 경계들은 경계선 환자에 의해 난관에 봉착하고 시험대에 오른다. 앞선 사례에서 환자 Y는 치료적 얼개를 치료자 B의 기준이 아닌 자신의 기준에 따라 세우기를 원했다. 회기의 빈도와 시간, 회기 사이의 전화 통화, 회기의 기간, 전문적 직함 등의 사안은 일반적으로 치료자가 전문적인 지침에 따라 결정한다. 그러나 환자 Y는 자신에게는 (치료자 B의 주 2회 제안과 달리) 주 4회의 치료가 필요하고, 일주일에 위기관리를 위한 전화 통화가 10회 허용되어야 한다는 의견을 제시했다. 또한 치료자를 직함이 아닌 이름으로 불러도 되는지 물었고, 50분의 회기가 종료된 이후에 치료실을 떠나는 것이 힘들 수도 있다고 분명하게 표현했다.

다른 환자는 치료비 면제 등 치료비에 대한 특별 조정이나 치료 외적 만남, 그리고 치료 과정의 일부로서 신체적 접촉을 요구할 수도 있다. 치료적 얼개는 치료적 관계의 특성을 정의하는 치료적 역할의 외피 혹은 막(membrane)과도 같다(Langs, 1976; Spruiell, 1983). 이 얼개를 구성하는 요소들은 예약의 빈도와 기간, 신체 접촉의 제한, 특정 형태의 적절한 사회적 행동과 언어, 복장, 치료비, 치료실 환경 자체 등 다양한 기준으로 구성되어 있다(Gutheil & Gabbard, 1993). 이러한 경계는 최적의 치료적 거리를 유지하기 위한 한계로 작용하며, 이로써 치료자와 환자가 일종의 상징적 영역으로 진입해 여러 생각을 함께 탐색해 볼 수 있게 해 준다.

역전이를 다루고 최적의 거리를 유지하는 가장 효과적인 방법 중 하나는 정신치료 과정을 시작할 때 치료적 경계를 명확히 설정하는 것이다. 환자 Y의 사례의 경우, 치료자 B는 무엇이 치료적 관계에서 품을 수 있는 현실적인 기대이고 무엇이 환멸을 초래할 비현실적이고 헛된 희망인지를 환자가 이해하도록 돕는 데에 많은 시간을 들여야 할 것이 분명하다. 경계선 환자와의 정신치료 과정에서 흔히 나타나는 역전이 문제 중 하나는 치료자가 환자의 실제 부모보다 자신이 더 나은 부모가 될 수도 있겠다고 믿기 시작하는 것이다. 치료자는 마치 다른 상호작용은 전혀 도움이 되지 않을 것처럼 부모역할을 강요받는 느낌을 받을 수도 있다. 그러나 치료적 관계는 실제 현실에서 부모와의 관계가 제공해 주는 것을 결코 해 줄 수 없기 때문에 환자의 실제 어머니를 '뛰어넘는 어머니' 역할을 하려는 시도는 처음부터 실패할 수밖에 없다. Spruiell(1983)은 "분석가가 자신의 자녀를 환자처럼 대하는 것과 마찬가지로, 자신의 환자를 실제 자녀처럼 대하는 것은 처참한 일이다."라고 언급했다.

Kernberg와 그의 동료들(1989)은 환자와 처음부터 치료 계약에 대한 이해를 구축하는 것은 환자가 치료 과정에 대해 현실적인 기대를 가질 수 있도록 알려 주는 동시에, 치료자에게는 권리가 있고 학대당하는 상황을 감수하지 않을 것임을 암묵적으로 알린다는 목적에 부합한다고 설득력 있게 기술했다. 치료자는 정신치료를 시작하는 데 동의하기 이전에, 치료 구조를 따르겠다는 동의를 환자로부터 반드시 받아야 한다. 예컨대, 치료비 지불, 회기의 시간, 휴가 조절, 회기의 빈도, 정신과 입원의 필요성, 자살 위기에 대한 관리, 회기 사이의 전화 통화 등과 관련된 문제들은 모두 초기 계약의 일부로 제시될 수 있다. 이렇게 치료의 경계나 기준을 설정해 두는 것은 역전이를 다루는 측면에서도 유용한 보조 장치가 된다. 표준적인 치료적 얼개를 벗어나는 모든 요소는 치료자에게 역전이 반응이 출현하고 있음을 경고해 줄 수 있다.

일부 경계선 환자는 치료 구조에 대한 동의를 요구받을 때 상당한 저항을 내비칠 것이다. 치료자는 환자가 치료 조건에 동의하지 못할 경우, 그 어떤 정신치료적 작업도 가능하지 않다는 결론을 내릴 수 있어야 한다(Kernberg et al., 1989). 경계선 환자의 치료자는 치료를 종결하는 것보다 훨씬 더 심각한 운명에 처하게 될 수도 있음을 늘 상기해야 한다. 극도로 잘못된 상황에서 치료를 시작할 바에는, 아예 시작하지 않는 편이 낫다.

치료 초기에 적절한 전문가적 거리를 유지하는 가장 효과적인 방법 중 하나는 치료적 얼개를 회기의 핵심 주제로 만드는 것이다. 정신치료가 아직 시작되지 않았다는 사실을 환자에게 지속적으로 상기시키는 것도 도움이 된다. 치료 구조와 관련된 협상이 성공적으로 완료되기 전까지의 과정은 기본적으로 상담 혹은 평가에 해당한다. 또한 치료자는 이를 기회로 활용하여 심리적·탐색적 작업에 협력해야 한다는 환자의 책임을 분명히 할 수 있다. 완벽한 부모에 의해 수동적으로 치유받고자 하는 환상이 치료 초기에 드러나면 그런 환상을 비현실적인 것으로 다뤄 볼 수도 있다. 초기 계약을 성공적으로 성사시키는 것은 이후의 치료 과정에서 역전이를 성공적으로 다루는 것과 연관된 최선의 예방 조치 중 하나일 수 있다.

초기 계약 성립에 각별한 주의를 기울여야 하는 또 다른 이유는 치료적 얼개가 치료 동맹 형성에 기여한다는 점에 있다. 치료적 동맹은 공통의 치료적 목표를 추구하기 위해 환자와 치료자 사이에 형성된 상호 협력으로 가장 잘 정의될 수 있으며, 이는 경계선 환자와의 성공적인 정신치료를 결정짓는 핵심 요소이다(Gabbard et al., 1988; Meissner, 1988). 치료 계약을 이해하는 과정에 진정성 있게 임하는 환자는 협력적인 작업 관계를 수립하겠다는 데에 이미 암묵적으로 동의하고 있는 것이다.

교과서적 기법으로 합리화된 역전이 경직성

경계선 환자와의 정신치료에 담긴 역설 중 하나는 치료 구조를 설정하는 행위 그 자체가 역전이 상연(countertransference enactment)이 일어나기 좋은 비옥한 토양이 될 수 있다는 점이다. 많은 정신치료 초심자가 (그리고 정신치료경험이 많은 이들 조차도) 치료적 얼개를 위반하는 방향으로 자신을 강하게 끌어당기는 환자의 힘에 불안을 느끼고, 이에 대한 대응의 일환으로 지나치게 경직된 태도를 취하기도 한다. '경계선'이라는 용어는 종종 경멸적으로 '남을 조종하는 데 능한 자', '분열시키는 자' 혹은 '골칫거리'와 동의어로 사용된다. 어머니의 보살핌을 원하는 환자의 전이 소망은 치료자의 전문가적 능력과 진실성에 대한 악의적인 공격으로 간주될 수도 있다. 치료자는 환자에게 '현혹'당하지 않기 위해 냉정하고 유보적인 자세를 취함으로써 이러한 역전이 지각을 다룰 수도 있다. 그리고 이처럼 냉정하고 유보적인 자세는 추후에 '확고한 제한 설정' 같은 교과서적 기법으로 합리화될 수도 있다.

치료자의 유보적이고 무반응적인 태도는 그들이 지각한 환자의 대상을 향한 갈구나 정서적 강렬함에 정비례한다고도 이해할 수 있다. 치료자는 자신 또한 어떤 정서적 소용돌이에 빠져들고 있으며 그 소용돌이 속에서 자기를 잃고 융합될 것이라는 느낌을 받을 수 있다. Lewin과 Schulz(1992)는 "치료자는 융합으로의 위험한 초대라고 간주되는 것으로부터 자기 자신을 지키고자 환자에게 상실에 대한 위협을 가한다."(p. 80)라고 말했다. 이렇게 거리를 두는 방식의 역전이 전략을 활용할 때의 치료자는 마치 환자의 '전부 아니면 전무'의 관점이 맞서 싸워야만 하는 불변의 현실인 것처럼 행동한다. 중간지대 같은 것은 존재하지 않는다는 생각을 무심결에 '받아들이고' 있는 것이다. 경계선 환자와의 정신치료 과정을 통틀어, 치료자는 상황을 재앙적인 양극단의 양자택일 문제로 바라보라는 환자의 강요 속에서 합리적인 중간지대를 찾아내기 위해 계속해서 분투해야만 한다.

사실상 경계선 환자와의 거의 모든 정신치료 회기는 환자의 전이 소망을 얼마나 부분 충족시켜 줄 것인가와 관련된 역전이 딜레마를 수반한다. 치료자는 부분적인 만족감과 완전한 박탈감 중에서 무엇이 더 전문성에 반하는 중대한 실수인지를 판단해야 한다. 이 판단은 해당 시점에 치료자가 할 수 있는 최선의 평가를 바탕으로 이루어져야 한다. 이때 도움이 되는 지침 중 하나는 Casement(1985)의 '리비도적 요구(libidial demands)'와 '성장 욕구(growth needs)'에 대한 구별이다. 전자인 리비도적 요구를 충족하려다 보면 치료자는 치료를 중대한 위험에 빠뜨리고 심각한 윤리적 타협을 할 수밖에 없다. 후자인 성장 욕구를 좌절시키려다 보면 치료자는 환자의 성장을 저해할 수밖에 없다. Casement의 성장 욕구 개념은 전통적으로 '안아주기 환경(holding environment)'의 제공이라고 불린 용어로 이해할 수 있다.

일관성은 안아주기 환경을 이루는 가장 필수적인 측면이다. 그러나 Casement(1990)는 "역설적이게도, 환자가 분석가로부터 필요로 하는 일관성은 '변화하는 요구에 공감적으로 대응하기'를 포함하며, 이는 환자를 항상 경직된 태도로 대하기보다는 때로는 융통성 있게 대해야 함을 의미한다."(p. 333)라고 언급했다. 예를 들어, 어떤 환자는 침묵을 차갑고 냉담한 어머니와 함께 보냈던 어린 시절 경험과 유사한 재외상으로 경험할 수 있기 때문에 치료자는 보다 적극적인 태도로 언어적 개입을 해야 할 수도 있다. 대상 항상성이 심각하게 결여된 환자는 긴 연휴 동안 치료자와 짧게나마 전화 통화를 해야 할 수도 있다. 치료자가 하는 말 몇 마디만으로도 환자는 곧바로 치료자를 살아 있고 생기 있는 존재로 복원하고, 분리되어 있는 동안 떠오른 재앙적인 불안을 떨쳐 낼 수 있다.

이러한 부분적인 전이 만족은 정신치료가 가능한 분위기를 조성하는 데 도움이 될 수 있다. 특정한 성장 욕구는 만족시켜야만 하며, 그렇지 않으면 치료가 아예 불가능할 수도 있다. 어느 정도까지 그 욕구를 만족시킬 것인가 하는 문제는 치료자가 표현형-지지적 정신치료의 연속선에서 어디에 위치하고 있는지와 연관되어 있다. 치료자는 어떤 기법을 활용할 것인지 결정할 때, 반드시 환자의 성격에 대한 신중한 평가를 바탕으로 해야 한다(Gabbard, 1994; Meissner, 1988). 그러나 지지적 치료에서 부분적인 만족이 발생하더라도 이 만족은 환자가 가진 무조건적인 '어머니의 사랑'을 향한 갈망에 미치지 못하기 때문에 궁극적으로는 실망스러울 수밖에 없다. 그리고 환자를 만족시켜 줄 지지적인 개입은 반드시 환자의 약해진 자아 기능 영역을 구체적으로 겨냥해야 한다. 경계선 환자를 위한 지지적 정신치료의 체계적 접근법을 고안한 Rockland(1992)는 다음과 같은 경고를 내렸다.

　　치료자가 행동화하지 않고 역전이 반응을 활용하는 능력, 즉 지지, 조언, 칭찬, 제한 설정 등의 방법을 '환자가 지닌 자아의 결핍된 부분들(ego deficits)이 요구할 때'에만 활용하는 능력과 치료자 자신의 의식적 혹은 무의식적 소망을 충족하려 하지 않는 능력이 가장 곤란한 시험에 처하게 되는 상황은 바로 [경계선 인격장애] 환자와의 지지적 정신치료 속에서이다(p. 190).

　그러나 유연함의 필요성을 인정한다고 해서, 경계의 필요성을 축소해서는 안 된다. 일부 전이 소망―신체적 접촉에 대한 갈망 등―은 어떤 상황에서도 충족될 수 없다. 먼저 위기관리의 관점에서 볼 때, 치료자가 환자를 포용하는 것은 살얼음판 위에서 스케이트를 타는 것과 다름없다(Gutheil & Gabbard, 1993). 더욱이 엄격한 임상적 관점에서 보면, 환자를 말 그대로 안는 행위는 분석적 공간을 붕괴해 버리고, 상징적인 것과 구체적인 것의 차이를 모호하게 만든다(Casement, 1990). 마지막으로, 그러한 행위는 환자로 하여금 치료자가 진정으로 자신이 원하던 부모가 되어 줄 것이라는 잘못된 희망을 품게 할 수 있다.

　치료자는 궁극적으로 환자를 좌절시켜야만 한다. 환자의 열렬한 욕구들을 좌절시켜야만, 필수적인 환멸과 애도 과정이 정신치료 속에서 일어날 것이다. '전적으로 좋은' 어머니가 되려는 시도는 실패할 수밖에 없다. 그 역할은 지속될 수 없을 뿐만 아니라, 본질적으로 비치료적이기도 하다. 환자가 전이에서 출현하는 내적 대상관계의 변천들을 훈습할 수 있으려면, 치료자를 유년기의 '과거 대상'으로 경험할 필요가 있다. 환자가 성자에 가까운 사람들을 만나는 것도 가능하다는 듯이 치료자가 자신을 완벽한 대상으로 드러내고자 하면, 치료는 이 필수적인 작업을 건너뛰게 된다.

새로운 대상과 과거 대상 사이를 왔다 갔다 하는 과정은 경계선 환자와의 성공적인 정신치료에 있어서 중요한 부분이다. Greenberg(1986)가 중립성(neutrality)에 대해 내린 현대적인 정의는 이와 밀접하게 연관되어 있다. Greenberg가 볼 때 중립성이란 "환자가 분석가를 과거 대상으로 바라보는 경향과 분석가를 새로운 대상으로 경험할 수 있는 능력 사이에서 최적의 긴장을 형성한다는 목표를 구현하는 것"(p. 97)이다. 유서 깊은 정신분석 개념인 중립성에 대한 이런 재개념화는 치료자에게 보다 많은 유연성을 허용함으로써 경계선 환자에 대한 태도를 더 적절히 정의하고 있다. 자아(ego), 원본능(id), 초자아(superego)로부터 등거리를 유지하는 전적으로 비판단적인 역할로 정의되는 전통적인 중립성 개념은 부모로부터의 학대나 방임, 무관심으로 인해 고통받아 온 많은 경계선 환자의 치료에 오히려 해가 될 수도 있다. 환자의 행동이 자기파괴적이거나 치료자 혹은 치료 자체를 파괴할 수 있는 위협이 될 경우, 환자가 이를 적극적으로 직면하게 해야 한다(Waldinger, 1987).

중립성에 관한 Greenberg의 정의는 매일매일 극적인 사건이 펼쳐지는 경계선 환자와의 정신치료를 특징짓는 전이-역전이 상연을 체계적으로 처리한 후에도 상연이 뒤이어 되풀이되는 장면을 포착하고 있다. 치료자는 투사적 동일시 과정을 통해 하루는 '악인' 역할을, 그다음 날에는 '성자' 역할을 의무적으로 수행한 후에야 마침내 자신에게 익숙한 전문가적 모습을 어느 정도 되찾는다. 머지않아 치료자는 박해를 가하는 나쁜 대상이든, 이상화된 전적으로 좋은 대상이든, 본질적으로는 모두 치료적이지 않다는 사실을 배우게 된다. 오직 새로운 '실제' 대상으로서의 치료자만이 (과거 대상경험을 떠올리게 하는 양자 관계 속 경험을 반영하는 일관된 인물로서) 의미 있는 변화를 이 끌어 낼 수 있다. 경계선 환자의 치료자가 삼을 수 있는 합리적인 목표는 '나 쁘지 않은' 대상이 되는 것이다. 어찌 되었든 우리는 가족이나 친구가 이상 과 현실 사이에서 이 정도로 타협하기만 해도 대부분 만족할 것이다.

요약

최적의 거리를 설정하는 것은 치료자와 환자가 치료 계약을 맺는 첫 순간 부터 우선시되는 과제이다. 경계선 환자는 치료자와의 관계에 존재하는 전 문적인 경계를 반복적으로 시험하며, 치료자가 부모가 되어 주었으면 하는 소망을 직간접적으로 표현한다. 정신치료 초기에 치료자는 심사숙고하기보 다는 행동을 취해야 할 것 같은 내적 긴박감과 당혹감을 느낄 때가 많다. 약 물치료는 역전이 반응에 의해 악영향을 받을 가능성이 있기 때문에, 목표 증 상 및 성격 취약성을 근거로 약물치료를 체계적이고 합리적인 방식으로 활 용하는 방안을 전체적인 치료 계획에 포함시켜야 한다. 치료적 얼개 및 치 료 계약에 대한 이해를 확립하는 것은 정신치료가 행해질 수 있는 분석적 공 간을 구축하는 효과적인 방법이다. 치료비 지불, 회기의 길이, 휴가 조절, 회 기의 빈도, 정신과 입원의 필요성, 자살 위기의 관리 및 전화 통화에 대한 방 침 등의 문제는 치료 계약의 구성 요소로서 다루어야 한다. 한편, 대부분의 역전이 상연은 유연하지 않은 치료구조의 경직성 아래에 숨어 있을 수 있다. 유연성과 경계 사이의 균형은 치료자가 현재의 새로운 대상으로서의 역할과 과거의 과거 대상으로서의 역할 사이를 오가는 행위와 병행하여 구축된다.

❏ 참고문헌

Bollas C: The Shadow of the Object: Psychoanalysis of the Unthought Known. New York, Columbia University Press, 1987

Casement P: On Learning From the Patient. London, Tavistock, 1985

Casement PJ: The meeting of the needs in psychoanalysis. Psychoanalytic Inquiry 10:325-346, 1990

Cowdry RW, Gardner DL: Pharmacotherapy of borderline personality disorder: alprazolam, carbamazepine, trifluoperazine, and tranylcypromine. Arch Gen Psychiatry 45:111-119, 1988

Gabbard GO: Psychodynamic Psychiatry in Clinical Practice: The DSM−IV Edition. Washington, DC, American Psychiatric Press, 1994

Gabbard GO, Horwitz L, Frieswyk S, et al: The effect of therapist interventions on the therapeutic alliance with borderline patients. J Am Psychoanal Assoc 36:697-727, 1988

Greenberg JR: Theoretical models and the analyst's neutrality. Contemporary Psychoanalysis 22:87-106, 1986

Gutheil TG, Gabbard GO: The concept of boundaries in clinical practice: theoretical and risk management dimensions. Am J Psychiatry 150:188-196, 1993

Kernberg OF, Selzer MA, Koenigsberg HW, et al: Psychodynamic Psychotherapy of Borderline Patients. New York, Basic Books, 1989

Langs R: The Bipersonal Field. New York, Jason Aronson, 1976

Lewin RA, Schulz CG: Losing and Fusing: Borderline and Transitional Object and Self Relations. Northvale, NJ, Jason Aronson, 1992

Meissner WW: Treatment of Patients in the Borderline Spectrum. Northvale, NJ, Jason Aronson, 1988

Ogden TH: The Matrix of the Mind: Object Relations and the Psychoanalytic Dialogue. Northvale, NJ, Jason Aronson, 1986

Rockland LH: Supportive Therapy for Borderline Patients: A Psychodynamic Approach. New York, Guilford, 1992

Soloff PH: Pharmacological therapies in borderline personality disorder, in

Borderline Personality Disorder: Etiology and Treatment. Edited by Paris J. Washington, DC, American Psychiatric Press, 1993, pp 319-348

Spruiell V: The rules and frames of the psychoanalytic situation. Psychoanal Q 52:1-33, 1983

Waldinger RJ: Intensive psychodynamic therapy with borderline patients: an overview. Am J Psychiatry 144:267-274, 1987

Waldinger RJ, Frank AF: Clinicians' experiences in combining medication and psychotherapy in the treatment of borderline patients. Hosp Community Psychiatry 40:712-718, 1989

제3장

Management of Countertransference with Borderline Patients

피해자 · 구원자 · 가해자

자기 자신을 피해자로 여기는 환자의 인식은 경계선 환자와의 정신치료에서 역전이를 다루는 작업을 어렵게 만드는 강력한 원인 중 하나이다. 신경증 환자는 그들의 불행과 고통에 대한 서사에 직접 기여하고 있는 것처럼 보인다. 그들은 부모를 용서하지 못하고 부당하게 대하는 듯하며, 대인관계 문제에서 그들이 가진 환상과 왜곡이 수행하는 역할도 분명해 보인다.

이와 달리 경계선 환자는 보호자로부터 잔인하게 학대당하고 방임되었던 가슴 아픈 이야기를 들려주는 경우가 많다. 그런 이야기에는 환자가 운명의 잔혹한 손아귀 안에서 어린아이로서 겪어야 했던 깊은 무력감이 담겨 있기 때문에 몰입할 수밖에 없다. 많은 경계선 환자는 타인으로부터 줄곧 학대를 당해 왔음에도 불구하고, 자기 자신이 기본적으로 그런 취급을 받을 만한 나쁜 사람인 것이 분명하다며 스스로를 계속 비난한다. 이 모든 요인이 결합되면, 치료자의 마음 속에는 구원자가 되고 싶은 환상이 떠오를 수 있다. 치료자는 종종 마음속으로 '매력적이고 총명한 이 청년이 다른 부모를 만났더라면 상황이 완전히 달라졌을 텐데.' 또는 '이 불운한 여자가 여느 남자와는 다른 방식으로 자기를 대해 주는 좋은 남자를 만나면 좋을 텐데.' 하는 생각을 하게 된다. 이러한 내적 사색은 흔히 가혹한 운명으로부터 환자를 구해 내고 마법처럼 그 삶을 바꾸어 줄 완벽한 부모 혹은 완벽한 연인이 되고 싶다는 치료자의 초기 구원 환상(nascent rescue fantasy)을 반영한다.

많은 경계선 환자가 유년 시절 부모나 다른 보호자와의 관계에서 실제로 희생당한 경험이 있을 것이라는 생각은 최근의 경험적 연구들을 통해 대체로 사실임이 입증되었다. 일부 정신역동적 이론들은 과도한 구조적 공격성(constitutional aggression)(Kernberg, 1975) 혹은 어머니의 과잉간섭(overinvolvement)(Masterson & Rinsley, 1975)을 병리 발생의 원인으로 강조하고 있지만, 지난 20년 동안의 경험적 연구들은, 적어도 특정 사례에서는, 실제적인 신체적 학대와 성적 학대, 심각한 방임이 경계선 환자의 병인에 중요한 역할을 하고 있음을 보여 주고 있다. 경계선 환자에 대한 한 가족 연구(Walsh, 1977)는 계보 발단자(probands)의 64%가 부모와 심한 갈등을 겪었으며 이들의 관계에서는 노골적 학대, 적대적 양육, 공공연한 평가절하가 특징적으로 나타났음을 발견했다.

Walsh(1977)의 독창적인 연구 이후로, 경계선 환자의 경우 아동기 시절의 학대 발생률이 높다는 사실이 많은 연구를 통해 입증되었다. Herman과 그의 동료들(1989)은 경계선 환자 21명 중에서 68%가 어린 시절 성적 학대를 당했고, 71%는 신체적 학대를 당했으며, 62%는 가정폭력을 목격했음을 밝혀냈다. Westen과 동료들(1990)은 경계선 인격장애를 진단받은 청소년 입원 환자들의 의료 기록 중 50% 이상에서 신체적 혹은 성적 학대의 증거를 발견할 수 있었다고 했다. Ogata와 동료들(1990)은 경계선 환자군 24명과 우울 대조군 18명을 두고 학대와 방임 경험을 비교했다. 경계선 환자군의 71%는 아동기에 성적 학대를 당한 과거력이 있었으며, 10%는 신체적 학대, 17%는 신체적 방임, 65%는 복합적 학대를 경험한 것으로 나타났다. 우울 대조군과 비교해 보았을 때, 경계선 환자군에서는 아동기 성적 학대의 발생률과 성적 학대가 동반된 신체적 학대의 발생률이 모두 유의하게 높았다.

두 집단에서 방임 혹은 성적 학대가 동반되지 않은 신체적 학대의 발생률은 차이가 없었다.

또 다른 비교 연구(Zanarini et al., 1989)에서는 아동 학대를 언어적, 신체적, 성적 학대라는 세 가지 형태로 분류했다. 조사자들은 외래 환자 중 경계선 환자 50명과 기분부전장애(dysthymia) 환자 26명 그리고 반사회성 환자 29명을 비교했다. 경계선 환자들 중 58%는 성적 학대나 신체적 학대 혹은 두 가지 형태의 학대를 모두 경험했다고 보고했다. 그러나 신체적 학대나 성적 학대보다는 언어적 학대가 실제로 더 흔하게 나타났다. 경계선 환자들 가운데 46%는 신체적 학대, 26%는 성적 학대를 받은 데 비해, 언어적 학대를 당한 환자는 무려 72%에 달했다. 같은 표본에서 76%의 환자는 아동기 시절 부모나 보호자로부터 상당한 방임을 경험했다고 보고했다.

Baker와 동료들(1992)은 입원 치료를 받은 경계선 환자 29명과 우울증 환자 15명, 정상 대조군 14명을 대상으로 연구를 실시했다. 경계선 환자는 다른 집단에 비해 부모, 특히 아버지에 대한 부정적 척도에 더 부정적으로 응답했을 뿐만 아니라, 긍정적 척도에는 덜 호의적으로 응답했다. 아버지에 대한 점수의 차이가 유의미하게 나타난 경우는 응답자의 나이 및 성적 학대의 경험 여부와 관련되어 있었으며, 이는 어머니에 대한 응답에서는 유의미하지 않았다. 연구자들은 경계선 환자가 비교 집단에 비해 세상을 부정적이고 악의적인 방식으로 바라보는 경향이 크다고 결론 내렸다. 또한 경계선 환자의 77.4%가 성적 학대 경험이 있었다고 보고한 반면, 우울증 환자 중에서 성적 학대를 경험한 비율은 33%, 대조군에서는 21.4%에 불과했다. 그러나 근친상간에 의한 성적 학대를 경험한 경계선 환자는 35.5%뿐이었으며, 그중에서 16.1%는 아버지에 의한 성적 학대를, 3.2%는 어머니에 의한 성적 학대를, 25.8%는 형제 자매에 의한 성적 학대를 경험한 것으로 나타났다.

Zanarini와 동료들(1989)은 경계선 환자와 대조군의 분리 경험에 대해서도 연구했는데, 경계선 환자의 74%가 18세 이전에 보호자의 죽음을 경험했거나 보호자로부터 일정 기간 동안 분리되어 지낸 경험이 있었다. 눈에 띄는 연구 결과이기는 하지만, 이를 반사회성 환자나 기분부전 환자들과 비교했을 때에는 크게 다르지 않았다. 다만 초기 아동기의 분리 경험에 대한 조사에서는 경계선 환자의 분리 경험 비율이 기분부전 환자군에 비해 유의하게 높았다.

최소한 5가지 이상의 주요 연구들(Frank & Paris, 1981; Goldberg et al., 1985; Paris & Frank, 1989; Soloff & Millward, 1983; Zweig-Frank & Paris, 1991)은 경계선 환자가 부모로부터 정서적 방임을 경험했음을 시사한다. 그중에서도 가장 최근의 연구(Zweig-Frank & Paris, 1991)에서는 부모-결합형태 척도(Parental Bonding Instrument)를 활용해 경계선 환자 62명과 경계선이 아닌 환자 99명을 비교했다. 예상 가능한 일이지만, 경계선 환자는 어머니와 아버지로부터 보살핌을 덜 받았다고 기억하는 경향이 대조군에 비해 훨씬 높았다. 많은 정신역동적 이론들은 경계선 환자의 병리 형성과 병인론에서 어머니의 양육 실패에 주목하지만, 이 연구는 경계선 환자의 어린 시절 동안 '부모 모두'가 곤란을 준 것으로 기억된다는 점을 지적한다. '애정 없는 통제' 패턴은 부모 모두에게서 나타났으며, 이는 부모가 정서적 지지 제공과 '더불어' 분리로부터의 아동 보호에 실패했음을 의미한다. Zweig-Frank와 Paris는 이 패턴을 '부모 양쪽 모두의 실패'라고 언급했으며, 어린아이였던 경계선 환자로서는 한 부모와의 긍정적 경험으로 다른 부모와의 부정적 경험을 완충할 수 없었다는 점에 주목했다.

지금까지 제시한 모든 경험적 연구들의 결과는 경계선 인격장애 형성의 원인에 관한 복잡하고 혼합된 그림을 제시하고 있다. 분명, 경계선 병리의 발달에는 다양한 경로가 존재한다. 많은 환자가 상실, 방임, 신체적 학대, 언어적 학대 그리고 성적 학대가 뒤섞인 경험을 갖고 있다. 정신역동적 이론들 속에 담긴 상반된 견해들은 각각의 경계선 환자 집단이 서로 다른 발달적 경험을 갖고 있다는 사실에서 기인했을 수 있다(Gabbard, 1994). 예를 들어, Adler(1985)가 서술하였듯이, 초기 아동기에 주변인의 죽음이나 방임을 경험한 환자는 안아주기-위로하기 내사(holding-soothing introject)를 발달시키는 작업에 실패했을 수도 있다. Zweig-Frank와 Paris(1991)가 수행한 연구는 어떤 환자의 경우 유년기에 (어머니와 아버지 모두에 의해) 과도한 통제를 경험했으며, 이들은 그런 경험으로 인해 Masterson과 Rinsley(1975)가 설명한 버려짐에 대한 걱정을 품을 수도 있음을 보여 준다. 각 연구에서 학대나 방임의 과거력이 없는 경계선 환자들로 구성된 하위집단에는 Kernberg(1975)의 과도한 구조적 공격성 모형을 적용하는 것이 적합할 수 있다. 그러므로 임상가는 경계선 인격장애가 동반하는 모든 곤경에 대해 자동으로 부모를 비난할 태세를 취하지 않도록 주의해야 한다. 일례로, 어떤 환자는 1960년대 쿠바의 미사일 사태 당시 어머니가 자신에게 핵전쟁을 견디지 않아도 되게끔 침대에서 죽여 주겠다는 말을 했다고 전했다. 그러나 사회복지사가 환자의 어머니를 만났을 때 어머니는 진정으로 남을 염려하고 돌보는 사람처럼 보였고, 딸이 실제로 일어났던 일을 심하게 왜곡했다는 사실에 아연실색했다. 그러면서 그 환자의 어머니는 원자폭탄의 영향으로 고통받느니 차라리 가족이 다 죽는 편이 낫겠다는 말을 했던 것이라고 바로잡았다.

환자를 피해자로 여기는 역전이 반응

치료자가 환자를 피해자로 인식하는―실제로 그런 인식이 전적으로 타당할 수도 있지만―행위는 궁극적으로는 역효과를 낳을 수도 있는 특수한 형태의 치료적 열정(therapeutic zeal)을 불러일으킨다. 많은 경우, 치료자는 우울한 어머니 혹은 아버지에 대한 어린 시절 기억과 오랫동안 가족 내에서 치료자 역할을 맡았던 패턴으로 인해 구원 환상을 품게 되는 기질적 경향을 갖고 있다(Gabbard, in press; Sussman, 1992). 따라서 환자가 가진 피해자로서의 자기표상이 투사적 동일시를 통해 구원자 역할을 자극하고 이것이 치료자 내면에 이미 존재하는 구원자 욕구와 결합하면, 이 두 요소가 강력한 역전이 상연을 생성하는 시너지 효과를 발휘할 수도 있다.

　　환자를 피해자로 간주하는 역전이의 결과를 보여 주는 가장 인상적인 사례의 하나로, Sandor Ferenczi의 임상 일기에 관한 연구(Dupont, 1988)를 살펴볼 수 있다. Ferenczi는 Freud와의 분석 경험에서 환멸을 느낀 후, 아동기 시절에 실제적인 성적 외상을 입은 피해자라고 간주했던 자신의 여성 환자들을 새로운 기법으로 치료하려 했다. 환상의 역할을 강조한 Freud와 달리, 그는 그런 환자가 어린아이로서 사랑을 받아 본 적이 없기 때문에 사랑을 받아 볼 필요가 있다고 생각했다.

　　Ferenczi는 자신의 치료 방법을 '이완 기법'이라고 칭했고, 그 기법을 통해 환자가 아무런 요구를 하지 않아도 분석가가 환자의 갈망을 충족해 줄 수 있는 안전한 분위기를 조성하고자 했다(Hoffer 1991). Ferenczi가 생각하기에 그런 작업은 모자관계의 초기 공생기적 행복을 재형성하는 것이었다.

　　많은 정신치료자는 사랑이 그 자체만으로도 치유적일 수 있다는 의식적 혹은 무의식적 환상을 품고 있다(Gabbard, in press). Ferenczi는 어머니가 다른 형제들을 돌보느라 몹시 바빴던 가정에서 성장했고, 그의 어머니는 아들이 필요하다고 느끼는 만큼의 충분한 정서적 돌봄을 제공할 수 없었다(Grubrich-Simitis, 1986). 결과적으로 Ferenczi는 사랑받기를 갈망하게 되었다. 그러므로 그가 행한 치료적 노력은 자신이 어릴 때 받지 못한 것을 환자에게 제공하려 했던 일종의 시도로 이해할 수 있다. 그가 자신의 욕구와 환자의 욕구를 혼동했듯이, 그는 자신이 준 사랑과 치료적 노력에 대한 대가로 사랑받고 이상화되기를 은밀히 바랐을 수도 있다.

　　그러나 Ferenczi의 일기를 자세히 살펴보면, 환자를 사랑하려 했던 그의 노력이 격렬한 증오와 공격성에 대한 반동형성이었을지도 모른다는 점이 암시되어 있다(Gabbard, 1992). 1932년 5월 5일의 일기에 Ferenczi는 "사랑해 달라는 그 환자의 요구는 내 어머니가 나에게 했던 요구와 일치했다. 그렇기 때문에 나는 호의를 표하기는 했지만, 사실은 내심 그 환자를 몹시 미워했다."(Dupont, 1988, p. 99)라고 적었다. Ferenczi는 어머니를 향한 엄청난 분노를 마음속에 품은 상태로 성장했으며, 일기에서는 어머니를 향한 어린 시절의 증오가 자신의 환자에게 전치되었다는 사실을 인정했다. Ferenczi가 환자에게 '애정 어린 어머니'가 되어 주기 위해 노력했던 행동은 자신이 어린 시절에 받지 못했던 사랑을 환자에게 주는 것뿐만 아니라, 그 자신이 어머니에게 주었다고 느낀 상처를 만회해 보려는 무의식적 시도였다고 짐작해 볼 수 있다. 이 역사적인 사례에는 상호적인 투사적 동일시의 과정이 훌륭하게 표현되어 있다. 근친상간의 피해자였던 그의 환자는 그에게 '이상화된 구원자 내사물(idealized rescuer introject)'을 투사하고 있었고, 그는 어린 시절에 피해자였던 자기표상과 자신이 '증오했던 어머니 대상표상(hated-mother object-representation)'을 환자에게 투사하고 있었다.

　근친상간 피해자를 대하는 상황에서는 일반적으로 역전이의 연속선을 이루는 두 가지의 극단적 반응이 나타난다. Ferenczi가 부모로부터 재양육받는 경험을 환자에게 제공하려 했던 시도, 즉 열성적인 구원 환상과 결합된 피해자와의 과동일시가 한 극단을 대표한다. 이러한 역전이 반응에서 특징적으로 나타나는 관점은 근친상간이 그 환자의 모든 정신병리를 설명한다고 보는 것이다. 역전이 연속선상에서 반대쪽 극단을 대표하는 반응은 회의주의 혹은 노골적인 불신이다. 많은 임상가가 아직도 환자가 털어놓는 범죄 피해 이야기를 믿지 않는다. 그들은 환자를 이해하려 시도하는 치료자보다는 증거와 증명을 판단하는 과정에 관여하는 법조인처럼 행동함으로써 자기도 모르게 환자에게 재외상을 입히기도 한다. 그들은 이런 식으로 행동함으로써, 어떤 일이 있었는지 성인에게 설명하려고 해도 불신만 돌려받았던 환자의 어린 시절 상황을 재연하고 있는지도 모른다.

　정신치료적 관점에서 보면 두 극단 사이의 중도적인 입장을 취하는 것이 더 합리적이고 임상적으로도 유용하다. 치료자는 모든 세부 사항을 정확한 사실로 가정하지 않고도 환자가 겪은 외상의 정신적 현실에 공감할 수 있다. 성인 경계선 환자가 어린 시절 외상에 대한 기억을 떠올릴 때 특정 사건을 어떤 식으로든 왜곡하게 될 수는 있지만, 광범위한 차원에서 조작을 하는 경우는 드물다. 더욱이 경계선 인격장애가 아동기 외상 같은 다양한 병인 요소가 결합하여 발생한다는 개념적 틀을 버리지 않아도, 아동기의 외상적 경험들이 병원적(pathogenic) 특성을 지닌다는 점을 받아들일 수 있다.

드라마의 전개

Ferenczi의 사례에 나타나는 패턴은 피해자(victim), 가해자(abuser), 이상화된 전능한 구원자(idealized and omnipotent rescuer), 무관심한 어머니(uninvolved mother)라는 주요 등장인물 4명이 등장하는 드라마의 전개로 바라볼 때 가장 편리하게 이해할 수 있다(Davies & Frawley, 1992; Gabbard, 1992). 이 인물들은 정신치료 상황 속에서 치료자와 환자 사이에서 발달하는 전이-역전이 상연을 통해 서로 다양한 방식으로 짝을 이루기를 반복한다. 이들은 원래 근친상간 피해자의 치료에 관한 논의에 등장했었지만, 보다 일반적인 차원에서는 근친상간이 아닌 다른 방식으로 피해자가 된 경계선 환자의 정신치료에도 적용된다.

이들 가운데 앞의 세 인물-피해자, 가해자, 이상화된 전능한 구원자-은 좁은 역전이와 넓은 역전이가 투사적 동일시를 통해 융합되는 일종의 예상 가능한 패턴을 보여 준다. 환자의 아동 학대 과거력이나 피해자로서의 경험이 수면 위로 드러나면, 어떤 강력한 힘이 치료자의 마음을 사로잡으면서 환자를 피해자로 만든 가해자보다 더 나은 부모가 되어 주겠다는 열망을 느끼게 만든다. Ferenczi의 사례에서와 마찬가지로, 환자로부터 유발된 이러한 역할-대응적 반응(role-responsive reaction)은 자신의 과거 대상들을 구원 혹은 복구하고 싶어 하는 치료자 본인의 기존 소망과 결부되는 경우가 많다.

그러나 정신치료를 이러한 구원자-피해자 패러다임으로 시작하면 수많은 문제가 뒤따르게 된다. 환자는 치료자가 갖고 있는 동기를 치료자와 같은 방식으로 바라보지 않으려 할 가능성이 있다. 아동 학대를 당한 환자는 모든 사람이 자신을 학대할 것이라고 가정하는 경우가 흔한데, 이는 그들에게는 달리 생각할 이유가 존재하지 않기 때문이다. 학대를 당한 아동은 언뜻 무의 미해 보이는 세상을 어떻게든 이해해 보기 위해, 자신이 학대를 받은 것에는 분명 그럴 만한 이유가 있었을 것이라고 생각한다. 이러한 관점을 택하게 되면 환자는 자신이 당한 폭력이 악의에 찬 우주가 만들어 낸 무작위적 산물이었다는 더욱 소름 끼치는 가능성보다는, 부모가 자신을 사랑과 염려의 마음에서 학대한 것이라는 생각 속에서 살아가게 된다.

이 관점을 견지하고 있는 아동 학대 피해 환자의 경우, 자신은 환자를 학대하지 않을 것이라며 안심시키는 치료자의 말을 근본적으로 불신한다. 게다가 치료자가 이러한 환자에게 당신은 어린 시절에 일어난 일에 책임이 없다며 안심시키려는 방식을 고수한다면, 치료에서 그리 멀리 나아가지 못할 가능성이 높다. 환자는 그야말로 치료자가 상황을 이해하지 못한다고 느낄 것이다. 안심시키는 말이 치료자의 기분을 나아지게 할지는 몰라도, 환자의 기분을 나아지게 하는 경우는 드물다. 누군가가 사랑을 가장하면서 자신을 착취했던 경험이 있는 환자는 타인을 보살피는 직업에 본능적으로 의심을 품는다.

성적 학대의 피해자였던 환자는 실질적인 보살핌을 주는 부모를 통해 세대 간 경계와 한계를 학습하며 성장하는 혜택을 받지 못했다. 이들은 치료 상황에 존재하는 전문적인 경계들을 흔히 잔인한 형태의 유보 조치로서 경험한다. 치료자에게 회기 연장, 신체적 접촉, 치료자의 자기노출, 24시간 연락 허용 등을 수반하는 보살핌의 증거를 요구하기도 한다. 치료자가 이러한 요구들을 충족해 주기 위해 '무리하기' 시작하면, 치료자의 노력은 실패로 끝날 수밖에 없다. 제2장에서 언급하였듯이, 부모를 대신해 주려는 시도는 환자에게 필요한 애도 과정을 건너뛰도록 하고, 환자가 적합한 사람을 찾기만 하면 부모처럼 보살핌을 줄 사람과 관계를 맺을 수 있을 것이라는 헛된 희망을 품게 만든다.

치료자가 환자를 구원하고자 잘못된 노력을 하게 되는 또 다른 결정적 요인은 환자의 근친상간 혹은 성적 학대 과거력에 대한 솔직한 고백을 듣고

난 후에 느끼는 기저의 절망감일 수 있다. 환자는 흔히 어느 정도 단호한 태도로 그런 고백을 털어놓는데, 그로써 성적 학대가 자신이 가진 모든 문제의 의심할 여지없는 원인인 것처럼 제시하고 상대방이 이를 곧이곧대로 믿게 만든다. Bollas(1989)는 성적 학대를 당했었다는 어떤 환자의 고백을 들었을 때 가슴이 철렁 내려앉는 느낌을 받았는데, 그런 느낌은 환자가 성찰적 사고를 상실한 것에 대한 대응으로서 치료자인 자신은 분석할 권리를 상실하게 된다는 환상과 결부되어 있었다고 설명했다. Bollas가 받은 느낌은 근친상간을 경험한 환자에게서 나타나는 분석적 공간의 붕괴와 밀접하게 연관되어 있다. 아버지가 딸을 성폭행하면, 그 딸은 아버지를 빛나는 갑옷을 입은 기사로 여기는 환상을 더 이상 가질 수 없게 된다. 놀이의 이행기적 영역(transitional realm)이 훼손되고 마는 것이다. 이 이행기적 영역 혹은 분석적 공간이 붕괴되면, 환자는 '마치 ～인 것 같은' 수준의 전이를 유지하는 데 어려움을 겪게 된다(Levine, 1990). 치료자에 대한 환상들은 분석되어야 할 상징적 구조물이 아닌, 실제 현실로 간주된다.

환자가 점점 더 자신에 대한 관심의 증거를 요구하고 치료자가 이를 만족시켜 주려고 하면, 환자가 갖고 있는 특권의식이 활성화된다. 성적 학대를 경험한 경계선 환자와 치료를 하다보면 과거에 경험한 학대에 대해 현재 시점에 보상받을 권리가 있다고 생각하는 환자의 근본 신념이 머지않아 드러난다(Davies & Frawley, 1992). 환자의 요구가 갈수록 심해지면, 치료자는 점차 괴롭힘을 당한다는 느낌을 받을 수 있다. 내사적 동일시와 투사적 동일시의 과정을 통하여, 드라마 속 등장인물의 배역은 치료자가 피해자가 되고 환자가 가해자가 되는 방식으로 변하게 된다. 아동 학대 과거력이 있는 경계선 환자를 치료하는 임상가는 환자 내면에 가해자로서의 부모가 내재화되어 있으며, 이것이 언제든지 활성화될 준비가 된 내사물로서 존재한다는 사실을 절대 잊지 말아야 한다. 이와 관련해서는 Nigg와 동료들(1991)이 수행한 연구가 특히 적절하다. 이들은 입원한 경계선 환자 29명을 정신과적인 문제가 없는 대조군 15명 및 우울군 14명과 비교 연구했다. 그 결과, 경계선 환자의 성적 학대 과거력과 가장 어릴 때의 기억 속에 존재하는 극도로 악의적인 대상표상들 사이에 분명한 연관성이 발견되었다. 아동기의 신체적 학대 과거력은 그런 내사물의 존재를 예측하지 '못했다'. 마찬가지로 성적 학대를 당한 경험이 없는 경계선 환자도 그런 악의적인 대상표상들의 징후를 보여 주지 않았다. 연구자들은 이 환자들의 경우, 정신치료 내에서도 학대를 당하리라고 예상하는 동시에 자애로운 보호자가 나타나 그들이 가진 예상을 부정해 주기를 바라고 있다고 밝혔다.

어떻든 환자 내면에 존재하는 학대적인 혹은 악의적인 내사물은 환자가 가지고 있던 피해자로서의 자기가 치료자에게로 투사되는 동안 환자를 지배한다. 게다가 환자를 향한 증오와 적개심이 커짐에 따라 치료자가 죄책감을 갖게 되면, 환자의 피해자로서의 자기표상과 동일시하기 쉬운 토양이 조성될 수도 있다. 환자는 이러한 전개를 감지하고서 치료자가 자신을 진심으로 돌봐 주지 않았다며 비난할 수도 있다. 치료자는 지나치게 많은 것을 요구하고 선을 넘으려고 하는 환자에 대한 증오를 부인하기 위해, 자신의 동기가 순수하다는 점을 증명하려는 노력에 더욱 애쓰게 된다. 그런 순간이 찾아오면 치료자는 내심 '들켰다'라는 느낌을 받고, 짜증을 감추기 위한 반응을 보일 수도 있다. 상황이 이 같은 지점에 도달했을 때 역전이 감정을 다루는 가장 치료적인 방법은 한계에 대한 인정일 수 있다. 다음 임상 삽화는 지금까지 설명한 드라마가 전개되는 양상을 보여 준다.

24세 여성 환자 X는 10년 동안 아버지와 성적 관계를 가져온 과거력이 있었다. 환자는 근친상간 관계가 중단되고 3년이 지난 후, 만성적인 자살 행동과 자해로 정신병원에 입원했다. 아버지와의 근친상간 관계는 환자가 어머니에게 그 사실을 털어놓은 후부터 더 이상 발생하지 않았다. 당시 환자의 어머니는 환자가 자신의 남편과 '외도'를 했다며 격분하는 반응을 보였다. 또한 환자와 다시는 말을 섞고 싶지 않다고 말했다.

병원에 입원했을 때, 환자는 그동안 반복적으로 아버지로부터 학대당하고 어머니로부터 거절당했던 가슴 아픈 이야기를 남성 치료자 C에게 들려주었다. 환자는 끔찍한 과거사에도 불구하고 어느 정도의 유머 감각을 유지하고 있었고, 호감을 주는 미소와 변화에 대한 의지를 갖고 있어 치료지의 마음도 사로잡을 수 있었다. 이에 곧 치료사는 남자는 믿을 수 있는 존재이며 환자를 유린하지 않고도 보살펴 줄 수 있다는 사실을 증명해 보이고 싶다는 강력한 소망을 품게 되었다.

치료자와의 초기 면담에서 환자는 한 가지 요청을 했다. 환자는 아버지와의 근친상간 관계에 관한 자세한 이야기를 그 누구에게도 말해 본 적이 없다고 했다. 그러면서 그런 성행위에 대해 극심한 수치심을 느끼고 있으며, 치료자가 임상 관례와 달리 예외적으로 자신과의 면담 내용을 병원 내 치료진들과 공유하지 않기로 할 경우에만 그와 관련된 이야기를 할 수 있다고 말했다. 치료자는 환자의 요청을 받아들였다. 치료자는 그런 결정이 평소에 동료들과 자유롭게 정보를 공유하던 임상 관례에 예외를 만드는 행동이라는 점을 인지하고 있었지만, 환자의 요청을 거절한다면 음란하고 관음적인 동료들 앞에서 환자의 불행하고 비참한 과거를 전시함으로써 환자가 겪어 온 착취의 역사를 그저 되풀이하게 될 뿐이라고 스스로를 설득하면서 그런 예외적인 행동을 합리화했다.

환자가 10년 동안 아버지와 도착적인 성행위를 지속했던 끔찍한 과거를 털어놓기 시작하자 치료자는 심한 충격을 받았고, 환자의 아버지에게 심한 분노를 느꼈다. 그러면서 치료자는 환자의 자해와 자살 소망에 대한 공식화(formulation)를 전개시키기 시작했다. 이윽고 치료자는 환자의 자해 행위가 아버지와 근친상간 관계를 맺은 스스로를 처벌하고 자신을 착취한 아버지에 대한 분노를 표현하는 방식이었다는 해석을 환자에게 들려주었다. 이와 같은 치료자의 중재에, 환자는 치료자의 해석이 전혀 말도 안 된다는 듯이 치료자를 어리둥절한 시선으로 쳐다보았다. 그리고 사실 어머니는 자신에게 가혹하게 굴고 거절감을 안겨 주었던 반면에, 아버지는 자신이 특별하고 사랑받는 존재인 것처럼 느낄 수 있게 해준 사람이라고 설명했다. 그러면서 자신의 우울과 자살 행동을 초래한 원인은 아버지와의 성관계가 '중단'된 것에 있다고 부연했다.

환자가 자신의 경험에 대해 해명하는 말들을 듣고 있던 치료자는 겉으로는 드러나지 않을 정도로 미묘하게 움찔했다. 그리고 자신이 환자의 아버지에 대해 품고 있던 증오와 혐오의 감정을 환자에게 강요하고 있었다는 사실을 깨달았다. 환자가 치료자의 감정을 담아내는 그릇이 되어 버린 것이었다. 결과적으로 치료자는 환자의 경험을 수용적인 태도로 경청하고 그것이 자신의 생각과는 다를 수 있음을 인정해야 했음에도 그렇게 하지 못하고 말았다. 학대받았던 환자를 구원해 주고 싶다는 소망이 강력한 치료적 임무가 되었으며, 평상시에 해 오던 입원 치료 방식에서 벗어나 역전이가 상연되는 상황에 이르렀다. 또한 치료자는 환자의 자해를 잘못 해석하여, 환자의 아버지에 대한 치료자 본인의 분노, 그리고 환자에게 더 나은 아버지가 되어 주고 싶다는 개인적인 소망에 기인한 경쟁심을 드러내고 있었다.

치료자 C와 환자 X의 전이-역전이 관계에서 나타난 구원자-피해자 패러다임은 입원 기간 동안 환자가 심한 자살 충동을 느끼게 되었을 때 피해자-가해자 관계로 발전하는 예상 가능한 방향으로 나아갔다. 어느 날 밤, 환자는 병원을 나가려던 치료자에게 죽고 싶다고 말했다. 그리고 말을 멈추지 않고 이어가면서, 병실 문을 잠가 두거나 자살위험자 목록에 이름을 올리는 방식으로 자기 주위의 구조를 강화하지 말라며 치료자를 다그치고 책망했다. 치료자가 그럼 병원을 떠나 자살하고 싶은 소망을 행동으로 옮기기 전에 병동 직원에게 그 마음에 대해 얘기해 볼 수 있겠냐고 묻자, 환자는 그럴 수 있을 것 같다고 대답했지만 그 대답에는 망설임이 있었다. 환자가 자기 자신을 통제할 수 있을지가 불확실했던 터라, 치료자는 야간에 전문 간호사가 환자를 지켜보도록 조치하겠다고 말했다. 그러자 환자는 비난의 눈빛과 경멸의 태도로 반응했다. "선생님은 제 말 듣지도 않으시죠? 제가 필요하다고 말하는 걸 들어주시는 게 아니라, 선생님이 저한테 필요하다고 생각하는 걸 해 주시잖아요."

치료자는 환자의 비난에 마음 속에서 강한 반응이 올라오는 것을 느꼈다. 환자의 비난대로 치료자는 환자가 가진 어려움을 특정한 방식으로 보고자 하는 자신의 욕구에 따라 환자가 과거에 했던 자해 행위를 잘못 해석했었고, 그런 오해는 치료자 본인의 역전이 반응에서 비롯한 것이었다. 이러한 위기 상황 속에서 치료자는 환자를 신뢰한다면 치료적 동맹이 더욱 견고해질 수 있을지도 모른다는 희망을 품고 환자를 믿기로 결심했다. 그리고 더욱 현명한 판단을 내릴 수 있었음에도, 환자에 대한 경계 수준을 변경하지 않고 병원을 떠났다.

그날 밤, 치료자는 얼마 후 환자가 병원을 빠져나갔다는 연락을 받았다. 치료자는 환자가 자신을 웃음거리로 만들기라도 한 것처럼 배신감을 느꼈다. 환자는 자해를 한 후에 병원으로 돌아왔고, 치료자는 환자를 만나기 위해 병원으로 갔다. 환자는 치료자와 대화하기를 거부하면서, 마치 치료자가 자신의 삶에서 하찮은 존재인 것처럼 쌀쌀맞고 경멸적인 태도로 대했다.

그로부터 며칠 내내 환자는 심한 자살 충동을 느꼈고, 한밤중에 찾아오는 강렬한 자살 충동에 거듭 시달렸다. 환자는 대체로 새벽 2~3시즘 병동 간호사를 찾아가 곧 자살 시도를 할 것이라고, 자신이 자살을 행동에 옮기지 못하도록 결박이 필요하다고 말했다. 그러면 간호사는 집에 있는 치료자에게 전화를 걸어 결박 처방을 내려 줄 것을 요청했다. 그렇게 치료자는 매일 밤 잠에서 깨어 전화로 처방을 내렸고, 침대에 누운 상태로 자신이 잘하고 있는 것인지에 대해 고심하며 밤을 지새웠다.

이렇게 매일 한밤중에 잠에서 깨는 일이 반복되는 패턴은 치료자에게 부정적인 영향을 끼쳤다. 치료자는 낮에도 일을 제대로 하지 못하고 있다는 느낌을 받았고, 밤이면 어차피 깨어나리라는 생각에 잠자리에 드는 것도 두려웠다. 치료자는 환자로부터 학대당하는 느낌이 든다는 사실을 알아차렸고, 치료자 본인이 환자 내부의 내사된 가해자에 의해 피해자가 되어 버렸다는 사실도 깨달았다. 이 사실을 깨달은 치료자는 환자에게 그동안 어떤 심정이었을지 이제야 알게 되었다고 말했다. 또한 혹시 다른 사람이 환자를 돌봐 줄 능력을 갖고 있을지 확신할 수 없어서 그동안 만난 치료자들을 끊임없이 테스트해 보아야 할 것 같은 기분이 들었던 건 아닌지 궁금하다고 했다. 환자는 치료자들이 자신을 감당할 수 있을지에 대해 불안감을 느꼈다고 인정했고, 치료자 C로부터 버려질 것 같은 깊은 유기 공포도 느꼈다고 고백했다. 이러한 대화를 이어 가던 중 치료자는 매일 밤 환자의 자살 사고에 대처하느라 잠에서 깨어나는 상황이 지속되면 낮 동안 일을 제대로 할 수 없다고 말했다. 그러면서 지금은 자신이 견딜 수 있는 한계를 넘어선 상태라고 설명했다. 그리고 환자를 버리고 싶었던 적은 없었지만, 밤마다 관심을 구하는 행동에는 계속해서 응할 수 없을 것 같다고 말했다.

이렇게 치료자가 본인의 한계를 인정하고, 환자는 본인의 잠재적인 유기 공포를 분명히 표현할 수 있게 되자, 치료에 비약적인 발전이 나타나기 시작했다. 환자가 한밤중에 결박을 요청하는 일도 더는 없었고, 치료자도 더 이상 학대당하는 느낌을 받지 않았다.

이 교훈적인 이야기는 드라마에서 전개되는 처음 두 장면—피해자인 환자에 대응하는 구원자로서의 치료자가 등장하는 장면과 가해자인 환자에 대응하는 피해자로서의 치료자가 등장하는 장면—을 보여 주며, 여기에서 세 번째 장면은 등장하지 않는다. 세 번째 역전이 패러다임은 환자의 요구가 점점 늘어나고 이를 만족시켜 주려는 치료자의 노력은 증대되는 특정 상황에 나타날 수 있다. 모든 치료적 노력이 실패로 돌아가면서 분노가 절정에 이르면 치료자는 과감한 경계 침범을 하게 될 수도 있는데, 이는 사실상 아동기 학대를 반복하는 것과 같다. 이때 치료자는 환자의 가해자가 되고, 환자는 다시 피해자의 역할을 맡게 된다. 이 세 번째 패러다임에서 나타나는 가장 비극적이면서도 너무나 흔한 징후는 치료자와 환자 간의 공공연한 성적 접촉이다. 그 외에 다른 흔한 사례로는 환자에 대한 가학적인 언어적 학대, 환자를 무릎에 앉히고 '재양육'하는 행위, 치료자의 가족 외식에 환자를 데려가는 행동 등이 있다. 이런 상황에서는 치료자가 겪은 좌절에 따른 분노가 흔히 전적으로 부정된다. 구원을 위한 노력의 일환으로 시작된 것은 결국 착취와 학대의 재연으로 끝나고 만다.

많은 아동기 성적 학대의 피해자는 자신의 어떤 노력으로도 운명을 바꿀 수 없다고 생각하게 되는 일종의 학습된 무력감으로 고통받는다. 그들은 덫

에 갇혀 버리면 거기에서 빠져나갈 수단은 전무하다고 믿는다. 이러한 환자
에게는 의지할 수 있는 정신구조나 효능감이 존재하지 않는다. 이로 인해 그
들은 자기만의 욕구를 충족하기 위해 환자를 이용하는 치료자가 범하는 온
갖 형태의 착취와 경계 위반에 '무방비 상태'가 된다.

무관심한 어머니

　피해자, 가해자, 이상화된 전능한 구원자라는 세 역할은 경계선 환자의 정
신치료에서 나타나는 내사적-투사적 과정의 가장 명백하고도 극적인 증후
들이다. 그러나 네 번째 역할인 무관심한 어머니는 이보다 다소 미묘한 방식
으로 출현한다. 환자는 흔히 치료자의 침묵 속에서 이 인물의 존재를 인식한
다음, 무관심과 거절로 해석할 것이다. 환자는 이렇게 무관심을 지각한 것에
대한 대응으로, 자신이 존재하지 않는다는 느낌을 받게 될 수도 있다. Bigras
와 Biggs(1990)는 이 느낌을 '음성적 근친상간(negative inceset)'으로, 즉 남편
과 딸 사이의 근친상간 관계에 개입하려는 시도를 전혀 하지 않았던 부재하
는 어머니와 연관된 죽은 듯한 감각 혹은 공허함이라고 설명했다.

　환자가 경험하는 죽은 듯한 감각이나 공허함은, 상호 보완적으로 치료자
의 마음속에 무력감과 절망감을 심어 줄 수도 있다. 근친상간 과거력이 있는
경계선 환자와의 정신치료 과정 중에는 환자가 초연한 태도로 치료자와 거
리를 두면서 치료자에게 죽은 듯한 혹은 존재하지 않는 듯한 감각의 역전이
를 일으키는 기간이 길게 나타날 수 있다.

　이러한 종류의 역전이 반응은 환자의 자기 속 핵심에 자리한 '존재하지 않
는 듯한 감각'과의 공감적 동일시를 반영하는 것일 수 있다. 이 존재하지 않
는 듯한 감각은 환자가 정서적으로 먼 어머니와 동일시한 것에 대한 반응으
로 나타난다. 또한, 성적 학대를 당한 경계선 환자와의 정신치료에서는 치료
자가 환자의 지나친 요구에 압도되어 어느 순간 환자가 사라지거나 다른 치

료자를 찾아가기를 바라게 되는 시점이 찾아오기도 한다. 이러한 반응 속에서 무관심한 어머니와의 동일시를 발견하는 것은 어려운 일이 아니며, 치료자는 이와 같은 무의식적 공모가 자신도 모르는 사이에 자살 시도를 불러일으킬 수도 있다는 점을 반드시 명심해야 한다.

이와 같은 전이-역전이 패러다임에 드러나는 심리적 죽음의 원시적 상태는 영아의 자기감 발달을 심각하게 손상시키는 극심한 모성 박탈과 연관되어 있을 수 있다. 감각적 체험을 달래 주는 모성 경험이 부재한 상황 속에서 영아는 감각의 경계에 대한 안전감을 형성하지 못할 수도 있다. 성적 학대 과거력이 있는 경계선 환자에게서 너무도 흔히 발생하는 자해는 자아 경계의 손상과 연관된 불안을 다루기 위해 피부 경계를 확인함으로써 경계성을 재설정하려는 시도로 이해할 수 있다. Ogden(1989)은 이와 같은 경험 생성 방식의 특징을 자폐에 가까운 위상(autistic-contiguous position)으로 설명했다. 이 원시적인 상태에서는 경험에 의미를 부여하는 과정이 중단된다. 치료자는 완전히 접근이 불가능한 어떤 원시적인 상태에 경계선 환자가 갇혀 있다고 느낄 수 있으며, 이에 따라 어머니와의 밀접한 감각적 체험을 박탈당해 통합된 신체감각이 없는 환자의 불안을 다룰 때 무력감에 사로잡힐 수도 있다.

자살경향성에 대한 역전이 반응

많은 경계선 환자의 끈질긴 자살 시도와 자기파괴적 행동은 흔히 치료자에게 특별한 구원 환상을 불러일으킨다. 물론 많은 환자가 자살에 대한 진지한 의도는 없이 반복적인 제스처를 보이지만, 종적 추적 연구들에 따르면 경계선 환자의 자살률은 8%에 이른다(Stone, 1990). 자살경향성은 치료자의 마음속에 전능감의 불씨를 피울 뿐만 아니라, 고통의 근원이 되기도 한다. 환자는 종종 일촉즉발의 다모클레스의 검(Sword of Damocles)처럼 치료자의 머리 위로 자살 위협이라는 검을 휘두른다. 치료자가 환자의 요청에 응하지 않거나 상황에 적절한 말을 정확히 내뱉지 못하면, 환자는 자살 시도로 보복할 것이다.

환자가 자신의 자살 시도 가능성에 대한 치료자의 불안을 알아차리면, 그런 불안을 악용할 수도 있다. 예를 들어, 어떤 치료자는 환자가 자살을 언급할 때마다 말이 많아지거나, 더 지지적인 행동을 하거나, 더 많은 전이 소망을 충족시켜 주게 될 수 있다. 기민한 환자는 자살 소망을 끄집어내는 것이 치료자를 통제하는 방법이자, 그렇게 하지 않았다면 부정되었을 전이 만족을 얻는 방법이라는 사실을 곧 깨우치게 될 것이다(Schwartz, 1979; K. Smith: 'Treating Suicidal Impulses Within a Psychotherapy,' 미출간 원고, 1993).

본래 대부분의 정신치료자는 환자의 안녕에 대해 과도한 책임을 느끼는 경향이 있다. 연일 지속되는 경계선 환자의 자살경향성은 치료자의 주의를 분산시킬 수도 있다. 환자가 자살 사고를 행동으로 옮길 수도 있다는 치료자의 불안감은 자살경향성의 의미를 명료하고도 반성적으로 사고할 수 있는 능력을 손상시킬 수 있다. 자살을 막으려면 어떤 조치를 취해야 하는가에 대한 일련의 걱정으로 인해, 치료자 본인이 갖고 있던 분석적 공간에 대한 감각을 잃어버릴 수도 있다. 분석적 공간의 붕괴는 환자가 충동적 행동과 환상을 구별하지 못하게 되는 현상과 병행하여 일어난다(Lewin & Schulz, 1992). 자살 위험성을 가진 경계선 환자와의 정신치료 작업에서 치료자가 지속적으로 수행해야 할 과제 중 하나는 환자가 상징적 차원을 구축하여 행동과 환상이 동일하지 않다는 점을 깨달을 수 있도록 돕는 것이다. 치료자는 환자의 죽음 소망에는 구체적인 의미가 담겨 있고 그 의미는 정신치료 과정을 통해 이해할 수 있다는 점을 환자가 알 수 있도록 도와야 한다.

환자의 사망 가능성이 명백한 특정 상황에서는 입원 등 환자의 생명을 구하기 위한 조치가 필요할 것이다. 그러나 환자의 생존을 위한 구조를 제공하는 상황이라 할지라도, 치료자는 현재 벌어지고 있는 일의 의미를 계속해서 심리적 관점으로 바라볼 수 있어야 한다. 자살경향성을 관리하는 것—보호를 위한 구조나 관찰 제공이 수반된—과 치료하는 것에는 차이가 있으며, 자살경향성의 치료는 공격적인 약물치료 및 죽음 소망의 기저에 있는 요인들을 정신치료적으로 탐구하는 행위를 포함한다(Gabbard, 1994).

Lewin과 Schulz(1992)는 자살경향성과 자살이 동일하지 않다고 지적했다. 자살 가능성에 대해 거듭하여 반추해 보는 것은 환자에게 가치 있는 심리적 기능을 수행하는 작업일 수도 있다. "사실 자살경향성은 환자가 계속 살아 있음으로써 향유할 수 있는 연결감뿐만 아니라 모종의 존엄성과 자율성을 찾아가는 과정의 핵심을 이룰 수도 있다."(p. 237) 환자가 적응의 한 방법으로서 자살경향성을 활용하고 있다는 점에 공감할 수 없다면, 치료자는 치료에 덜 몰두하거나 환자와 거리를 두는 역전이 태도에 의지하게 될 수도 있다.

잔존하는 자살 사고가 환자에게 가져다주는 가치를 이해하지 못하는 치료자는 자살 사고를 없애는 것에 지나치게 많은 의미를 부여하는 식의 또 다른 위험을 불러일으킨다. 환자는 자살경향성의 모든 흔적을 지우기로 작정한 것 같은 치료자로부터 심각한 오해를 받고 있다고 느낄 수도 있다. 어떤 경계선 환자는 격분한 상태로 치료자에게 "선생님, 있잖아요. 저는 평생 자살하고 싶은 마음을 품고 살았어요! 그건 5분 안에 사라져 버릴 마음이 아니에요!"라고 말하기도 했다. 치료자가 가진 그러한 열정은 치료자 자신의 욕구를 환자의 욕구보다 우선시한 또 하나의 사례에 해당한다. 게다가 아주 강렬한 자살 소망을 가진 환자와 '열정적 치료자'의 조합은 더욱 불길한 전조를 드러낸다. 자살경향성이 있는 환자를 치료하는 임상가들 사이에는 마법처럼 환자를 자살로부터 구할 수 있다는 전능한 태도를 취하는 치료자가 무의식적으로 환자에게 더 치명적 영향을 줄 수도 있다는 광범위한 합의가 존재한다(Gabbard, 1994; Hendin, 1982; Meissner, 1986; Richman & Eyman 1990; Searles, 1967/1979; Zee, 1972). 자살 충동이 심한 환자는 모든 것을 주고 모든 것을 사랑해 주는 이상적인 부모로부터 돌봄을 받고 싶다는 뿌리 깊은 소망을 공통으로 갖고 있다(Richman & Eyman, 1990; Smith & Eyman, 1988).

환자를 구하려는 치료자의 열정적인 노력으로 인해, 환자는 치료자가 언제든 만날 수 있고 언제든 자기를 희생하는 진짜 부모라고 생각하게 될 수도 있다. 치료자의 이 같은 행동은 환자에게 결국 산산조각 나 버릴 헛된 희망을 안겨 주며, 환자가 자살에 대해 더 많이 생각하도록 만든다. 더욱이 이는 자신의 생존에 대한 책임을 다른 사람에게 전가하려 하는 경계선 환자의 성향과 결탁하는 일인데, Hendin(1982)은 이러한 행동 방식이 자살 충동을 가진 환자의 가장 치명적인 특성 중 하나라고 설명하기도 했다. 자발적으로 환자에게 구속된 노예가 된 치료자는 머지않아 자신의 전능 소망이 좌절되는 상황을 목격하게 될 것이고, 의식적으로든 무의식적으로든 환자가 사라지기를 바라기 시작할 것이다. Searles(1967)는 다음과 같은 견해를 밝혔다.

> 자살 충동을 가진 환자는 죄책감과 불안을 야기하는 자살 위협을 통해 우리 내면에 자살 충동을 심어 놓고서 우리가 그것을 전혀 인지하지 못하게 만들며, 그런 치료자로 인해 실제로 자살을 하게 될 수 있을 정도로 점점 더 목이 죄어 온다는 느낌을 받는다. 치료자는 환자를 죽이고 싶다는 점차 강렬해지는 무의식적 소망에 대한 반동형성으로 환자에 대해 점점 '보호적인' 태도를 보이며 전능감에 기반한 의사로서의 염려를 느낀다. 이러한 이유로 역설적이게도, '환자가 살아있도록 하기 위해' 가장 안절부절못하며 염려하는 치료자야말로, 환자에게 남은 유일한 주체적인 행동처럼 보이는 것, 즉 자살을 향해 환자를 맹렬하게 몰고 가게 된다 (p. 74).

자살경향성을 가진 환자와의 집중 정신치료가 치료자에게 가학적 소망과 살인적 소망을 불러일으킨다는 점에는 의심의 여지가 없다. Chessick(1977)은 환자를 죽이고 싶다는 소망은 보통 환자를 구원하고자 하는 강렬한 소망의 이면이라고 언급했다. 치료자는 환자가 자살을 하면 동료들로부터 안 좋은 평가를 받을지도 모른다고 두려워할 수 있으며, 자신을 장악해 버린 환자에 대해 분노를 느낄 수도 있다. 자살 충동이 있는 환자의 경우 가학-피학적 대상 결합을 통해서만 타인과 관계를 맺을 수 있다는 생각이 치료자의 머릿속에는 떠오르지 않을 수도 있다(Maltsberger & Buie, 1974).

앞에서 언급한 내용을 고려해 보면, 자살경향성을 보이는 경계선 환자와의 치료에서 역전이를 다룬다는 것은 대체로 역전이 증오(countertransference hate)를 다루는 것이라는 점이 명백하게 드러난다. 이 역전이 증오는 혐오나 악의, 혹은 둘 다의 형태로 나타날 수 있다(Maltsberger & Buie, 1974). 전자인 혐오는 치료자로 하여금 회기 약속을 잊거나, 입원 치료에서 15분 회진을 돌다가 처방을 잊거나, 감정을 유보하는 등 미묘한 방식으로 환자를 유기하게 만들 수 있다. 반면에 악의적인 충동은 치료자가 환자에게 명백하게 적대적이거나 냉소적인 태도를 취하게 할 수 있다. 경계선 환자는 자신이 자살을 고려하면 치료자의 자기애적 측면이 위태로운 상황에 놓이게 된다는 사실을 알아차린다. 그들은 치료자를 상대로 가학적인 힘을 휘두르는 상황을 즐기면서 이 취약성을 악용할 수도 있다.

역전이에서 증오를 다루는 첫 번째 원칙은 예방이다. 환자를 위해서라면 모든 형태의 자기희생을 마다하지 않을 구세주 혹은 전능한 구원자 역할을 거부함으로써 치료자는 그러한 역할에 수반되는 분노와 증오를 피할 수 있다. 자살 충동을 가진 환자를 향한 역전이 증오를 다루는 두 번째 원칙은 그러한 증오를 다루기 위해 취할 수도 있는 방어적 태도를 잘 감시하는 것이다. Maltsberger와 Buie(1974)는 흔히 활용되는 5가지 방어적 태도에 대해 설명했다. 첫째, 치료자는 증오가 자신이 의식적으로 가치 있다고 여기는 다정한 정신치료자로서의 역할과 인지적 부조화를 일으킨다는 점에서 그런 증오를 억압하고, 지루해지거나 불안해지거나 부주의해지는 상태를 의식적으로 경험할 수도 있다. 둘째, 증오가 환자와의 작업을 더 잘 해내지 못하고 있다는 자기비판과 자기의심의 형태로 치료자 자신을 향하게 될 수도 있다. 셋째, 반동형성을 통해 치료자는 역전이 증오를 정반대의 감정으로 바꾸어 버리고, 지나친 수준으로 환자를 돌보려고 하거나 환자가 가하는 이례적인 학대를 참고 견딜 수도 있다. 넷째, 역전이 증오를 환자에게 투사하고, 환자가 치료에 가져오는 많은 부정적 전이의 사례를 통해 이를 정당화하는 방어적 태도를 취할 수 있다. 다섯째, 환자를 평가절하하거나 다른 치료자에게 보냄으로써 역전이 증오를 인정하지 않고 부정하거나 왜곡하는 행위가 수반될 수 있다.

경계선 환자와의 장기 정신치료 도중 어느 시점이 오면, 치료자는 흔히 궁지에 몰렸다는 느낌을 강하게 갖게 된다. 환자가 지역사회 내의 모든 자원을 모두 소진해 버리고 더 이상 치료비를 지불할 수도 없는 상황에 놓여 있으면, 치료자는 심각한 자살 위험을 다룸에 있어서 혼자라는 느낌을 받게 될 수도 있다. 지역 병원에서는 경계선 환자가 치료 계획에 협조하지 않는다는 이유로 그들의 입원을 거부할 수 있다. 지역사회의 정신건강 센터는 경계선 환자에게 지쳤다고 느낄 수도 있으며, 가족은 환자를 집에서 쫓아냈을 수도 있다. 어떤 측면에서 보면 궁지에 몰린 것 같다는 치료자의 느낌은 그야말로 환자가 처해 있는 외부 세계의 현실에 대한 반응이기도 하다. 그러나 다른 측면에서 보면, 치료자는 자신과 마찬가지로 궁지에 몰렸다고 느끼는 환자의 관점에 공감적 동일시를 경험하고 있는 것일 수도 있다. 치료자는 지역사회 전체에서 자신이 환자의 유일한 자원이 되는 경우를 사전에 막기 위한 조치를 취함으로써, 그러한 상황을 최선을 다해 저지해야 한다. 또한 정신치료만으로는 효과적인 치료가 이루어지기에 충분하지 않을 수 있으며, 효과적인 치료 전략을 수립하는 데 활용할 수 있는 다른 치료 기법과 기관이 존재한다는 사실을 치료 시작 시점에 환자가 이해하도록 돕는 것도 유용할 수 있다.

경계선 환자와의 정신치료에서 궁극적으로 전달해야 할 메시지 중 하나는 한계에 관한 것이다. 공감적이고 배려 깊은 방식으로 한계에 대해 의사소통을 하게 되면 애도 과정이 촉진된다. 절망감에 대한 치료는 헛된 희망을 심어 주는 것이 아니라, 타인으로부터 현실적으로 얻을 수 있는 것과 연관된 진정한 희망을 받아들이도록 돕는 것이다. 한계에 대한 인정 속에는 환자가 특히 유능한 치료자와의 협력을 통해 자기 자신을 스스로 도울 역량을 지니고 있다는 메시지도 포함되어 있다. 좌절을 견디는 것은 경계선 환자의 자아를 구축해 주며, 궁극적으로는 시간의 긴박함에 대한 감각을 극복하고 충동의 해소를 지연할 수 있게 해 줄 것이다. 애도 과정은 편집-분열 상태와 우울 상태 사이의 균형을 더욱 촉진해, 대상에 대해 균형 잡힌 시각을 갖게 될 가능성을 높여 준다. 우울 상태에서의 기능으로 방향을 전환하면 분석적 공간도 열릴 수 있게 되며, 이를 통해 환자는 구원받고자 하는 소망에 대해 상징적으로 사고할 수 있게 된다.

치료자는 특정 환자의 경우, 만성적인 자살경향성이나 가학-피학적인 관계처럼 그들이 평생 따라온 적응 전략을 포기하는 것에 무관심할 수 있다는 점을 받아들여야 한다. 환자가 변하기를 바라는 치료자의 소망은 궁극적인 위협으로 인식될 수도 있다. 환자는 보통 이러한 외부의 위험을 맞닥뜨리면 더 저항적이 되며, 제자리에서 완강히 버틴다(Gabbard, 1989). 환자를 변화시키려 하는 것보다 이해하는 것을 치료 목표로 삼는 것이 재앙적인 역전이 상연을 예방하는 데 도움이 되는 전략이다. 2000년 전, 세네카(Seneca the Younger)는 "나아지고자 하는 소망을 갖게 하는 것도 치료의 일부다."라고 적었다. 그의 충고에 귀 기울이기에 아직 너무 늦지는 않았다.

요약

신체적 · 성적 · 언어적 학대와 심각한 방임은 경계선 환자의 병인과 연관되어 있을 때가 많다. 특정 역전이 패턴은 환자를 피해자로 보는 치료자의 인식에서 비롯한다. 이러한 패턴은 일련의 전이-역전이 상연으로 볼 수 있으며, 이 상연에는 정신치료 드라마 속의 주요 등장인물 4명인 피해자, 가해자, 이상화된 전능한 구원자, 무관심한 어머니가 등장한다. 투사적-내사적 과정을 통해 이 등장인물들은 환자와 치료자 사이에서 상보적인 일련의 짝을 이루며 등장한다. 각 등장인물은 환자 내부에 존재하는 자기표상 혹은 대상표상을 대표하지만, 구원자가 되고 싶어 하는 치료자의 심리적 소인도 이러한 상연에 중요한 기여를 한다. 특히 환자가 자살 충동을 갖고 있을 때, 치료자는 환자의 생존에 지나치게 열정적인 노력을 기울일 수 있으며, 환자의 요구를 만족시켜 줌으로써 자신을 학대받는 위치에 둘 수도 있다. 역전이를 다루는 것의 가장 기본이 되는 요소는 치료자가 지닌 한계를 환자가 받아들이도록 돕는 것이다.

❏ 참고문헌

Adler G: Borderline Psychopathology and Its Treatment. New York, Jason Aronson, 1985

Baker L, Silk KR, Westen D, et al: Malevolence, splitting, and parental ratings by borderlines. J Nerv Ment Dis 180:258-264, 1992

Bigras J, Biggs KH: Psychoanalysis as incestuous repetition: some technical considerations, in Adult Analysis and Childhood Sexual Abuse. Edited by Levine HB. Hillsdale, NJ, Analytic Press, 1990, pp 173-196

Bollas C: Forces of Destiny: Psychoanalysis and Human Idiom. Northvale, NJ, Jason Aronson, 1989

Chessick RD: Intensive Psychotherapy of the Borderline Patient. New York, Jason Aronson, 1977

Davies JM, Frawley MG: Dissociative processes and transference-countertransference paradigms in the psychoanalytically oriented treatment of adult survivors of childhood sexual abuse. Psychoanalytic Dialogues 2:5-36, 1992

Dupont J (ed): The Clinical Diary of Sandor Ferenczi. Translated by Ballint M, Jackson NZ. Cambridge, MA, Harvard University Press, 1988

Frank H, Paris J: Recollections of family experience in borderline patients. Arch Gen Psychiatry 38:1031-1034, 1981

Gabbard GO: The treatment of the "special patient" in a psychoanalytic hospital. International Review of Psychoanalysis 13:333-347, 1986

Gabbard GO: Patients who hate. Psychiatry 52:96-106, 1989

Gabbard GO: Commentary on "Dissociative Processes and Transference-Countertransference Paradigms . . ." by Jody Messier Davies and Mary Gail Frawley. Psychoanalytic Dialogues 2:37-47, 1992

Gabbard GO: Psychodynamic Psychiatry in Clinical Practice: The DSM-IV Edition. Washington, DC, American Psychiatric Press, 1994

Gabbard GO: When the patient is a therapist: special challenges in the analysis of mental health professionals. Psychoanal Rev (in press)

Goldberg RL, Mann LS, Wise TN, et al: Parental qualities as perceived by borderline personality disorders. Hillside J Clin Psychiatry 7:134-140, 1985

Grubrich-Simitis I: Six letters of Sigmund Freud and Sandor Ferenczi on the interrelationship of psychoanalytic theory and technique. International Review of Psychoanalysis 12:259-277, 1986

Hendin H: Psychotherapy and suicide, in Suicide in America. New York, WW Norton, 1982, pp 160-174

Herman JL, Perry JC, van der Kolk BA: Childhood trauma in borderline personality disorder. Am J Psychiatry 146:490-495, 1989

Hoffer A: The Freud-Ferenczi controversy—a living legacy. International Review of Psychoanalysis 18:465-472, 1991

Kernberg OF: Borderline Conditions and Pathological Narcissism. New York, Jason Aronson, 1975

Kluft R: Treating the patient who has been sexually exploited by a previous therapist. Psychiatr Clin North Am 12:483-500, 1989

Levine HB: Clinical issues in the analysis of adults who were sexually abused as children, in Adult Analysis and Childhood Sexual Abuse. Edited by Levine HB. Hillsdale, NJ, Analytic Press, 1990, pp 197-218

Lewin RA, Schulz CG: Losing and Fusing: Borderline and Transitional Object and Self Relations. Northvale, NJ, Jason Aronson, 1992

Lisman-Pieczanski N: Countertransference in the analysis of an adult who was sexually abused as a child, in Adult Analysis and Childhood Sexual Abuse. Edited by Levine HB. Hillsdale, NJ, Analytic Press, 1990, pp 137-147

Maltsberger JT, Buie DH: Countertransference hate in the treatment of suicidal patients. Arch Gen Psychiatry 30:625-633, 1974

Masterson JF, Rinsley DB: The borderline syndrome: the role of the mother in the genesis and psychic structure of the borderline personality. Int J Psychoanal 56:163-177, 1975

Meissner WW: Psychotherapy and the Paranoid Process. Northvale, NJ, Jason Aronson, 1986

Nigg JT, Silk KR, Westen D, et al: Object representations in the early memories of sexually abused borderline patients. Am J Psychiatry 148:864-869, 1991

Ogata SN, Silk KR, Goodrich S, et al: Childhood sexual and physical abuse in adult patients with borderline personality disorder. Am J Psychiatry 147:1008-1013, 1990

Ogden TH: The Primitive Edge of Experience. Northvale, NJ, Jason Aronson, 1989

Paris J, Frank H: Perceptions of parental bonding in borderline patients. Am J Psychiatry 146:1498-1499, 1989

Richman J, Eyman JR: Psychotherapy of suicide: individual, group, and family approaches, in Understanding Suicide: The State of the Art. Edited by Lester D. Philadelphia, PA, Charles C Thomas, 1990, pp 139-158

Schwartz DA: The suicidal character. Psychiatr Q 51:64-70, 1979

Searles HF: The "dedicated physician" in the field of psychotherapy and psychoanalysis (1967), in Countertransference and Related Subjects. Madison, CT, International Universities Press, 1979, pp 71-88

Smith K, Eyman J: Ego structure and object differentiation in suicidal patients, in Primitive Mental States of the Rorschach. Edited by Lerner HD, Lerner PM. Madison, CT, International Universities Press, 1988, pp 175-202

Soloff PH, Millward JW: Developmental histories of borderline patients. Compr Psychiatry 24:574-588, 1983

Stone MH: The Fate of Borderline Patients: Successful Outcome and Psychiatric Practice. New York, Guilford, 1990

Sussman MB: A Curious Calling: Unconscious Motivations for Practicing Psychotherapy. Northvale, NJ, Jason Aronson, 1992

Walsh F: Family study 1976: 14 new borderline cases, in Chapter 5—The family of the borderline patient, in The Borderline Patient. Edited by Grinker RR, Werble B. New York, Jason Aronson, 1977

Westen D, Ludolph P, Misle B, et al: Physical and sexual abuse in adolescent girls with borderline personality disorder. Am J Orthopsychiatry 60:55-66, 1990

Zanarini MC, Gunderson JG, Marino MF, et al: Childhood experiences of borderline patients. Compr Psychiatry 30:18-25, 1989

Zee HJ: Blindspots in recognizing serious suicidal intentions. Bull Menninger Clin 36:551-555, 1972

Zweig-Frank H, Paris J: Parents' emotional neglect and overprotection according to the recollections of patients with borderline personality disorder. Am J Psychiatry 148:648-651, 1991

제4장

Management of Countertransference with Borderline Patients

안아주기, 담아내기, 자신만의 생각 유지하기

투사적 동일시(projective identification)는 경계선 환자와의 치료경험에서 핵심적인 위치를 차지하며, 이로 인해 치료자는 종종 침범당하거나 평소 자신과는 다른 누군가로 바뀌는 것 같은 느낌을 받는다. 그리고 이러한 변화 과정에 저항하려는 시도는 엄청난 문제를 일으킬 수 있다. 이에 대해 Masterson(1976)은 "아마 경계선 환자와의 정신치료에서 가장 습득하기 어려운 기술은 환자가 투사한 것들에 대한 자신의 동일시를 인식하고 통제하는 능력일 것이다."(p. 342)라고 썼다.

다음의 임상 삽화는 환자로부터 투사된 부분들이 어떤 식으로 치료자에게 '몰래' 다가갈 수 있는지, 어떤 일이 일어났는지를 알아차리기도 전에 치료자를 장악해 버릴 수 있는지를 보여 준다.

　　[입원 중인 여성 환자 W는 회기가 끝났는데도 남성 사회복지사 D에게 병동으로 돌아가지 않겠다고 말하고 있다.]

　　환자 W: 병동에는 아무것도 없어요. 저를 좋아해 주는 사람도 없고요. 여태껏 아무도 저를 좋아해 주지 않았어요. 선생님, 도대체 저한테 무슨 문제가 있는 걸까요? 어째서 지금까지 아무도 저를 좋아해 주지 않았던 걸까요? 정말 희망이라곤 조금도 없는 것 같아요. 이런 현실은 절대 변하지 않을 거예요. 저는 어째서 계속 살아야 하는 거죠?

복지사 D: 막막한 느낌이 드시나 보네요. 마치 절망에 빠지기 직전의 상황에 놓여 계신 것 같아요. W 씨는 보호받을 수 있는 공간에 계셔야 해요.

환자 W: 그게 저한테 무슨 도움이 되죠? 저는 10년 동안 이렇게 살아왔어요. 주말에 병동에 머문다고 해서 그게 저한테 무슨 도움이 되겠어요? 아무것도 변하지 않을 거예요.

복지사 D: 우선 W 씨가 스스로를 해치지 못하도록 도와줄 거예요.

환자 W: 제 생각에, 저는 병원에 있을 필요가 없어요.

복지사 D: 혹시 지금 자살하고 싶은 기분이 드시나요?

환자 W: [화를 내며] 저에게 왜 그런 질문을 하시는 거죠? 세상에 이렇게 멍청한 질문이라니! 저는 10년이라는 시간 내내 자살하고 싶은 기분을 느끼면서 살아왔어요. 단 하루도 자살하고 싶지 않았던 날이 없었다고요.

복지사는 설명할 수 없는 분노가 엄습해 오는 기분을 느꼈다. 그리고 환자가 배은망덕한 인간인 것처럼 느껴졌다. 단지 환자가 자살을 하지 못하도록 보호해 주려고 했을 뿐인데, 환자는 그를 완전히 경멸적인 태도로 대하고 있었다. 그가 느끼기에, 환자는 자신에게 음식을 주려는 손을 깨물어 버리고, 그로 인해 상대방이 충동적이고 적대적인 방식으로 대응하게 만들고 있는 것 같았다.

복지사 D: 지금 왜 이렇게 저한테 못되게 구시는 거죠? 저는 그저 W 씨의 안전이 걱정돼서 그런 질문을 했다는 거 아시잖아요.

환자 W: [울면서] 이제 '선생님'도 제가 못됐다고 생각하시는군요! 제 말이 맞죠? 아무도 절 좋아하지 않아요. 심지어 선생님까지 저를 못된 사람이라고 생각하시잖아요. 왜 자살하면 안 되는 거예요? 저를 좋아하는 사람도 아무도 없는데. 저는 도대체 왜 이러는 걸까요?

자신이 한 말로 인해 환자가 좌절감을 느끼는 것을 본 복지사는 갑작스러운 후회에 사로잡혔다. 그는 자신이 끔찍한 무례를 범했다는 느낌을 받았고, 어쩌다가 그런 말을 하게 된 것인지 의아했다. 마치 '평소의 그답지 않은' 방식으로 행동한 것 같았다. 그는 서둘러 환자에게 저지른 잘못을 수습하기 시작했다.

복지사 D: 못됐다는 말은 쓰지 말았어야 했던 것 같네요. 제가 그렇게 반응했던 이유는, W 씨가 스스로를 해할까 봐 걱정된다는 제 말에 지나치게 화를 내셔서 그랬던 거예요.

환자 W: 아뇨, 사실인걸요. 저는 못됐어요. 그래서 다들 저를 싫어하는 거예요. 선생님도 저에 대해서 다른 사람들과 똑같은 감정을 느끼고 계신 거예요. 저는 죽는 게 나아요. 이렇게 살아가는 건 너무 고통스러워요.

복지사 D: 저는 W 씨가 지금도 자살할 계획을 갖고 계신 건 아닌지 궁금해요. 제가 이런 질문을 하면 W 씨는 화가 날 거라는 건 알지만, 걱정돼서 그래요. 지금 어떤 기분이 드는지 저한테 말씀해 주세요.

환자 W: [잠시 침묵한 후에] 아마도 못할 거예요.

복지사 D: '아마도'라는 게, 무슨 의미죠?

환자 W: 주말에 총을 살 수 없을 것 같아서요. 그게 제가 자살할 수 있는 유일한 방법인데 말이에요.

복지사는 또다시 자기 안에 분노가 차오르는 것을 느꼈다. 환자의 손아귀에서 놀아나고 있는 듯한 기분이 들었다. 그러나 이번에는 그 감정을 환자에게 충동적으로 퍼붓는 대신 가만히 견뎌 냈다. 복지사는 마음속으로 다음과 같은 독백을 했다.

'W 씨는 지금 엄청난 골칫덩어리처럼 굴고 있다. 어떤 이유에서인지, 내가 다시 본인을 공격하고 '당신은 아주 성가신 사람'이라는 말을 하게 끔 나를 자극하고 있다. W 씨는 어째서 내가 다른 사람들처럼 혐오스러 운 존재가 되기를 바라는 걸까? 나는 W 씨에게 다른 모습을 보여 주고 행복을 찾아 주려고 노력하고 있는데, W 씨는 나를 본인의 남편 같은 괴물로 만들기 위해 끈질기게 애쓰고 있다. 마음 같아서는 W 씨에게 한소리 하고 싶지만, 참아야 한다. 내가 그런 행동을 참을 수만 있다면, W 씨와 나 사이에서 벌어지고 있는 일은 치료에 상당히 중요한 영향을 미칠 것이다.'

환자 W: 제가 병동으로 돌아가면, 그 대신 부탁 하나만 들어주세요. V 의사 선생님께 제가 운전해도 되는지 물어봐 주시면 안 돼요?

복지사는 마음이 진정되고 침착해지는 느낌을 받았고, 환자가 자신을 조종하기 위해 시도했던 행동을 냉철하게 돌아볼 수 있었다.

복지사 D: 저는 W 씨와 어떤 거래를 할 수 있는 입장이 아니에요. 그 문제 는 V 선생님과 논의해 보셔야 해요. 하지만 W 씨가 총을 사고 싶 은 마음이 드는 한, 보호받을 수 있는 공간에 머무는 것이 중요해 요. 자, 이제 같이 병동으로 돌아가도록 하죠.

자신만의 생각 유지하기

환자 W와 복지사 D가 나눈 대화 속에는 경계선 환자와의 정신치료에서 흔히 발생하는 익숙한 패턴이 나타난다. 복지사 D는 환자의 투사적 동일시에 의해 너무나 통제되는 느낌을 받은 나머지, 더 이상 '평소의 그다운' 방식으로 느끼거나 생각하지 못했다. Lewin과 Schulz(1992)는 이 현상을 복화술에 비유했다. "복화술사의 인형이 되어, 동요 없이 냉담한 경계선 환자가 쓴 대사를 그대로 읊으면서 자신이 연극의 단장이라는 사실도 전혀 모르고 있는 사람은, 다름 아닌 치료자일 때가 많다."(p. 37)

투사적 동일시는 분석적 공간을 붕괴시키는 강력한 방식의 직접적인 의사소통이다(Ogden, 1986; Winnicott, 1971). 상당한 강제성을 발휘하는 이 힘은 편집-분열 상태 속에서 작용하는 정신 기능으로, 의미에 대해 숙고하고 그 의미에 주관성을 부여하는 치료자의 능력을 마비시켜 버린다. 투사적 동일시의 극심한 고통 속에 있는 치료자는 불가피하고 강제적인 환자와의 '춤사위'에 갇히게 된다. 이때 치료자는 환자가 그들의 마음속에서 부인해 버린 일부분으로 변형되어 버린 상태이기 때문에 자기 자신만의 생각을 하지 못한다. 복지사 D는 환자 W에게 '못됐다'라고 표현하고, 자신을 대하는 환자의 태도에 상심과 격노로 반응한 것이 자제할 수 없는 일이었다고 느꼈다. 또한 자신이 경험하고 있는 강렬한 감정을 해소하기 위해 어떤 조치를 취해야 한다고 느꼈고, 그 조치는 환자에게 무례한 말을 하는 것으로 나타났다.

Symington(1990)은 이와 같은 의사소통을 본인이 괴롭힘을 당한 피해자라고 느끼는 사람이 반대로 다른 사람을 '괴롭히는' 과정에 빗대어 설명했다. 그는 '반응(reacting)'과 '대응(responding)'을 구별했다. 반응은 무릎반사처럼 일어나는 본능적인 의사소통 방식이며, 이때 사람은 다른 누군가의 사고방식대로 생각하도록 강요받기 때문에 자신만의 생각을 유지할 수 없게 된다. Symington은 Bion(1984)의 견해에 대해 상세히 설명하면서, 치료자가 취하는 행동의 핵심적인 목표는 치료자가 사고의 영역에서 자유를 얻는 데 있다고 역설했다. 그에 따르면, "자신만의 생각을 유지할 수 있는 사람은 자유롭다. 누군가가 자신만의 생각을 유지할 수 없다면, 그는 자유롭지 않다."(p. 96) 이러한 맥락에서 그는 치료자가 반응해야 한다는 압박에 저항해야 하며, 대응하는 방식으로 전환할 수 있을 때까지는 강렬한 정서가 지니는 강압적인 힘을 견뎌 내야 한다고 강조했다. 어머니가 아기의 원시적인 불안을 본인의 몽상(reverie) 과정을 통해 변형하듯이, 치료자는 환자의 정보를 충분히 대사함으로써 자신만의 생각을 유지하고, 환자로부터 투사된 일부분에서 나오는 말이 아닌 자기 내면에 자리한 인지와 정서의 중심부에서 나오는 말을 환자에게 할 수 있어야 한다.

환자 W와 복지사 D가 주고받은 대화 가운데, 경계선 환자와의 정신치료에서 전형적으로 나타나는 또 다른 측면은 치료자가 대응하기 이전에 먼저 반응해야 할 수도 있다는 것이다. 복지사 D는 처음 도발당한 순간으로부터 무엇인가를 배웠으며, 그 덕분에 두 번째로 도발당할 것 같은 느낌을 받기 시작했을 때에는 무릎반사처럼 충동적으로 반응하는 대신 자신의 감정을 '안고' 있을 수 있었다. 역전이를 다룸에 있어서 매우 중요한 요소 중 하나는 치료자가 자신만의 생각을 유지할 수 있는 자유로운 상태에 도달하는 것이다. 그러나 이 야심 찬 목표는 환자에게 장악당해 환자의 사고방식대로 생각하게 되는 상태에서 자기 존재의 중심으로 '되돌아가는' 지속적인 과정을 수반한다. 이 과정은 각종 문헌에서 안아주기(holding)와 담아내기(containing) 등 다양한 용어로 일컬어지며, 이번 제4장은 바로 이 과정을 구성하는 치료자의 행동을 체계적으로 분석하는 것에 집중하고 있다.

안아주기와 담아내기

경계선 환자와의 치료에서 역전이를 성공적으로 (그리고 치료적으로) 다루는 일은 대부분 안아주기와 담아내기라는 두 가지 기능에 달려 있다. '안아주기'는 어머니가 유아의 성장을 촉진해 주는 구체적인 형태의 환경을 제공한다는 Winnicott(1965)의 생각에서 유래한 용어이다. 어머니와 아기의 상호작용은 공동의 이행기적 공간을 만들어 내며, 이 공간에서 아기는 어머니가 수행했던 안아주기 기능을 결국 내재화하게 된다. '담아내기'는 아기가 느끼는 정서들을 어머니가 처리하는 방식에 관한 Bion(1984)의 설명에서 비롯한 용어이다. 아기가 담아 낼 수 없을 것 같은 정서를 느낄 때 어머니는 이를 견뎌 주며, 자신의 몽상을 통해 이 정서를 아기가 재내사하여 견딜 수 있는 형태로 해독하고 변형한다. 제1장에서 논의한 Ogden(1982)의 투사적 동일시 과정 중 세 번째 단계인 '심리적 처리(psychological processing)'가 바로 Bion이 담아내기라고 칭한 것과 유사하다.

안아주기와 담아내기는 각기 다른 이론에서 유래한 별개의 개념이지만, 두 용어와 관련된 치료자의 기능은 상당 부분 중복된다. 일부 저자들(D. E. Scharff, 1992; Scharff & Scharff, 1992)은 Winnicott(1965)이 사용한 안아주기는 외부 세계 속 대인관계에서 일어나는 현상을 지칭하며, 반면에 Bion(1984)이 쓴 담아내기는 어머니의 정신내적 과정을 가리킨다고 했다. Casement(1985)를 비롯한 다른 저자들은 두 용어를 다음과 같이 동의어로 사용하기도 한다. "더 인간적인 용어로 말하자면, 필요한 것은 고통을 겪는 아기에게 어머니가 제공해 주는 것과 같은 형태의 안아주기다. 한 성인이 다른 성인에게 이 안아주기(혹은 담아내기)를 제공해 줄 수 있는 방법은 다양하다."(p. 133) 두 용어는 모두 환자-치료자 양자 관계 속에서 생성된 강렬한 감정을 견디고 처리하기 위해 환자에게 충동적으로 반응하는 것을 미루려는 대안적 행동을 의미한다. 안아주기와 담아내기라는 이 쌍둥이 같은 과정들은 치료자가 '반응'하기보다는 '대응'하고, 다른 사람의 생각이 아닌 자신만의 생각을 유지할 수 있도록 변화시킨다.

'안아주기'라는 용어는 현대에 들어 문자 그대로 해석되는 과정에서 어느 정도 문제적인 특성을 갖게 되기도 했다. 확실히 안아주기는 침착하고 위안을 주는 어머니가 소리를 지르고 있는 아기를 안아 주고 달래 주는 이미지를 연상시킨다. 사실 Winnicott이 치료 상황에서 했던 실제 행동에 관한 이야기들을 살펴보면, 그가 환자의 손을 오랫동안 잡고 있기도 했다는 기록이 있다(Littile, 1990). 그러나 안아주기 개념의 본질은 실제적인 것으로부터 상징적인 것으로의 이동에 있다. 이 개념은 실제적인 행동과 충동을 마음속에 품고 있는 환자에게 지지적인 환경을 제공하여, 환자가 그것들을 폐기하기보다는 '가지고 놀고' 반추해 볼 환상 혹은 생각으로 전환하도록 해 준다. Winnicott(1995)의 어머니-아기 모형에서 어머니는 아기가 할 수 없는 기능을 수행한다. 안아주기 환경은 아기(혹은 환자)를 위한 일종의 본보기를 제공하여, 아기(혹은 환자)가 어머니(혹은 치료자)의 능력을 관찰하고 궁극적으로는 내재화할 수 있게 해 준다. Lewin과 Schulz(1992)는 환자가 수용하지 않으면 안아주기 환경이 실제로 환자를 안아줄 수는 없으며, 그 점에서 안아주기는 치료자와 환자 양쪽 모두가 관여하여 공동의 구성체를 만들어 내는 작업으로 간주해야 한다고 강조했다. 그들은 안아주기를 투사적 동일시와도 연관 지으며, 치료자는 일종의 안전 금고가 되어 환자가 감정적으로 힘들어하는 내용물을 회수할 수 있을 만큼 충분히 준비될 때까지 환자가 견디기 힘들어하는 측면을 보관해 두고 있는 것이라고 개념화했다.

안아주기 개념이 불러일으키는 이미지들로 인해, 어떤 이들은 이 용어가 무조건적으로 사랑해 주고, 달래 주고, 보살펴 주는 치료자의 태도를 옹호한다고 오해하기도 했다. Winnicott(1954-1955, 1963)은 어머니가 아기의 요구를 충족해 주어야 한다고 강조했지만, 동시에 너무 좋은 어머니가 되어서는 안 된다고 역설했다. 아기는 오로지 좌절과 환멸을 통해서만 궁극적으로 성장할 수 있다. 치료자-환자라는 양자 관계의 관점에서 볼 때, 환자는 치료자를 불완전한 대상으로 경험할 수 있어야 하며, 그로써 그들의 오래된 내적 대상관계를 외현화하여 재경험할 수 있어야 한다. 성자처럼 무한한 인내심을 가진 치료자가 있는 상황 속에서 어떻게 환자가 현실 속 인간관계에서 일어나는 문제들을 훈습해 볼 수 있겠는가?

이렇게 안아주기의 의미를 명료화해 보면, 안아주기는 치료자가 특정 상황에서는 제한을 설정해야 한다는 점도 내포하고 있음을 알게 된다. 치료 계약의 의미에 대해 환자와 절충하는 과정을 다룬 제2장 속 논의에 반영되어 있듯이, 치료자는 무한한 지원에 대한 기대를 조성해서는 안 된다. 또한 환자의 가학적이고 가차 없는 학대 앞에서 스스로 피학적인 피해자가 되어서도 안 된다. 안아주기 환경이란 다른 사람의 권리가 존중되는 공간이다.

안아주기는 생존하는 것과도 연관되어 있다. Winnicott(1986)은 경계선 환자의 파괴적 공격으로부터 치료자가 생존하는 것이 환자가 자신의 전능한 통제 영역 바깥에 존재하는 실제 외부 대상으로서 치료자를 이용할 수 있도록 돕는 가장 중요한 요소라고 생각했다. 그는 아기가 발달하고 성숙해 나갈 수 있으려면 어머니가 아기의 원시적인 공격으로부터 생존해야만 한다고 말하면서 발달과의 유사성을 밝혔다. 안아주기 역시 환자가 내적 대상을 단념하고 치료자를 자신의 내적 세계에서 분리된 실제 외부 대상으로 바라볼 수 있을 때까지 생존한다는 의미를 포함한다(Ogden, 1986).

Bion(1959)이 본래 담아내기라는 용어를 사용했을 때, 그는 아기가 처리하기 힘든 고통을 피하기 위해서는 어머니의 도움이 필요하다는 점을 염두에 두고 있었다. 그는 어머니가 아기의 불안을 담아내는 그릇의 역할을 하지 않는다면, 아직 소화할 준비가 되지 않은 아기에게 변형되지 않은 형태의 불안을 그대로 떠넘기는 위치에 서게 될 것이라고 생각했다. 치료적 상황 바깥에서 경계선 환자는 흔히 자신이 타인에게 불러일으킨 정서가 담아내지거나 변형되지 않은 채 강제로 목구멍으로 떠넘겨지는 유사한 과정을 경험한다. 이러한 과정은 치료자-환자의 관계 속에서도 해석이나 회피의 형태로 발생할 수 있다.

Bion(1959)은 어머니가 아기의 정서를 변형하지 않은 상태 그대로 되돌려 주면 아기는 자신이 투사했다가 돌려받게 된 내용물에 의해 괴롭힘을 당한다는 느낌을 받게 되기 쉬우며, 결과적으로 자기가 분열되는 경험을 하게 될 수도 있다고 생각했다. 이와 유사하게, 경계선 환자도 담아내기를 해 주지 못하는 치료자로부터 괴롭힘을 당한다고 느낄 때가 많으며, 이 점은 당신이 '못되게' 굴고 있다는 복지사 D의 호소에 대해 환자 W가 보인 반응 속에 분명히 드러난다. 환자가 가진 견디기 힘든 감정을 치료자가 담아낼 수 있을 때, 환자는 이름 모를 위협이 자신이 상상했던 것만큼 끔찍하지는 않다는 사실을 궁극적으로 깨닫게 될 것이다. 환자가 가진 것과 동일한 정서로 치료자가 고군분투하는 모습을 지켜보다 보면, 그런 이름 모를 위협은 결국 희석된다(Casement, 1985).

담아내기는 종종 해석의 대안 혹은 해석을 연기하는 하나의 방법으로 제시되지만(Gabbard, 1991; Winnicott, 1968), 일반적으로 담아내기와 해석은 정신치료 과정에서 동시에 일어난다. 치료자가 환자의 내면에서 벌어지고 있는 일을 효과적이면서도 공감적인 방식으로 해석할 수 있으려면 해석하기에 앞서 담아내는 시기가 필요할 수도 있다. 또한 담아내기는 치료적인 잠재력을 지니고 있기 때문에, 담아내기를 해석에 비해 열등한 행위로 간주하는 것은 명백한 잘못이다. 경계선 환자는 자주 편집-분열의 심리상태에 갇히기 때문에 투사적 동일시가 그들의 주된 의사소통 방식이 된다. 이때 치료자가 '견뎌 낼' 수 있는 유일한 방법은, 환자가 자신이 투사했던 내용물을 재내사하고 해석적 설명을 보다 쉽게 이해할 수 있게 될 때까지 환자와 주고받은 것들을 담아내어 붙들고 있는 것이다.

담아내기를 수동적인 비행동화와 동등하게 간주해서는 안 된다(Rosenfeld, 1987). 또한 환자의 공격을 피학적으로 참기만 하는 상태로 이해해서도 안 된다(Ogden, 1982). 담아내기는 조용히 처리하는 과정과 연관되어 있지만, 환자의 내면에서 벌어지는 일과 환자-치료자 사이에서 발생하는 일을 언어적으로 명료화하는 작업도 수반한다. 담아내기가 주로 치료자의 부정적인 정서를 활용하는 상황에 적용되기는 하지만, 다음 사례에 묘사되어 있듯이 긍정성을 띠는 정서와 내사물을 전문적으로 다루는 상황에도 동일하게 적용된다.

여성 환자 V는 기존 치료자의 여름 휴가 기간 동안 남성 치료자 E에게서 치료를 받고 있었다. 시간이 흐르면서 환자 V는 점점 치료자 E에게 애착을 갖게 되었고, 기존 치료자에게는 더욱더 커다란 환멸의 감정을 품게 되었다.

환자 V: 지난 2주 동안 선생님에게 치료를 받고 나니, 다시 U 선생님[환자의 기존 치료자]과의 치료로 돌아갈 수 있을지 도통 모르겠다는 생각이 들어요. '파리(Paree)를 목격한 이들을 어찌 농장에 붙잡아 둘 텐가'라는 옛날 노래가 생각나요. 선생님은 저에게 필요한 치료자의 자질을 갖고 계세요. 선생님은 친절하고 인정도 많은 분이세요. 제 말도 진심으로 들어주시는 것 같고요. U 선생님처럼 자아도취적인 구석은 조금도 없어요. 게다가 U 선생님보다 치료 경험도 한 10년은 많으시잖아요. 저에겐 숙련된 치료자가 필요해요. 선생님도 제 말에 동의하실 거라고 생각해요.

　자신을 띄워 주는 환자의 말을 듣던 치료자는 갈등을 일으키는 상충되는 감정 속에서 허우적거리고 있는 자신의 모습을 발견하게 되었다. 환자가 치료자에게 말하는 방식이나 치료자를 바라보는 시선은 너무 진정성 있고 서글퍼 보였다. 이에 치료자는 다음과 같은 내적 독백을 했다.
　'V 씨가 한 말이 맞을 수도 있다. U 선생은 고리타분하고 자아도취적인 부분이 있어서 상대방의 말을 잘 듣고 있다는 메시지를 전달하는 데 어려움이 있다. 나는 그보다 경험도 더 많고, 어쩌면 전반적으로 더 나은 치료자일 수도 있다. 그런데 지금 나의 이런 생각은 이상화 전이의 결과일까? 아니면, 단지 V 씨가 영리해서 사람을 판단하는 안목을 가진 걸까? V 씨에게는 상당히 매력적인 부분이 있다. 기회만 주어진다면, 내가 정말 도와줄 수 있을 것 같다는 느낌이 든다. V 씨가 정말로 원하기만 한다면, 내가 V 씨를 맡는 것이 가능할지에 대해 U 선생과 논의해 봐야 할 것 같다. 그런데 달리 생각해 보면, 내가 V 씨의 유혹에 자발적으로 끌려가고 있는 것일 수도 있다. 기존 치료자의 자리를 다른 치료자가 대체할 때, 이런 유형의 분열과 이상화는 늘 발생한다. 분명 머지않아 나도 V 씨가 떠받들어 올려 준 곳에서 떨어지게 되겠지. 그렇지만 고작 2주 동안 우리가 해 온 소통에는 믿기 어려울 만큼 특별한 무언가가 있었던 것 같다. 나는 지금 뭘 하고 있는 걸까? V 씨의 마법에 사로잡혀 버린 기분이다.'

환자 V: 선생님에게 치료를 받고 있는 다른 환자를 알고 있는데, 그분이
말하기를 선생님을 만난 것이 생애 최고의 일이었대요. 그러면서
가능하기만 하다면 선생님한테 저를 환자로 받아 줄 수 있는지
물어보라고, 그렇게 하는 게 정말 현명한 행동일 거라고 했어요.
제 생각에, 자기 자신에게 딱 맞는 치료자를 찾는 과정에는 일종
의 '케미(chemistry)'라는 요인이 영향을 미치는 것 같아요. U 선
생님과의 관계에는 그런 것이 없었지만, 선생님과 저 사이에는
분명히 있어요. 어떤 남자가 아무리 배려심 있고 괜찮아도 저에
겐 아무런 의미도 없는 데 비해, 특정 남자에게는 순식간에 끌리
는 것과 같은 일이에요.

치료자는 말없이 환자의 말을 계속 들으면서 자신이 경험하고 있는 역
전이 갈망(countertransference longings)에 스스로 기여한 것이 있
었는지 되새겨 보았다. 그러자 곧바로 과거에 만났던 한 여자가 떠올랐
다. 환자 V는 그 여자와 놀라울 정도로 닮은 사람이었고, 치료자의 마음
속에 과거의 불행한 관계로 다시 이끌려 가는 듯한 느낌을 되살리고 있
었다. 과거에 만났던 그 여자를 구원해 주고 싶어 했던 것처럼, 치료자는
그 여자와 닮은 환자 V를 구원해 줄 수 있기를 바라고 있었다. 또한 치료
자는 환자 V에게 더 나은 치료자가 되어 치료자 U 앞에 등장하고 싶다는
자기 내면의 강력한 경쟁심에도 주목했다. 이렇게 그동안 사로잡혀 있던
'마법'에 대해 분석하면 할수록 치료자는 상황을 더 제어할 수 있게 되었
고, 환자 V에 의해 유발된 생각이 아닌 자신만의 생각을 해 나가기 시작
했다.

이 삽화에서는 담아내기 과정이 일어날 때, 서로 밀접하게 연관된 수많
은 내적 과정이 실제로 어떻게 진행되는지를 볼 수 있다. Grotstein(1981)은
Bion의 담아내기 개념에 대해 설명하면서, 이를 프리즘의 역할과 비교했다.

Bion의 개념은 마치 '프리즘'처럼 작동하는 일종의 정교한 일차적 과

정 활동으로, 아기가 내지르는 비명의 강렬한 색조를 굴절시켜 색상 스
펙트럼을 이루는 여러 성분으로 퍼지게 만든 후, 프리즘을 통과한 것들
을 선별하고 중요도와 정신적 활동의 수준에 따라 위계를 나누는 것과
같다. 그러므로 Bion에게 있어서 담아내기란 느끼기, 생각하기, 조직화
하기, 행동하기를 수반하는 매우 적극적인 과정이다. 담아내기 과정에서
침묵은 극히 일부분에 불과하다(p. 134).

담아내기를 수행하는 치료자의 활동은 다음과 같이 서로 밀접하게 연관된
7가지 기능으로 세분화할 수 있다.

▍환자의 내적 대상관계에 대한 진단

환자-치료자의 상호과정이 만들어 내는 혼란과 모호함 속에서 치료자는
환자가 가진 내적 세계의 특정 측면에 대해 점차 알아 가게 될 것이다. 경계
선 환자와의 집중 정신치료에서는 역전이가 진단적 이해를 위한 가장 신뢰
할 만한 접근법인 경우가 많다(Searles, 1986). 예를 들어, 치료자 E는 자신과
환자 V 사이에 일어나는 전이-역전이 상황을 점점 인식하게 된 덕분에, 이
상화된 구원자로서의 대상과 무력하고 유혹적이며 구원을 필요로 하는 자기
가 연루된 특정한 대상관계가 상연되고 있음을 알아차렸다. 앞선 환자 W와
사회복지사 D의 사례에서는 복지사 D가 환자 W의 도발에 대한 자신의 충동
적 대응을 돌이켜 보는 능력을 통해 가학-피학적인 내적 대상관계를 진단할
수 있었다.

이와 같은 전이-역전이 상연에 대한 치료자의 인지는 환자가 그러한 상연
을 이해하고 그에 대한 해석을 건설적인 방식으로 활용하는 능력을 갖추게
되는 시점보다 상당히 앞서 이루어진다. 그렇기 때문에 치료자는 해석을 하
고 싶은 욕구를 미뤄 둔 채로, 환자가 자신의 감정을 언어로 표현할 수 있게
되기 이전에 자신의 역전이를 체계적으로 들여다보아야 한다. Bion(1974)은

다음과 같은 견해를 제시했다.

> 정신분석가는 피분석자가 겪는 어려움이나 차이를 인지할 수 있게 될
> 때까지 충분히 참고 견뎌 낼 수 있어야 한다. 정신분석가가 피분석자의
> 말을 해석할 수 있는 능력을 가지려면, 피분석자의 말에 담긴 의미를 해
> 석했다는 성급한 결론을 내리지 않고, 그 말을 참고 견뎌 낼 수 있는 상
> 당한 역량을 갖추어야 한다(p. 72).

내적 지도감독

치료자 E의 내적 독백 속에는 '지도감독자' 기능이 확실히 발휘되고 있었
다. 치료자는 역전이 문제를 인지하고 있었고, 이전 치료자를 평가절하하
고 대체 치료자를 이상화하는 분열 과정에 관한 생각을 정리했으며, 이를 통
해 당시에 일어나고 있던 일에 대해 스스로 더 명확하게 생각할 수 있었다.
Casement(1985)는 이러한 과정을 '내적 지도감독'이라고 칭했다. 그에 따르
면, 내적 지도감독은 치료자가 자신의 치료경험에 몰입한 상태에서 "전이 속
에서 경험하고 있는 것을 분석가와 함께 관찰해 볼 수 있는 응시와 사색의
섬"(p. 31)을 발견할 때 시작된다. 모든 치료자에게는 환자가 되어 보는 경험
이 필요한데, 이는 다른 무엇보다도 자기 자신을 관찰하는 과정을 배우기 위
함이다. Casement는 공감을 통해 환자와 동일시해 보려는 시도가 내적 지도
감독 기능뿐만 아니라 담아내기 기능의 중요한 부분임을 보여 준다. 치료자
는 공감적인 태도로 환자의 입장이 되어 보고 환자가 가진 내적 세계의 측면
을 받아들여 보려고 '시도'함으로써 전이 상황 속에서 일어나는 일을 보다 효
과적으로 이해할 수 있다.

분석적 공간의 실현

이중 의식상태(double consciousness)를 달성하는 것은 Casement(1985)의 내적 지도감독 개념과 밀접하게 연관되어 있다. 치료자가 직접 치료를 받을 때 환자로서 얻게 되는 것은 실제로서의 전이와 환상으로서의 전이에 대한 경험이다. 치료자는 이를 통해 한편으로는 과거 대상관계의 재연에 참여하고, 다른 한편으로는 재연을 관찰하고 이에 대해 숙고하는 경험을 가질 수 있다. Sterba(1934)는 이와 같은 근본적인 의식상태를 '자아의 해리'라고 불렀다. 그리고 Ogden(1986)은 조금 더 현대적 맥락에서 이 이중 의식상태를 '분석적 공간'이라고 칭했다. 앞서 언급했듯이, 환자의 투사적 동일시는 환자 자신의 분석적 공간을 무너뜨리듯이 치료자의 분석적 공간도 무너뜨리는 경향이 있다. 치료자는 먼저 상연에 참여할 수 있는 역량을 회복하면서, 환자도 상연에 참여할 수 있는 역량을 회복하게끔 도울 수 있을 때까지 그 상연에 대해 곰곰이 생각해 보아야 한다. 치료자가 자기 자신을 환자의 내적 세계로 '흡입'되도록 허용하면서도 자신의 눈앞에서 일어나는 일을 관찰할 수 있는 능력을 유지할 때, 치료자는 최적의 마음 상태를 얻게 된다. 이러한 상태에서는 치료자가 어느 정도 환자의 영향력 아래에 있다 할지라도 진정으로 자신만의 생각을 유지할 수 있다.

자기분석

치료자는 환자의 정서뿐만 아니라, 자기 자신의 역전이 반응들도 담아내고 있다. 그렇기 때문에 체계적인 자기분석은 효과적인 담아내기를 위한 노력의 일부로 포함되어야 한다. 특히 치료자는 환자-치료자의 양자 관계 속에서 생겨난 강렬한 감정에 자기 자신이 기여한 것은 없는지 살펴보아야 한다. 제1장에서 언급하였듯이, 투사적 동일시는 치료자 쪽에서 벌어지는 내사적 과정, 즉 환자가 투사한 내용물과 치료자 본인의 내적 자기표상 및 대상표상 사이의 '적합성'에 어느 정도 바탕을 두고 있다(J. S. Scharff, 1992). 치료자 E처럼 환자의 '마법에 사로잡혀' 있다고 느끼는 치료자는 환자에 의해 유발된 반응이 어떻게 치료자 자신의 정신내적 욕구와 상통하는지 돌이켜 볼 필요가 있다. 치료자 E는 구원받고자 하는 환자 V의 욕구에 완벽하게 상응하는 그 자신의 강력한 구원 욕구를 식별해 낼 수 있었다. 게다가 자기분석 과정 속 연상의 흐름을 따라감으로써, 과거에 중요한 관계를 맺었던 한 여성과 환자 V와의 유사성을 파악할 수 있었다. 이러한 자기분석의 과정은 치료자가 주중에 경험하는 환자와 관련된 꿈과 백일몽, 그 밖에 다른 생각을 분석함에 따라 일반적으로 회기 도중뿐만 아니라 회기와 회기 사이에도 계속해서 이어진다.

조용한 해석

안아주기와 담아내기에 관한 이러한 논의는 해석과 담아내기 중 어느 한 가지만으로는 경계선 환자의 정신치료에 충분하지 않다는 사실을 명확히 보여 준다. 변화를 일으키는 데 필요한 해석과 이해를 환자가 충분히 얻을 수 있도록 도우려면 해석과 담아내기를 함께 활용해야 한다. 그러나 해석에는 무엇보다 타이밍이 가장 중요하다. 치료자가 환자에게 어떤 정서나 기타 투사된 내용물을 떠넘기기 위해 해석을 이용하면, 환자는 그 해석을 공격으로 경험할 수 있으며 해석의 의미에 귀를 기울이지 못할 수도 있다. 따라서 담아내기가 지닌 중요한 측면 중 하나는 조용한 해석(silent interpretation)이다(Gabbard, 1989). 진행 중인 투사적 동일시를 처리한 내용을 바탕으로 환자의 내적 대상관계를 진단해 가는 방식과 유사하게, 치료자는 담아내기를 하는 동안 환자의 어려움 및 역동적-유전적 설명(dynamic-genetic explanation)에 대한 자신의 이해를 개념화할 수 있다. 이러한 해석은 치료자의 마음속에서 진행되는 내적 독백과 내적 지도감독 과정의 일부분으로 개념화되며, 환자가 치료자로부터 받은 설명과 이해를 반추하고 소화할 수 있는 수용적인 분석적 공간 속에 있을 때 비로소 언어로 표현할 수 있다.

▌언어적 명료화

경계선 환자와의 정신치료에서 지나친 침묵은 상당한 곤경을 초래할 수 있다. 많은 경계선 환자가 치료자의 침묵을 버려짐 혹은 관심의 부족으로 경험하는 경향이 있다. 일부 환자는 치료자의 침묵에 대해 가능한 최악의 의미를 투사하면서 점점 편집증적인 상태가 될 수도 있다. 이러한 이유에서 담아내기 과정은 완전한 침묵 속에서 진행하지 않는 것이 중요하다. 현재 벌어지고 있는 일을 언어로 명료화하거나 환자가 경험하고 있는 감정과 지각을 확장해 보도록 권유하는 행위는 담아내기 과정이 악화되지 않도록 막는 데 있어서 필수적이다. 예를 들어, 환자 V의 사례에서 치료자 E는 "치료자 U 선생님과 제가 어떤 점에서 그렇게 다르다고 생각하시는 건지 더 자세히 말씀해 주시겠어요?"라는 질문을 던질 수도 있었다. 전형적인 명료화 기법을 활용한다면, "2주 동안 저와 치료를 하는 동안 U 선생님과 제 치료 방식의 차이에 대해 알게 되었다고 말씀하시는 것 같네요."라는 언급도 가능하다. 이와 같은 방식의 진술이나 질문은 환자의 관점에 대해 도전하지 않으면서도 보다 정교화해 가는 방향으로 환자를 초대할 수 있다.

정신치료 너머의 것

이 책에서 안아주기와 담아내기에 관해 논의한 점의 대부분은 정신치료적 상황에 맞춰져 있다. 그러나 경계선 환자에게 정신치료 하나만으로 충분한 수준의 안아주기를 제공해 줄 수 있는 경우는 거의 없다. 대부분의 경계선 환자는 그보다 훨씬 확장된 형태의 안아주기 환경을 필요로 할 것이다. 사실상 정신치료 과정의 지속 가능성은 정신치료 회기 사이에 환자가 지원을 요청할 수 있는 보조적인 안아주기 환경의 성격 및 범위에 달려 있다. 경계선 환자의 손상된 자기조절 능력은 정신치료자뿐만 아니라 다른 이들에게도 환자의 정서적 상태를 담아내고 조절하는 역할을 수행하도록 압박을 가할 수 있다(Grotstein, 1987).

어느 한 극단에는 장기 입원치료 환경에서만 치료가 가능한 매우 심각하고 끈질긴 문제들을 가진 환자가 존재한다(Gabbard, 1992a, 1994). 이 부류에 속하는 환자는 끊임없는 자살 시도와 자기파괴적인 행동을 하며, 자해를 막기 위한 물리적 구속과 24시간 특수 관찰 등 보다 문자 그대로의 안아주기 환경을 필요로 할 수도 있다. 이 부류의 다른 환자는 치료자에게 압도적인 역전이 문제를 불러일으키기 때문에 외래 세팅에서 진행하는 개인 정신치료는 지속되기 어렵다. Marcus(1987)는 장기 입원치료의 적응증을 다음과 같이 설명했다.

> 극심한 중증의 환자를 치료할 때의 어려움은 그들의 정서를 한 명의 개인이 담아낼 수 없다는 점에 있다. 그러한 정서는 개인보다는 집단이 보다 쉽게 담아낼 수 있는데, 이는 어느 시점에든 집단 구성원 가운데 일부는 환자로부터 직접적인 위협을 받지 않고 관찰하는 자아를 유지할 수 있기 때문이다(p. 251).

이러한 환자는 투사적 동일시를 통해 입원 환경 내에 자신의 내적 대상세계를 재현할 것이다(Gabbard, 1986, 1988, 1989, 1992b, 1994). 이와 같은 정신분석 중심의 집중 입원치료 상황에서는 병동 직원들이 환자의 투사된 측면을 공동으로 담아내고, 하나의 응집된 집단으로서 협력하면서 투사된 내용물을 처리하고 해독해야 하며 그 후에 그것들을 환자에게 돌려주어야 한다. 입원치료 프로그램의 구조, 간호 직원이 설정한 제한, 전체 치료 커뮤니티의 관심도 정신과 병원의 안아주기 환경을 구성하는 요소들이다. 또한 일부 경계선 환자는 약물을 어느 정도 실제적이고 심리적인 안아주기의 외형물로 여길 수도 있다(Lewin & Schulz, 1992).

　대부분의 경계선 환자는 주기적인 단기 입원으로 재조직화한 다음에 외래 정신치료를 지속하면서 그럭저럭 살아 나갈 수 있다. 다른 환자에게는 정신치료에서 제공되는 안아주기를 확장하기 위한 낮병동 프로그램이 필요할 수 있다. 입원이 수행하는 다양한 안아주기 기능들을 낮병동에서 제공하는 것이다. 그러나 이러한 환경을 이용하려면, 환자는 충분한 자기조절 및 자기위로 능력을 갖추어 저녁과 밤 시간에는 독립적으로 생활할 수 있어야 한다. 알코올자조모임(Alcoholics Anonymous)이나 약물중독자모임(Narcotics Anonymous), 과식자모임(Overeaters Anonymous) 같은 지지집단도 경계선 환자를 위한 안아주기 환경을 제공해 줄 수 있다.

　정신치료 외부의 안아주기 환경에 관한 논의에는, 환자가 지닌 견디기 힘든 정서로 인해 촉발된 강렬한 역전이 상태를 다루려면 정신치료자에게도 외부의 안아주기 환경이 필요하다는 생각이 내포되어 있다. 입원병동이나 낮병동의 치료진 혹은 외래 세팅의 치료자가 임시방편으로 조직한 네트워크도 모든 치료자에게 안아주기 환경을 제공한다. 우리 모두는 다른 사람만 알아볼 수 있는 역전이 맹점(blind spot)을 가지고 있다는 점에서, 치료진이 수행하는 기능 중 하나는 치료자를 향해 거울을 들어 올려 그들이 혼자서는 눈치채지 못했던 역전이 상연을 볼 수 있도록 하는 것이다.

　이러한 이유로, 주로 외래에서 정신치료를 진행하는 개인 치료자는 역전이 문제에 대해 논의하기 위해 한 달에 한 번—때로는 저녁이나 아침 식사를 함께하며—만남을 갖는 동료지지집단(peer support group)을 발전시켜 왔다. 더 세부적인 내용은 제9장에서 논의하겠지만, 지도감독이나 자문도 치료자의 감정을 담아내기 위한 귀중한 자원이 될 수 있다. 이 맥락에서 강조해야 할 요점은 정신치료자가 치료가 어려운 환자와 단둘이서 '사자 굴'에 있는 듯한 느낌을 받아서는 절대 안 된다는 것이다. 고립되어 혼자 치료하려는 행위(professional isolation)는 경력을 망가뜨리고 삶을 파괴하는 가장 심각한 형태의 역전이 행동화를 자초하는 일이다.

요약

경계선 환자의 투사적 동일시로 인해 극심한 고통 속에 간혀 버린 치료자는 혼히 환자의 내면에서 부정된 부분으로 변형된 탓에 자신만의 생각을 유지할 수 없게 되었다는 사실을 깨닫게 된다. '반응'해야 할 것 같은 의무감은 점차 '대응'의 형태로 변형되어야 한다. 안아주기와 담아내기를 통해 치료자는 환자가 유발한 강력한 정서를 대사하고 '해독'할 수 있으며, 주체적으로 생각하고 느끼는 중심을 되찾을 수 있다. 안아주기와 담아내기는 수동적인 비행동화나 환자의 공격을 피학적으로 참는 행위 혹은 적극적인 위로로 해석되어서는 안 된다. 안아주기와 담아내기 개념에는 역전이 반응 탐색을 통한 환자의 내적 대상관계 진단, 내적 지도감독, 자기분석, 조용한 해석, 언어적 명료화, 그리고 혼히 '분석적 공간'으로 일컬어지는 이중 의식상태의 달성을 비롯해, 서로 연관된 일련의 기능들이 포함된다. 치료자는 자기 자신이 환자의 세계로 '흡입'되는 것을 허용하면서도, 관찰할 수 있는 능력은 계속 유지해야 한다. 안아주기 환경을 조성한다는 개념은 정신치료적 양자 관계에만 한정되지 않고 환자와 치료자 모두가 효과적인 치료 세팅 구축을 위한 안아주기 환경을 필요로 할 수도 있는 입원치료 혹은 부분적인 입원치료에도 적용된다.

❏ 참고문헌

Bion WR: Attacks on linking (1959), in Second Thoughts: Selected Papers on Psycho-Analysis. New York, Jason Aronson, 1984, pp 93-109

Bion WR: Second Thoughts: Selected Papers on Psycho-Analysis. New York, Jason Aronson, 1984

Bion WR: Bion's Brazilian Lectures 1. Rio de Janeiro, Imago Editora, 1974

Casement P: On Learning From the Patient. London, Tavistock, 1985

Gabbard GO: The treatment of the "special" patient in a psychoanalytic hospital. International Review of Psychoanalysis 13:333-347, 1986

Gabbard GO: A contemporary perspective on psychoanalytically informed hospital treatment. Hosp Community Psychiatry 39:1291-1295, 1988

Gabbard GO: On "doing nothing" in the psychoanalytic treatment of the refractory borderline patient. Int J Psychoanal 70:527-534, 1989

Gabbard GO: Technical approaches to transference hate in the analysis of borderline patients. Int J Psychoanal 72:625-637, 1991

Gabbard GO: Comparative indications for brief and extended hospitalization, in American Psychiatric Press Review of Psychiatry, Vol 11. Edited by Tasman A, Riba MB. Washington, DC, American Psychiatric Press, 1992a, pp 503-517

Gabbard GO: The therapeutic relationship in psychiatric hospital treatment. Bull Menninger Clin 56:4-19, 1992b

Gabbard GO: Psychodynamic Psychiatry in Clinical Practice: The DSM-IV Edition. Washington, DC, American Psychiatric Press, 1994

Grotstein JS: Splitting and Projective Identification. New York, Jason Aronson, 1981

Grotstein JS: The borderline as a disorder of self-regulation, in The Borderline Patient: Emerging Concepts in Diagnosis, Psychodynamics, and Treatment, Vol 1. Edited by Grotstein JS, Solomon MF, Lang JA. Hillsdale, NJ, Analytic Press, 1987, pp 347-383

Lewin RA, Schulz CG: Losing and Fusing: Borderline and Transitional Object and Self Relations. Northvale, NJ, Jason Aronson, 1992

Little MI: Psychotic Anxieties and Containment: A Personal Record of an Analysis With Winnicott. Northvale, NJ, Jason Aronson, 1990

Marcus E: Relationship of illness and intensive hospital treatment to length of stay. Psychiatr Clin North Am 10:247-255, 1987

Masterson JF: Psychotherapy of the Borderline Adult: A Developmental Approach. New York, Brunner/Mazel, 1976

Ogden TH: Projective Identification and Psychotherapeutic Technique. New York, Jason Aronson, 1982

Ogden TH: The Matrix of the Mind: Object Relations and the Psychoanalytic

Dialogue. Northvale, NJ, Jason Aronson, 1986

Rosenfeld H: Impasse and Interpretation: Therapeutic and Anti-Therapeutic Factors in the Psychoanalytic Treatment of Psychotic, Borderline, and Neurotic Patients. London, Tavistock, 1987

Scharff DE: Refinding the Object and Reclaiming the Self. Northvale, NJ, Jason Aronson, 1992

Scharff JS: Projective and Introjective Identification and the Use of the Therapist's Self. Northvale, NJ, Jason Aronson, 1992

Scharff JS, Scharff DE: Scharff Notes: A Primer of Object Relations Therapy. Northvale, NJ, Jason Aronson, 1992

Searles HF: My Work With Borderline Patients. Northvale, NJ, Jason Aronson, 1986

Sterba R: The fate of the ego in analytic therapy. Int J Psychoanal 15:117-126, 1934

Symington N: The possibility of human freedom and its transmission (with particular reference to the thought of Bion). Int J Psychoanal 71:95-106, 1990

Winnicott DW: The depressive position in normal development (1954-1955), in Collected Papers: Through Paediatrics to Psycho-Analysis. New York, Basic Books, 1958, pp 262-277

Winnicott DW: Communicating and not communicating leading to a study of certain opposites (1963), in The Maturational Process and the Facilitating Environment: Studies in the Theory of Emotional Development. New York, International Universities Press, 1965, pp 179-192

Winnicott DW: The Maturational Process and the Facilitating Environment: Studies in the Theory of Emotional Development. New York, International Universities Press, 1965

Winnicott DW: Playing and Reality. New York, Basic Books, 1971

Winnicott DW: The use of an object and relating through identification (1968), in Psycho-Analytic Exploration. Edited by Winnicott C, Shepherd R, Davis M. Cambridge, MA, Harvard University Press, 1989, pp 218-227

제5장

Management of Countertransference with Borderline Patients

분노와 증오에 대한 반응

분 노와 증오가 날것 그대로 표출되는 상황을 견뎌야 한다는 것은 경계선 인격장애 환자와의 정신치료에서 맞닥뜨리게 되는 본질적인 어려움 중 하나이다. 이 길을 택한 많은 치료자는 정신치료 자체가 가학성, 증오, 공격성에 대한 반동형성이라는 점에 어느 정도는 이끌렸을 것이다(Gabbard, 1991; McLaughlin, 1961; Menninger, 1957; Schafer, 1954). 가차 없는 분노와 증오를 받는 대상이 되는 것은 환자를 증오하지 않기 위해 신중하게 구축해 왔던 치료자의 방어체계를 부식시킨다. 환자에게 도움이 되고 환자를 이해하기 위해서 한 노력이 경멸로 돌아올 경우, 치료자는 정신치료를 위해 감수한 모든 노력이 그만한 가치가 없었다는 느낌을 받을 수 있다. 대부분의 치료자가 정신치료 분야에 입문할 때 의식하고 있었던 이타적 소망은 이렇게 애정을 주려는 손을 물어 버리는 환자에 의해 좌절되고 만다.

경계선 환자를 치료할 때 경험하게 되는 공격성 전이(transference aggression)의 여러 가지 측면 가운데 특히 당혹스러운 부분은 이 공격성이 아주 사소한 도발에 의해 유발된다는 점이다. 제1장에 언급한 '부분을 전체로 일반화'하는 반응은 환자가 치료자를 '전적으로 좋은' 또는 '전적으로 나쁜' 존재로 지각하는 일종의 분열에서 비롯된다(Kernberg, 1975). 그 어떤 이상화된 치료자라 할지라도, 단 한 번의 사소한 실수로 눈 깜짝할 사이에 높은 단상에서 추락할 수 있다. 다음의 임상 삽화는 치료 세팅에서 흔하게 발생하는 상황을 보여 준다.

> **환자 U:** 빌이 정말 제 남자였으면 좋겠어요. 빌이 제가 마크[환자의 오래된 남자 지인]와 바에 있는 모습을 보고 나서 아무 말 없이 거리를 두었던 이유는 저에게 진심으로 끌렸기 때문일 거예요. 그렇다고 저는 확신해요. 빌이 저를 바라보는 모습만 봐도 저를 원하고 있다는 걸 알 수 있어요. 제가 원하기만 하면, 빌을 제 남자로 만들 수도 있어요. 저는 그럴 수 있어요. 빌은 제가 제인을 질투하고 있다는 것도 알고 있어요.

빌이라는 남자가 자기를 몰래 흠모하고 있다는 이야기를 여성 환자 U가 계속해서 늘어놓자 남성 치료자 F는 다소 지루해졌고, 지금까지 환자가 하는 말들을 귀 기울여 듣고 있지 않았음을 자각하게 되었다. 자신의 집중력이 흐트러지고 있었다는 사실을 알아차렸을 때, 치료자는 눈을 깜빡이고는 환자의 말에 다시 집중했다.

> **환자 U:** [소리치며] 제 말이 지루하신가 보네요! 선생님은 정말 저에게 관심도 없으세요!
> **치료자 F:** 갑자기 태도가 너무 달라지셨어요.
> **환자 U:** 눈을 깜빡거리셨잖아요!

치료자가 눈을 깜빡인 것이 마치 아주 악독한 행동이기라도 하다는 듯이 환자는 자신이 관찰한 점을 비난의 형태로 표현했다.

> **환자 U:** [더욱 심각하고 화난 태도로] 이 치료는 아무 효과도 없어요! 선

생님은 신경도 안 쓰시잖아요. 우리는 누가 봐도 서로 안 맞아요.
제가 선생님 덕분에 깨닫게 된 것도 없고, 선생님은 제가 가진 시
기심에 대해 얘기하지도 않으시잖아요! 선생님하고는 어떤 관계
로도 나아갈 수가 없어요. 이 치료를 계속해 봐야 아무 소용도 없
다고요!

치료자는 속으로 탄식을 내뱉었다. 치료자가 듣고 있던 불평은 환자의
요구를 충족시켜 주려면 치료자가 어떻게 변해야 하는지에 대해 말하는
익숙하고도 장황한 이야기의 일종이었다. 치료자는 환자에 의해 완전히
통제당하는 기분이었고, 그래서 눈을 깜빡이거나 관심을 환자에게서 다른
것으로 돌릴 자유도 갖지 못한 채 매번 그런 행동에 대해 비난을 받았다.

치료자 F: 몇 분 전까지만 해도 U 씨는 제가 U 씨를 붙잡아 주었으면 좋겠
다고 말씀하셨어요. 저는 변하지 않았습니다. 어쩌면 U 씨 내면
에 있는 뭔가가 변해 버린 것 같아요.

환자 U: 아뇨, 제 내면은 변하지 않았어요. 제 생각에 이 치료는 효과가 없
는 것 같아요. 선생님은 저에게 아무런 깨달음도 주지 못하고 계
세요. 제 질투심에 대해서 이야기하셨죠. 저와 선생님의 관계는
발전해 나갈 수가 없어요.

치료자 F: 제가 생각하기에 U 씨께서는 그동안 만나 왔던 남자들에 대해
이야기하면서 저와 소통하기 위해 노력하셨고, 제가 눈을 깜빡였
을 때는 거절당하는 느낌을 받으셨을 수도 있을 것 같아요.

환자 U: 맞아요! 선생님은 제가 가진 두려움에 대해서는 한 마디도 안 하
고 계세요. 저에게 신경 쓰지도 않으시고요!

치료자 F: U 씨는 거절당하는 것에 굉장히 예민하신 것 같아요. 제가 왜
눈을 깜빡였을지 여러 가지 이유에 대해 생각해 보기보다는 제가
U 씨를 거절했다고 가정하고 계시잖아요.

환자 U: 선생님은 부족한 게 없는 분 같아요. 교육 수준도 높고, 매력적이
고, 옷도 잘 입고, 결혼 생활도 행복하시겠죠. 분명 그러실 거예

요. 그런데 저는 그중에 단 한 가지도 갖추지 못했어요. 저에게 이런 문제가 없었다면 저도 선생님 같은 사람이 될 수 있었을 텐데. 선생님은 저에게 어떤 문제가 있는지 알고 있으면서도 말씀해 주지 않으시는 것 같아요. 무엇이 잘못되었는지도 모르는데, 제가 어떻게 잘해 나갈 수 있겠어요?

치료자 F: 제가 U 씨에게 중요한 정보를 일부러 알려 주지 않을 만한 이유가 있을까요?

환자 U: 어머, 그럼 숨기고 있던 게 아니라는 말씀이세요? 그렇다면 뭐가 문제인지 선생님도 모르신다는 거예요? 그럼 더 심각한 상황인 거잖아요! 오, 이런. 저는 앞으로 어떻게 되는 거죠? 선생님은 추측만 하고 계셨던 거였잖아요! 저도 길을 잃고, 선생님도 길을 잃은 거네요. 우리 둘 다 길을 잃어 버렸어요.

환자의 말은 마치 치료자의 무능함에 대한 고발장처럼, 더 정확하게 표현하자면 유죄 판결문처럼 들렸다. 치료자는 스스로의 무죄를 입증하고 가능하면 환자도 만족시킬 수 있도록 그럴듯한 진단들을 쏟아 내 볼까 고민도 했다. 하지만 자신이 환자의 비난에 점점 방어적이 되어 가고 있을 뿐이라는 사실을 깨닫고는 그렇게 하지 않기로 했다. 그 대신, 환자가 제기하는 요구들이 서로 모순된다는 점을 부각시켜 보기로 했다.

치료자 F: 조금 전까지만 해도 U 씨에게 저는 부족함이 없는 사람이었어요.

환자 U: [분노에 차서 침묵하고 있다.]

치료자 F: U 씨는 U 씨가 맺고 있는 관계와 외부 세계를 조율하는 데 너무 많은 에너지를 쓰고 계신 것 같아요.

환자 U: 저는 그래야 해요! 그렇게 하지 않으면 저는 무너져 버릴 거예요.

치료자 F: 타당한 이유네요. 하지만 U 씨는 내면에서 어떤 일이 벌어지고 있는지에 대해서는 못 본 체하고 계세요. 제가 생각하기에는 U 씨의 내면에서 일어나고 있는 일을 무의식적으로 외현화한 다음, 다른 사람을 통해 자신의 내면을 보고 계신 것 같아요.

치료자는 말을 이어가던 도중, 자신이 환자에게 벌어지고 있는 일에 대해 지나치게 주지화된 추상적인 설명을 제공하려는 역전이 유혹(countertransference pull)의 영향하에 있었음을 깨닫고는 중간에 멈추었다.

치료자 F: 죄송해요. 제가 좀 추상적으로 말한 것 같네요.
환자 U: 계속 말씀해 주세요. 선생님 설명에 집중하고 있었어요.
치료자 F: [스스로도 이해할 수 없는 설명을 환자가 어떻게 따라올 수 있었는지 의아해하며] 이런 식으로 주지화된 생각을 계속 설명하는 게 정말로 도움이 될 것 같지가 않아서요.
환자 U: 제가 선생님 설명을 이해할 수 없다고 생각하시나 보네요. 선생님은 학벌도 대단하신 분이니 말이에요.
치료자 F: U 씨가 제 설명을 이해할 수 없을 정도로 지적이지 않다는 말을 하려는 게 아니에요. 그런 의도는 전혀 없어요. 말하자면, 제가 생각하기에 어떤 것을 알아 가는 방식에는 두 가지가 있는 것 같아요. 첫 번째는 무언가를 머리로 아는 것이고, 두 번째는 무언가를 마음으로 아는 것이죠. 무언가를 머리로는 알고 있어도, 마음으로 이해하기에는 충분하지 않을 때도 있잖아요.

치료자가 앞서 했던 설명처럼 똑같이 추상적이었던 이 말은 환자를 만족시켜 준 듯했다. 그러나 치료자는, 스스로 설교적이고 현학적인 태도를 취하게 되는 이 시점에 과연 투사적 동일시 과정으로부터 벗어날 수 있을지 의문이 들었다.

치료자 F: U 씨는 다른 사람의 반응에만 집중하다가 내면의 목소리를 잃고 계신 것 같아요. U 씨가 내면의 목소리를 들을 수 있게 되면 조금 더 나아질 수 있을 거예요. 그렇게 할 수 있게 될 때까지는 외부 상황에 휘둘리게 될 수도 있겠어요.

이 삽화에서 치료자 F는 환자로부터 부당한 비난을 받고 자기방어를 하기 시작했다. 그리고 환자의 과도한 예민함과 자신이 눈을 깜빡이게 된 이유에만 집중하다가 상황을 더욱 악화시키고 말았다. 환자는 이해받지 못했다는 느낌에 더 심하게 분노했다. 환자에게는 외현화가 가장 필요한 순간이었는데, 치료자는 외부 세계를 조율하고 싶어 하는 환자의 내적 욕구에만 집중하고 있었던 것이다. 이로 인해 치료자는 환자가 투사적으로 부정해야 했던 나쁜 대상과 그 대상과 연관된 부정적인 정서를 담아내는 그릇의 역할을 수행하지 못했다. 그런 다음에는 역전이로 인해 환자에게 가르침을 주고 싶은 욕구에 빠지게 되었고, 심리학 용어를 사용함으로써 환자의 강렬한 정서를 관념적으로 통제하려 했다. 치료자가 활용한 전략들은 어느 것도 그다지 도움이 되지 않았다.

치료자 F가 처했던 상황은 경계선 환자와의 정신치료 과정에서 반복적으로 발생하는 전형적인 역전이 문제에 해당한다. 경계선 환자를 치료하는 치료자라면, 환자가 투사하는 나쁜 대상을 담아내는 그릇으로서의 역할을 기꺼이 수행해야 한다(Epstein, 1979; Gabbard, 1991). 앞서 제시한 삽화에서 치료자 F는 환자의 상황을 열성적으로 해석하려 시도했으나, 환자 U는 치료자가 자신의 투사물을 도로 목구멍으로 밀어 넣는 것 같은 느낌을 받았다. 이와 관련해 Epstein은 다음과 같은 견해를 표했다. "이러한 순간에 해석을 시도하는 행동은 원치 않은 투사물을 없애 버리고 싶은 치료자 본인의 욕구와 환자가 자신에게 한 행동을 이유로 들어 환자를 공격하고 싶은 욕구를 '자신도 모르게 행동화'하는 것일 수도 있다."(p. 391) 이와 같은 상황에서 치료자가 택할 수 있는 보다 효과적인 전략은 환자의 투사를 담아내고, 이야기의 초점을 환자가 아닌 치료자 자신에게로 제한하는 것이다. 물론 환자에게 치료자가 어떻게 느껴졌는지를 구체적으로 물어볼 때, 치료자는 환자가 표현한 자신에 대한 느낌에 이의를 제기하거나 이를 투사로 해석해 주어서는 안 된다. 환자에게 치료자에 대한 느낌을 묻는 식의 접근을 한다면, 분열과 투사적 부정을 통해 고통스러운 대상표상과 강렬한 정서를 다스리려고 하는 환자의 욕구에 공감하는 기회를 가져 볼 수 있다. 또한 환자는 치료자의 해석 시도를 '나쁜 대상'으로부터 당하는 공격으로만 간주할 수 있다. 치료자는 환자에게 구체적인 설명을 요청하되 방어적으로 대응하지 않을 때, 환자의 인식이 진지하게 받아들여지고 있음을 보여 줄 수 있다.

물론 환자의 투사물을 담아내는 것은 바람직한 일이지만, 이것이 치료자를 괴롭히는 비현실적인 행동 규범으로 간주되면 안 된다. 그런 이상적인 기준을 충족할 수 있을 것 같다는 느낌은 거의 찾아오지 않기 때문이다. 경계선 환자를 치료하는 모든 치료자는 자신의 그릇이 넘쳐흐르는 느낌, 말하자면 자신이 갖고 있는 역전이 분노가 환자에게 명백히 드러나고 있다는 느낌을 받는 상황에 놓이게 될 것이다. 이런 상황은 다음 임상 상황에 생생하게 담겨 있다.

> 여성 환자 T: [회기에 5분 늦게 도착했다.] 그런 표정 짓지 마세요! 저를 도와주지 않는 선생님에게 너무 화가 나요. 선생님은 그저 앉아서 듣는 것 말고는 아무것도 하지 않으시잖아요. 제가 지금까지 만났던 치료자 중에서 선생님이 제일 별로예요!

그 순간 환자 T는 자신이 담배꽁초를 버렸던 재떨이를 뒤엎어 버렸고, 남성 치료자 G는 불씨가 남은 담배꽁초가 타면서 카펫에 구멍을 내는 장면을 가만히 지켜보았다. 치료자 G는 환자를 향한 분노가 점점 차오르는 것을 느꼈다. 환자를 바닥에 때려눕혀 버린 다음 담뱃불에 타 버린 카펫에 환자의 코를 처박아 비비는 장면이 실제로 머릿속에 그려질 정도였다. 어느새 치료자는 자신이 열두 살이었을 때, 동물을 학대하고 있던 어떤 남자아이가 자신을 공격했던 기억을 떠올리고 있었다. 치료자는 유사한 방식으로 현재 본인이 환자로부터 학대를 당하고 있음을 깨달았다. 치료자의 눈앞에 그을린 채로 놓여 있는 카펫은 그가 애지중지해 왔던 값비싼 동양식 융단이었다. 이윽고 입을 연 치료자는 몸을 부들부들 떨면서 목소리를 억누르려고 했다.

　　치료자 G: 이 카펫을 수선해 놓으세요. 그리고 다시는 진료실 안에서 흡
　　　　　　연하시면 안 됩니다.
　　환자 T: 화나신 거죠?
　　치료자 G: 그래요. T 씨의 행동 때문에 무척이나 화가 나네요.

　　치료자가 환자에게 카펫을 수선해 놓을 것을 요구하면서 분노를 직접
적으로 표현하자, 환자의 감정은 금세 가라앉았다. 그러나 머지않아 치
료자는 환자에게 카펫 수리를 요구한 행동이 실수였다는 사실을 알게 되
었다. 다음 회기가 시작되었을 때, 환자는 면도칼 하나를 들고 진료실로
들어왔다. 그러더니 바로 카펫에 무릎을 꿇고 앉아, 원래 나 있던 구멍보
다 두 배 정도 크기로 큰 구멍을 냈다.

　　환자 T: 카펫을 수선하라고 하셨잖아요. 그래서 하고 있는 거예요.

　　치료자는 충격에 휩싸인 채 환자의 행동을 지켜보았고, 변화의 가능
성이 없어 보이는 암담한 상황에 엄청난 절망감을 느꼈다. 얼마 후 몸의
긴장이 풀어지면서 체념의 감정이 느껴졌다. 그러다가 지난번에 환자는
마음이 심란한 상태였고, 카펫에 생겨 버린 구멍은 이미 어찌할 수 없는
것이라는 데 생각이 닿자 그때부터 환자를 보다 객관적으로 바라보기 시
작했다. 치료자는 회기를 계속 진행해 나갔다. 그러나 회기가 끝나자 분
노가 되살아났고, 환자에게 보여 주었던 침착하고, 객관적이며, 이해심
있는 반응은 실제로 느끼고 있던 살의에 가까운 분노에 대한 방어일 뿐
이었음을 알게 되었다.

　　제4장에서 언급했듯이, 치료자는 환자에게 먼저 '반응'해 버린 후에야 '대
응'을 시작할 수 있을 때도 있다. 특정 환자와 치료를 지속해 나갈수록, 환자
가 내적 대상관계를 외현화하는 패턴이 예측 가능해지기 때문에 치료자가
그로 인해 자극을 받을 가능성은 더 낮아진다. 그러나 모든 치료자는 자기만
의 한계를 가지고 있다. 경계선 환자가 표출하는 분노는 결국 치료자의 심기

를 건드리게 될 수밖에 없다. 그리고 그런 상황이 찾아왔을 때 환자는 치료자의 분노를 봄으로써 이득을 얻게 된다. 치료자가 자신의 분노를 숨기거나 부인하려고 하면, 그 분노를 환자와 공유할 때보다 더 안 좋은 결과가 나타날 수도 있다. 특히 파괴적 성향이 강해 입원 중인 환자를 치료하는 상황일 경우, 특정 유형의 정서 표현에는 제한을 가함으로써 병원 직원과 치료자 모두가 안정감을 느낄 수 있어야만 한다.

파괴적 성향의 환자가 인종차별적인 비방을 퍼붓고, 음란한 말을 내뱉고, 모든 사람을 경멸의 태도로 대하는 것을 용인해 버리면, 환자에게 일종의 자격을 부여해 주게 되어 치료에 반하는 상황을 초래하게 된다. 반면, 용인될 수 있는 행동과 그럴 수 없는 행동에 제한을 설정할 경우, 다른 사람에게 감정을 마구잡이로 표출하면 심각한 결과가 초래될 수밖에 없다는 현실을 환자가 직시하는 데 도움이 된다. 환자의 정서 표현에 아무런 제한도 가하지 않을 경우, 환자는 분노를 표현하는 것이 치료적이고 도움이 된다는 생각을 치료자가 갖고 있다고 가정할 수도 있다. 병원에 입원 중인 경계선 환자는 일반적으로 병원 직원에게 언어폭력을 가하며 이들에게 자신의 행동을 용인해 줄 것을 요구한다. 이들은 흔히 '내면의 분노를 표출하기 위해' 치료를 받고 있는 것이라고 주장한다. 이와 같은 경우에는 정신치료가 분노를 자유롭게 표출하는 것이라기보다는 그 감정에 대한 통제력을 얻기 위한 것임을 이해할 수 있도록 병원 직원이 도와줄 필요가 있다.

경계선 환자와의 정신치료에서 형성되는 치료 동맹을 다룬 한 연구(Frank, 1992)는 치료자가 보이는 특정한 적대적 반응이 오히려 환자로 하여금 치료에 더 적극적으로 임하도록 도울 수도 있다고 보고했다. Frank는 경계선 환자와의 정신치료의 첫 6개월에 대한 분석에서, 자신이 치료 동맹에 부정적인 영향을 미치고 있다고 여기는 치료자의 인식과 환자의 증상 개선 사이에서 예상치 못했던 상관관계를 발견하게 되었다. Frank가 살펴본 치료자들이 보인 행동 가운데 일부는 다음과 같았다.

과하게 적극적이고 지시적임. 회기 중에 오로지 치료자 자신의 관심사만 좇음. 환자에게 비판적임. 문제를 영원히 지속하려는 환자의 욕구에 비관용적인 태도를 보임. 환자가 충분히 나아지고 있지 않는다는 이유로 실망이나 짜증, 불만을 표현함. 치료자의 이와 같은 행동은 일부 환자와의 관계에서 실제로 좋은 치료 동맹의 형성이 지연되는 결과를 낳거나 치료 성과에 부정적인 영향을 미칠 수도 있다. 그러나 입원 중인 경계선 환자에 대해서는 이와 같은 개입이 환자의 퇴행을 억제하고, 환자가 현실에 굳게 뿌리내리게 하고, 환자의 부적응적 행동이 충족될 수 없도록 하는 데 필요한 조치일 수 있으며, 이 외에도 동맹이 견고하게 유지되고 성격상 구조적인 변화가 일어날 수 있도록 한다(pp. 237-238).

이 논의에서 강조하는 핵심이 치료자가 자신의 분노를 환자에게 자유롭게 표출해야 한다는 것에 있지는 않다. 정확히 말하자면, 치료자는 자신의 실망과 분노, 짜증을 있는 그대로 받아들여야 한다. 때로 치료자는 자신이 담아낼 수 있는 수준을 뛰어넘는 압도적인 적대감을 느낄 수도 있다. 그러나 그런 순간이 찾아온다고 해서 희망이 전혀 없는 것은 아니다. 전문가답지 않은 실수처럼 보이는 행동도 궁극적으로는 환자가 타인에게 미친 영향을 직시하고 타인이 떠맡아 주기를 기대했던 정서 상태를 스스로 감당할 수 있도록 돕는 데 있어서 유용할 수 있다.

분노 대 증오

분노와 증오 모두에서 공격적인 본능이 핵심 역할을 수행하지만, 분노와 증오는 구별이 가능하다. 증오는 내적 대상표상을 필요로 하는 한층 안정적이고 지속적인 정서경험이라는 점에서 분노와 차별화된다(Galdston, 1987; Pao, 1965). 분노는 주변 환경에 존재하는 온갖 불만족스러운 외부 대상을 향해 표출될 수 있는 감정인 데 비해, 증오는 분노보다 훨씬 더 구체적이다. 증오한다는 것은 어떤 내부 대상을 용서할 수 없는 상태로 붙잡고 있는 것을 의미한다. 증오는 결코 복수에 대한 소망이나, 대상을 파괴해 버리고 싶다는 소망으로 나아가지 않는다. Galdston(1987)은 증오에 대해 다음과 같이 언급했다. "증오는 환자를 과거의 대상에 붙들어 놓고 전이를 통해야만 해소할 수 있는 해묵은 원한에 사로잡혀 있게 만들기 때문에 환자 혼자서는 증오를 극복할 수는 없다."(p. 375)

경계선 환자에 대한 정의에 따르면, 이들은 타인에 대한 애정 어린 표상과 증오스러운 표상들을 양가적 면모를 지닌 전체대상으로 통합하지 못한다. 이로 인해 경계선 환자가 지닌 증오의 감정은 더욱 직접적이고 다듬어지지 않은 형태로 나타날 가능성이 크다. 사실, 만성적인 증오를 가진 경계선 환자 가운데 어떤 부류는 본질적으로 도와주려는 사람을 증오하는 것처럼 보인다. 이러한 환자는 증오받는(hated) 대상표상과 증오하는(hating) 자기표상을 지배적인 부분대상관계로 구축해 두고 있다(Gabbard, 1989b, 1991).

또한 경계선 환자는 원한으로 가득 찬 경멸에 사로잡혀 있는 것처럼 보일 때도 많다. 자기의 긍정적이고 다정한 측면과 그에 상응하는 대상표상들이 모든 것을 집어 삼켜 버리는 증오에 의해 파괴되지 않도록 하기 위해 그것들을 내면 깊은 곳에 묻어 두기 때문이다. 경우에 따라, 이 대상표상들은 모든 측면에서 좋고 언제나 다정하다고 간주되는 사람에게 투사될 수도 있다(Boyer, 1983; Giovacchini, 1975; Hamilton, 1986; Klein, 1946/1975; Searles, 1958/1965). 이런 식으로 경계선 환자는 타인에 대한 사랑과 관심으로 이루어진 섬을 타인의 존재 안에 안전하게 보관함으로써 자신으로부터 더 보호하고자 한다. 그러나 이와 같은 전략은 역효과를 내기 쉽다. 타인을 성자처럼 인식할 경우, 엄청난 시기심이 생길 수 있기 때문이다. 시기심이 생기면 경계선 환자는 자신의 내적 세계를 이루고 있는 원치 않는 측면으로 그 성자 같은 타인을 '더럽히고자', 평가절하되고 증오받는 자기표상과 대상표상을 투사하게 될 수도 있다(Poggi & Ganzarain, 1983).

양성 전이 증오 대 악성 전이 증오

전이 증오는 하나의 단일한 독립체가 아니다. 전이 증오는 환자가 가진 자아 강도와 내적 대상표상에 따라 그 세기도 상당히 다양하게 나타난다. Blum(1973)이 파악한 색정(erotic) 전이와 색정화된(erotized) 전이의 차이를 살펴보면, 각각의 전이 증오를 구별하는 방식을 유추해 볼 수 있다. Blum에 따르면, '색정' 전이는 자아이질적인 특성을 지닌 경험으로, 환자는 치료자를 향해 수치스러운 욕망을 느낄 수도 있으며 이와 같은 색정 전이를 충족하는 것은 비현실적인 일로 간주된다. 한편, '색정화된' 전이에서는 환자의 관찰자 아가 그 어디에서도 발견되지 않으며, 환자는 치료자에게 품은 갈망을 분석해야 할 감정으로 간주하지 않는다. 색정 전이에서와 달리, 색정화된 전이에서 환자가 지닌 감정은 소망 충족을 위한 자아동조적인 요구의 바탕이 되며, 이때 치료자에게 기대되는 행동은 환자의 감정을 해석하는 것이 아니라 환자의 감정에 응답하는 것이다.

색정 전이와 색정화된 전이의 차이를 동일하게 적용해 보면, 전이 증오는 크게 두 가지 범주로 나누어 볼 수 있다(Gabbard 1991). 보다 양성에 가까운 전이 증오가 발생한 경우, 환자는 그런 증오를 탐구와 이해가 필요한 왜곡된 감정으로 인지한다. 이때의 증오 감정은 자아이질적이기 때문에 환자는 치료자와 치료 동맹을 유지하면서 그런 감정을 행동화하기보다는 이해해 보려 하게 된다. 반면, 보다 악성에 가까운 전이 증오가 발생한 경우에는 환자가 느끼는 감정에서 '마치 ~인 것 같은' 특성이 사라져 버리며, 환자는 감정의 왜곡이 전혀 없다고 느끼게 된다. 치료자도 환자의 과거에 존재한 누군가와 '비슷한' 사람으로 여겨지기보다는, 환자의 증오를 받을 만한 정말로 사악한 사람으로 간주된다. 이와 같은 상황에서는 치료 동맹을 구축하기가 어려우며, 감정을 이해하려는 행위는 불필요하다고 간주된다.

일반적으로 양성 전이 증오는 색정 전이와 마찬가지로 신경증적인 성격 구조를 지닌 환자에게서 더욱 특징적으로 나타나며, 악성 전이 증오는 색정화된 전이와 마찬가지로 경계선 환자에게서 발견하게 될 가능성이 더 높다(Gabbard, 1991). 악성 전이 증오가 경계선 환자에게서 나타나는 경우는 환자의 심리적 기능이 편집-분열 상태에 갇혀 있는 상황과 직접적으로 연관되어 있다. 제2장에서 언급했듯이, 이런 상태에서는 정신치료를 위한 반성적이고 탐구적인 태도를 정립할 때 필수적인 잠재적 공간(potential space; Winnicott, 1971)이나 분석적 공간(analytic space; Ogden, 1986)이 붕괴되기 때문에 치료자에게 더욱 곤란한 상황이 연출된다. 신경증적인 성격 구조를 가진 환자는 전이 증오를 과거의 관계가 현재에 반복되는 것으로 간주하지만, 편집-분열 환자가 느끼는 전이 증오에는 '대리적인' 혹은 '마치 ~인 것 같은' 특성이 결여되어 있다. 이들은 치료자를 자신의 증오가 향하는 '원(original)' 대상으로 간주하며, 치료자의 존재를 인식할 때 성찰에 필요한 거리를 전혀 두지 않는다.

악성 전이 증오는 환자에게 도움이 되고 다정한 존재로 간주될 준비가 되어 있는 치료자에게 문제가 될 만한 역전이 반응을 이끌어 낸다. 환자가 자극하는 감정을 잘 다루려면, 치료자는 먼저 그 환자가 심리적 평정을 유지하려고 할 때 증오가 수행하는 역할을 이해해야 한다. 만성적인 증오를 가진 경계선 환자 집단 가운데 일부 부류는 리비도적 관계를 맺고 그 관계를 공격하는 것으로 자신의 존재의 핵심을 유지하기 때문에 치료를 적극적으로 받으려 하는 것처럼 보인다(Rosenfeld, 1987). Kernberg(1984)는 이들이 흔히 부적 치료 반응(negative therapeutic reaction)을 보이는 더욱 광범위한 경계선 환자 집단에 해당하며, 이들은 증오와 고통이 동반되는 경우에만 사랑과 유사한 것을 줄 수 있는 잔인하고 가학적인 내적 대상과 동일시하는 경우가 많다고 언급했다. 다시 말해, 이들에게 애착은 항상 증오의 대가로 찾아온다. 이를 대체할 수 있는 것은 아무것도 존재하지 않는 무의 상태이다.

경계선 환자를 치료하는 치료자는 증오라는 감정이 갖는 발달상의 가치를 스스로에게 정기적으로 상기시켜야 한다. Winnicott(1949)이 자주 언급했듯이, 사랑과 증오는 초기 유아기 경험을 이루는 음양(陰陽)과도 같다. 둘 중 무엇도 다른 것 없이는 존재할 수 없다. 누군가를 증오할 수 없다면, 사랑의 상태에도 도달할 수 없는 것이다. 이와 더불어, 다른 몇몇 저자(Epstein, 1977; Little, 1966; Pao, 1965)는 증오가 자아를 조직하는 역할을 수행한다고 말했다. 증오는 자아가 와해되는 느낌을 받지 않도록 막아 주고, 살아갈 이유를 제시하며, 하루하루가 연속적으로 이어진다는 감각을 줄 수도 있다. 또한 환자가 융합에 대한 위협감을 느낄 때 환자와 치료자 사이의 경계를 강화해 주는 역할을 수행할 수도 있다.

담아내기

　제4장에서 설명한 담아내기 원칙은 증오에 차 있는 경계선 환자와의 역전이를 다루는 작업에도 분명 적용될 수 있다. 지금까지 많은 저자(Boyer, 1986, 1989; Buie & Adler, 1982; Carpy, 1989; Chessick, 1977; Epstein, 1979; Gabbard, 1989a, 1989b; Giovacchini, 1975; Grotstein, 1982; Little, 1966; Searles, 1986; Sherby, 1989)가 경계선 환자 치료에서 담아내기가 갖는 중요성을 집중적으로 다루었다. 또한 이 저자들은, ① 환자가 치료자에게 강렬한 부정적 감정을 품고 있을 때에는 구두로 어떤 해석을 제시해도 환자의 귀에 들어가지 않을 것이고, ② 경계선 환자가 치료자의 해석적 중재를 받아들일 수 있으려면 그에 앞서 어떤 새로운 대상과 일련의 새로운 경험을 해야 하며, ③ 중립적 관찰자로서의 전통적인 치료자 역할, 즉 균등하게 주의를 집중하는 위치에서 간헐적 해석을 제시하는 역할은 경계선 환자와의 정신분석적 치료에서 필요한 요건들을 충분히 충족하는 특성은 아니라는 점에 전부 동의했다.

　담아내기 전략은 환자-치료자의 양자 관계에서 발생하는 증오의 감정을 효과적으로 다루는 데 있어서 매우 중요하지만, 증오는 본질적으로 강력한 감정이며 치료자로 하여금 심사숙고하기보다는 어떤 행동을 취하도록 추동하기 때문에 담아내기 전략을 유지하는 것은 어려운 일이다(Heimann, 1950).
이때 치료자가 취하게 되는 행동에는 환자의 적대감을 억누르기 위한 시도
이자 반격을 위한 무기로서 해석을 활용하는 것이 포함될 수 있다. 이와 같
은 해석 행위는 환자가 치료자에게 투사한 증오스러운 자기표상 또는 대상
표상을 떨쳐 내려는 시도로서 행해지는 경우도 많다.

그러나 격분한 환자의 분노를 담아내야 할 필요성에 대해 이 장의 초반
부에 언급했듯이, 치료자가 증오에 찬 환자로부터 투사된 측면을 해석을 통
해 너무 성급하게 돌려주려고 할 경우, 대체로 전문가답지 않은 실수를 저
지르게 된다(Carpy, 1989; Epstein, 1977, 1979; Gabbard, 1991; Grotstein, 1982;
Ogden, 1982, 1986; Rosenfeld, 1987; Searles, 1986; Sherby, 1989). 증오에 휩싸
인 경계선 환자는 자신의 증오스러운 측면을 내면에서 통합시킬 수 없기 때
문에 그러한 증오스러운 자기표상 또는 대상표상을 치료자 내부에 두려고
한다. 이때 만일 치료자가 환자로부터 투사받은 내사물이 불쾌하다는 이유
로 자신에게 부여된 전이 역할을 감당해 내지 못한다면, 어떻게 그 내사물
을 환자가 감당할 수 있으리라고 기대할 수 있겠는가? Searles(1986)는 치료
자가 성급한 해석을 통해 환자에게 내사물을 억지로 되돌려 주려고 할 경우,
치료자에 대한 환자의 전이 인식에서 현실에 바탕을 둔 요소들까지 전부 부
인하게 될 수 있다고 경고하였다. 이러한 경우에 치료자는 환자에게 "증오는
당신의 내면에만 있지, 제 내면에는 없습니다."라고 말하는 것처럼 보이게
된다.

환자로부터 투사된 측면을 성급하게 해석하지 말아야 할 다른 설득력 있
는 이유도 고려해 볼 만하다. 치료자가 환자로부터 투사된 투사물을 받아들
인 다음에 그것을 대사시키고 해독하는 담아내기 과정을 거치지 않는다면
(Bion, 1962), 치료자는 투사물을 자신이 전달받은 방식 그대로 환자에게 되
돌려 주게 된다. 이러한 상황이 극단적 형태로 발현되면, Altschul(1979)이 설
명한 젊은 치료자의 사례에서처럼 역전이 행동화가 매우 극단적 방식으로
나타날 수 있다. Altschul이 제시한 사례 속 치료자는 자신이 치료 중인 경계

선 환자에게 너무도 화가 난 나머지, 환자와의 전화 통화 도중 "저는 당신을 증오해요."라며 소리치고 말았다. 이 정신치료자가 이러한 '정신병적 역전이 (countertransference psychosis)'를 폭발시키는 상황이 예외적인 일처럼 보일 수도 있지만, 경계선 환자를 치료하는 병동 직원들 사이에서는 이런 현상이 꽤 정기적으로 발생한다. 이 같은 경우에 치료자는 환자의 투사에 압도되고, 자기와 대상의 좋은 측면과 나쁜 측면을 통합할 수 없는 환자의 무능은 임상가에게 재구현된다(Altschul, 1979). 역전이 행동화가 일어나는 순간에는 치료자도 환자와 마찬가지로 그런 행동—'나쁜 대상'의 추방 또는 파괴—을 견딜 수 없는 증오의 감정을 해소하기 위한 유일한 해결책으로 간주하게 된다.

임상 증례

다음의 증례는 앞서 언급한 주제들을 분명하게 담아내고 있다.

고기능 경계선 남성 환자 S는 이전 분석가가 다른 지역으로 떠난 이후로 남성 분석가 H로부터 주 4회 정신분석 치료를 받기 시작했다. 분석 치료가 시작되자, 환자는 거의 즉각적으로 분석가를 향한 경멸감을 품었다.

환자 S: 제가 공격적이라고 생각하시는 거 알아요. 하지만 제가 공격적인 건 선생님께서 저를 대하는 방식 때문이에요. 선생님은 항상 비용을 청구하시잖아요. 심지어 제가 휴가를 갈 때도 치료비를 청구하시면서 제 질문에는 대답 한 번 해 주시지도 않고, 제가 한참 생각에 빠져 있을 때도 단호하게 치료를 끝내 버리시잖아요. 제 생각에는, '선생님'이 공격적이에요. 그래서 제가 적대적으로 반응하는 거고요.

환자가 분석가에게 품고 있는 원한 가운데 상당 부분은 사실상 이전 분석가와 관련된 기억을 전치한 결과일 수도 있겠다고 분석가가 말하자, 환자는 경멸스럽다는 듯한 반응을 보였다. 환자는 분석가가 본인이 잘못을 저질러놓고 다른 사람에게 그 '책임을 떠넘기려' 하고 있는 것이라고 말했다.

분석가는 환자의 주장에 일리가 있다고 생각했다. 환자는 분석가가 주의를 돌림으로써 전이로 인한 뜨거운 열기를 다른 곳으로 치워 버리려고 하고 있다는 사실을 분명 이해하고 있었다. 분석가는 과거 관계의 반복으로서의 전이 안에서 무엇이 재현되고 있는지를 지켜볼 수 있는 분석적 공간이 본인과 환자 사이에 존재하지 않는다는 생각에 점점 실망감을 느꼈다. 환자와 치료 관계를 형성할 수 있는 길이 막혀 버린 상황에 직면하자, 분석가는 환자가 노여움을 다른 곳으로 돌리게끔 유도함으로써 동맹 관계를 형성해 보려고 했다. 그러한 시도가 성공한다면 분석가는 환자가 이전 분석가에게 느끼고 있던 증오의 감정에 공감할 수 있을 것이고, 그로써 '외부의 적'에 대한 분노를 공유하는 동맹을 맺을 수 있을 터였다.

환자가 강렬한 증오를 표출했을 때 분석가가 보인 일차적인 반응은 억울함이었다. 그 당시에는 분석가의 내면에 분노가 자리하고 있지 않아서였다. 분석가는 환자가 자신을 잠깐이나마 이상화된 대상으로 간주했을 때 모종의 안도감을 느끼기도 했다. 그러나 상황이 급변하고 시기심이 모습을 드러내기 시작하면서, 분석가를 향한 환자의 증오는 더욱더 증폭되었다.

환자 S: 책장에 꽂혀 있는 책들을 보고 있으니, 선생님이 혐오스러워요. 저는 절대 저렇게 많은 책을 읽을 수 있는 사람이 아니거든요. 저 같은 사람은 선생님처럼 박식해지고 싶다는 소망조차 품을 수 없어요. 지금 당장 자리에서 일어나 책장을 전부 엎어뜨리고 싶어요.

환자는 종종 분석가를 향해 분노를 표출하면서 수시로 카우치 쪽의 벽을 주먹으로 가볍게 쳤다. 옆 진료실에 있는 사람들에게 거슬리지는 않을 정도로 주먹의 세기를 조절하는 듯했다. 그러나 분석가는 그 무엇에 대해서도 확신할 수 없었고, 환자의 행동으로 인해 골치 아픈 딜레마에 빠져 있었다. 환자의 주먹질에 아무런 반응도 보이지 않는다면 옆 진료실에 방해가 되는 행동을 방치함으로써 분석 상황에서의 '행동화'에 공모하는 느낌을 받을 것 같았다. 반면, 환자에게 주먹질을 그만두라고 말한다면 환자가 조종하는 대로 비분석적인 태도를 취하게 될 것이고, 그러면 환자는 분명 분석가가 자신을 통제하려 한다고 생각할 것 같았다. 그런데 이는 환자가 조장하는 수많은 딜레마 중 하나에 불과했고, 그 딜레마 속에서 분석가는 자신이 어떤 행동을 하는 바람에 상황을 망쳐 버렸다거나 어떤 행동을 하지 않는 바람에 망쳐 버렸다는 느낌을 받았다.

환자는 분석가가 의도적으로든 비의도적으로든 자신을 향한 증오를 내비칠 때까지 계속해서 그를 조종하고 구석으로 몰아붙이려고 했다. 매일매일 쉼 없이 쏟아지는 경멸에 분석가는 큰 타격을 입었고, 환자가 투사한 내용물을 매번 적절히 담아낼 수가 없었다. 분석가는 환자가 진료실 안에 만들어 놓은 사자 굴에서 살아남으려다가 냉소적이거나, 경멸적이거나, 반격을 가하는 식의 말을 하게 되기도 했다. 그러던 어느 날, 환자는 분석가가 자신의 견해에 공감해 주지 않았다며 비난했다. 이에 분석가는 격한 분노가 담긴 목소리로 대응했다.

분석가 H: S 씨는 저를 경멸하는 태도로 대한 다음, 제가 S 씨에게 공감해 주기를 기대하고 있어요. 혹시 이런 행동이 남을 배려하지는 않으면서 남이 나를 사랑해 주고 내 편이 되어 주기를 바라는, S 씨가 가진 어떤 광범위한 패턴의 일부는 아닐지 궁금하네요.

환자 S: 그러니까 선생님은 저를 정말 '싫어하시는 거군요.' 이렇게 인정하게 되실 줄 알았어요.

또 다른 어느 날에는 다음과 같은 대화가 오갔다.

환자 S: 제가 선생님을 미워할 수 있게 되었는데도 왜 아무런 칭찬도 해 주시지 않는 건지 모르겠어요. 제가 분노를 표현한 것에 대해 2점 정도는 주셔야 하는 거 아닌가요?

분석가 H: 어떤 이유로 그런 행동이 긍정적인 변화라고 생각하시는 건가요?

환자 S: 저는 평생 분노를 억누르기만 하면서 살아왔으니까요. 이제야 마침내 분노를 솔직하게 표현하고 있는 거예요.

분석가 H: 제가 지금까지 S 씨에게서 발견하지 못했던 부분에 대해 말씀해 주고 계시네요. 제가 S 씨에게서 느꼈던 것은 끊임없는 적대감이 전부였거든요.

환자 S: 그렇다면 분명 저를 싫어하시겠군요! 선생님은 저를 감당하실 수 없어요! 저는 정말 어려운 사람이거든요! 저는 선생님을 깔아뭉개고, 시간이 흘러도 나아지지도 않고, 선생님이 바라는 대로 변하지도 않는 유일한 환자가 되는 것에서 전율을 느껴요.

환자는 몇 가지 핵심을 잘 파악하고 있었다. 실제로 분석가는 환자를 감당할 수 없겠다는 느낌을 받기도 했고, 분명 증오한 적도 있었다. 분석가가 분석을 진행함에 있어서 가장 괴로웠던 부분 중 하나는 환자가 분석가로부터 도움을 얻는 일에 완전히 무관심해 보인다는 것이었다. 환자가 스스로를 이해할 수 있도록 도와주려고 아무리 노력해도 환자 본인이 분석가의 그런 노력을 거듭해서 좌절시키고 있다는 점을 분석가가 지적했을 때, 환자는 그 판단이 정확했음을 증명해 주었다. 환자의 반응은 격정적이었다.

환자 S: 선생님의 도움 따위 필요 없어요! 선생님은 제 공격 대상이어야 한단 말이에요! 저는 선생님을 도발하려 하고 있어요. 제가 가진 판타지는 이 진료실 바닥에 구토를 해 버리거나 선생님의 카우치에 똥을 누는 거예요. 저는 이 모든 것에서 벗어나고 싶어요. 선생님을 도발해서 제 분노를 떠넘겨야 하는데 그럴 수 없을 때 정

말 싫어요. 그러면 제가 그 분노를 감당해야 하니까요. 저에겐 분
노를 내다 버릴 수 있는 곳이 필요해요. 그동안 저는 선생님을 유
료 화장실처럼 써먹어 왔을 뿐이에요.

환자가 감정을 분출하는 모습을 보면서, 분석가는 환자가 분석 과정
을 어떻게 개념화하고 있었는지 이해할 수 있었다. 환자에게 분석 과정
은 그야말로 화장실이었다. 환자가 자신의 나쁜 측면과 고통스럽고 증오
스러운 내적 대상을 비워 낼 수 있는 장소였던 것이다. 환자의 관점에서
는 이러한 정신적 내용물을 투사해 버리는 것이 다른 어떤 선택지보다도
훨씬 나은 방법이었다. 몇 시간에 걸쳐 환자의 행동을 지켜보던 분석가
는 스스로 증오받는 대상이 되는 역할을 받아들이고 환자에게 그 증오를
돌려주어야 할 것 같은 압박감을 느꼈다. 그리고 그런 역할을 거부하기
위해 온갖 방어 전략을 동원해야 했다. 언제는 뒤로 물러나 더욱 거리를
둠으로써 환자의 공격으로부터 영향을 받지 않을 수 있는 방어적인 고립
상태로 도피하려 했다. 또 언제는 정서적 생존의 수단으로서 상대방을
증오해야 할 필요가 있는 환자에게 공감해 보려 하기도 했다. 또한 불쌍
하고 가엾은 환자에게 우호적인 염려의 마음을 품어 보려 하면서 자신의
직업적인 반동형성을 강화하려고 한 적도 있었다. 분석가가 이와 같은
방식으로 태도를 전환할 때면, 환자는 어김없이 분석가가 잘난 체한다고
생각했고, 조금의 진정성도 없는 사람이라고 간주했다.

분석가의 역전이 혐오(countertransference loathing)가 절정에 치
달았던 때는 분석가가 일정상 곤란한 문제가 생겨 환자에게 분석 시간을
수요일로 옮겨도 되겠냐고 물었을 때였다. 환자는 분석가의 요청을 받아
들여 시간을 변경할 수도 있지만 그렇게 하지 않겠다고 대답했다. 그리
고 자신에게는 다른 사람들이 '자신을 깔아 뭉개도록' 허용해 주는 것보
다 스스로의 권리를 주장하는 것이 중요하다고 말했다. 그러면서 늘 분
석가가 주도권을 갖도록 내버려 두지 않고 자신이 직접 분석가를 통제할
수도 있다는 사실을 알았을 때 어마어마한 기쁨을 느꼈다고 덧붙였다.
환자가 협조해 주지 않기로 하자, 분석가의 내면에는 분노가 솟구쳤다.

분석가는 매일 환자를 만나야 한다는 사실에 두려움을 느끼기 시작했고, 어느새 환자가 분석을 그만두기를 바라고 있었다. 퇴근길에 운전을 하는 동안에는 어떻게 하면 환자가 분석을 그만두게 만들 수 있을지 떠올려 보기도 했다. 또한 분석 시간에는 절대 직설적인 모욕을 내뱉으면 안 된다는 사실을 인식하고 있으면서도, 환자의 말문을 막히게 할 만한 '비수'를 떠올려 보기도 했다. 그렇지만 해 보고 싶은 말들에 대한 공상은 환자가 분석가에게 불러일으킨 강렬한 증오를 대사시키고 견뎌 내는 데 도움이 되었다.

이처럼 강렬한 역전이 증오가 지속되고 있던 중에 분석가는 2주 동안 휴가를 떠났다. 휴가 마지막 날이 가까워지자, 분석가는 매일 50분 동안 환자 S와 불쾌한 시간을 가져야 한다는 생각에 일터로 복귀하는 것이 두려웠다. 휴가가 끝나기 전날 밤, 분석가는 다음과 같은 꿈을 꾸었다.

분석가 H와 환자 S가 분석 회기를 진행하고 있었다. 환자는 카우치 옆쪽의 벽을 주먹으로 계속해서 내리치면서 점점 강도를 더해 갔고, 그에 따라 분석가의 불안도 증폭되었다. 그때 갑자기 환자가 고개를 돌려 분석가를 쳐다보더니, 카우치에서 일어나 반항적인 비웃음을 지으며 분석가를 내려다보았다. 분석가는 환자를 통제할 수 없다는 생각에 미쳐 버릴 것 같았고, 이내 강단에서 말하는 것처럼 목청이 터질 듯한 큰 소리로 그동안 억눌러 온 분노를 표출해 버렸다. "정신분석은 자신의 충동을 조절하고 그것을 말로 표현할 수 있는 사람들을 위한 것입니다. S 씨가 지금 여기서 그걸 하지 못하겠다면, 제가 하고자 하는 일에 협조하실 수 없다면 분석을 받으시면 안 됩니다!"

꿈은 그렇게 끝났다.

자기분석을 해 보기 위해 꿈을 되짚어 보던 분석가 H의 머릿속에 환자 S가 벽을 내리치던 순간들이 여러 번 떠올랐다. 분석가는 꿈에서 환자에게 했던 말들을 실제로 하고 싶었던 적이 자주 있었다. 그 꿈은 분석가가 왜 실제로 그런 행동을 하지 않았는지를 이해할 수 있게 해 주었다. 분석가에게는 분석 세팅에 대한 일반적 요구를 표명하는 것 자체가 위험을 감수해야 하는 일이었던 것이다. 분석가의 무의식은, 그의 꿈에서 그토록 분명하게 드러났듯이, 치료의 본질을 명료화해 보려는 노력들 사이로 환자를 향한 강렬한 증오와 환자를 통제하고 싶다는 가학적인 소망이 드러나게 될 것을 염려하고 있었다. 분석가는 이런 감정에 대한 죄책감으로 인해 자신이 분석가로서 '무력해지는' 느낌을 받고 있었음을 깨달았다. 그리고 이 맥락에서, 치료 시간을 수요일로 옮겨도 괜찮겠냐고 제안했을 때 그것을 환자가 따르리라고 기대하며 내린 결정이 아니라 하나의 '선택지'로 제시했던 행동의 의미를 불현듯 이해하게 되었다. 그의 무의식적 수준에서는 분석가로서의 역할에 본래 주어지는 일상의 권력과 통제력이 막대한 공격성에서 비롯된 전능한 통제력과 동일시되어 있었다. 이 점에서 분석가가 치료 시간을 변경하자는 제안을 환자가 선택할 수 있는 사안으로 제시했던 행동은 분석가 내면의 강력한 소망에 반하는 반동형성이었다고 볼 수 있었다.

분석가가 꿈을 통해 얻은 또 다른 통찰은 필사적으로 환자를 통제하려 했던 자신의 모습 중 일부를 환자가 일종의 그릇으로서 담아내고 있었다는 사실이었다. 그동안 분석가는 상대를 통제하려는 소망에 의해 휘둘리고 있는 사람은 분석가 본인이 아닌 환자 S라고 생각함으로써 자신의 그런 모습을 부정할 수 있었다. 이처럼 분석가는 꿈에 대한 자기분석 작업을 통해, 자신의 분석적 '작업자아'(Fleming, 1961)가 환자의 강렬한 투사에 의해 약화되고 있었다는 점을 인지하게 되었다. 그리하여 그다음부터는 이해가 아닌 행동을 해결책으로 간주하는 환자의 성향에 대해 이야기를 나누기 시작했다.

분석가의 휴가가 끝나고 회기가 재개되자, 잠시 분석을 쉬었던 것이 환자와 분석가 모두에게 좋은 일이었음이 명확히 드러났다. 환자는 지난 마지막 회기 이후로 줄곧 걱정스러운 마음이 들었다며 이렇게 말했다.

환자 S: 제가 선생님을 벼랑 끝까지 몰아 버린 바람에 선생님께서 가구들을 부수어 버리고 저를 공격하진 않을지 걱정됐어요. 저는 선생님이 저처럼 행동하게 만들어 보려고 선생님의 분노를 자극했었어요. 저는 선생님이 침착한 모습을 보는 게 싫어요. 그럼 제가 그것들을 다시 제 속으로 받아들여야만 하니까요. 다 터뜨려 버리고 싶어요. 이 진료실을 헤집어 놓고 싶어요. 제가 선생님에게 최고의 환자는 못 되어도, 최악의 환자는 될 수 있을지도 몰라요. 하지만 제가 선생님을 미치게 만들어 버릴까 봐 두려워요.

분석가는 성찰이 이루어지고 뒤따라 분석적 공간이 열린 이 순간을 기회로 삼아 다음과 같은 해석을 했다.

분석가 H: S 씨는 지금 마음속에 참기 어려운 감정을 갖고 계세요. 그런데 그 감정을 저에게 내던져 버리면, 저를 미치게 만들어 버리는 대신 본인은 나아질 거라는 느낌을 받는 것 같고요. 하지만 결국 이런 행동으로 인해 S 씨는 걱정스러운 마음을 갖게 되는데, 그건 S 씨가 저에게 품고 있는 감정이 증오만은 아니기 때문이에요.

환자 S: 선생님을 미워하고 있지 않으면, 마치 합성되는 순간을 기다리고 있는 태고의 원시 수프*가 된 기분이 들어요. 아무런 정체성이 없는 존재처럼 느껴져요. 선생님이 저에게 신경 써 주셨으면 좋겠어요. 저는 독립적이고 자급자족할 수 있는 사람인 것처럼 굴지만, 사실은 믿을 수 없을 만큼 의존적이고 다른 사람을 갈구해요. 마치 아메바처럼 형체 없이 사방에 퍼져 있는 기분이에요. 누군가와 불편할 정도로 가까워졌다는 느낌이 들면, 그 사람에게 차갑게 대하고 싶어져요.

변화는 환자-분석가 양자 관계의 양쪽 모두에서 나타나기 시작했다. 분석가는 점점 감당할 수 없어지는 분석 상황을 통제하기 위한 조치를 취하고 싶은 자신의 역전이 욕구를 인식하게 되었다. 한편으로 분석가는 환자의 투사적 동일시에 대응하고 있었지만, 또 한편으로는 자신의 불안에 반응하고 있었다. 그 불안은 환자에게 품고 있던 증오에서 비롯된 죄

---

* 원시 수프: 초기 지구의 바다에서 유기물 수프가 자외선에 의해 유기물로 합성되어 최초의 세포가 되었다는 가설-역자 주

책감으로, 스스로를 '미숙련' 분석가라고 느끼고 자신이 거의 통제할 수 없는 상황에 놓여 있음을 직면하며 발생한 것이었다. 환자 쪽에서는 (사랑할 수 있는 능력을 가진) 걱정스러워하는 자기표상과 (상처받을 수 있는 능력을 지닌) 사랑받는 대상표상으로 이루어진 유리된 대상관계가 표면으로 드러났다. 치료 시간을 바꾸자는 분석가의 제안을 거절했을 때 환자가 자각한 분석가의 분노와 증오는 환자가 가진 자신의 다른 측면을 드러내도록 촉발했고, 뒤이어 증오하는 면과 사랑하는 면이 나란히 놓인 우울-불안이 이어졌다. 또한 환자는 증오가 자신의 정체감을 형성하는 데 영향을 미치고 있다는 점도 인정할 수 있게 되었다. 그래서 이 증오가 부재할 때, 환자는 형체가 없는 존재가 된 느낌을 받았던 것이다. 환자의 분열된 측면을 연결시키려는 치료자의 해석적인 노력은 증오 이면의 것들을 바라볼 수 있는 환자의 능력을 더욱 향상시켜 주었다.

분석이 진행되는 동안 환자는 주로 편집-분열 상태를 유지했다. 그러나 환자가 우울한 걱정에 빠져들 때면 대체로 분석적 공간이 열리는 상황으로 이어졌다. 분석가는 이러한 순간이 찾아올 때마다 환자가 더욱 심도 있는 성찰을 해 나갈 수 있도록 각각의 상황에 대한 해석적인 연결들을 해 주었다. 다음은 일정 문제와 관련된 대화의 일부를 담고 있다.

분석가 H: 분석 시간을 변경하는 걸 꺼리셨던 이유가 혹시라도 제가 S 씨를 다른 사람으로 대체해 버릴지도 모른다는 두려움과 연결돼 있던 건 아닌지 궁금합니다. 제가 수요일 치료 시간을 변경하자고 제안했을 때, S 씨가 상처를 받았을 수도 있겠네요.

환자 S: [눈물을 글썽이며] 제가 상처받기 쉬운 사람이라는 사실을 선생님께서 이렇게 인정해 주시는 건 처음이네요. 지금까지 아무도 제 고통을 인정해 주지 않았어요. 저에게 가장 두려운 건, 치료가 다 끝난 후에 선생님께서 저를 기억하지 못하실 거라는 거예요. 저는 이런 판타지도 갖고 있어요. 분석 치료가 끝나고 수년이 흐른 뒤에 선생님께 전화를 걸었더니 선생님께서 제가 누군지 모르겠다고 말씀하시는 거죠.

분석가 H: S 씨가 저에게 품고 있는 증오는 저와의 연결감을 유지하는 데 있어서 그리고 저에게 버려진다는 느낌을 피하는 데 있어서 중요한 감정이에요. 이미 알고 계시겠지만, S 씨가 저를 계속해서 증오하는 한, 치료를 종결할 준비가 되었다고 판단할 일은 없을 거예요.

분석가 H가 환자 S와 가진 분석치료에서 환자로부터 투사된 증오의 감정을 담아내는 분석가의 능력은 심각한 도전에 직면했다. 환자는 분석가를 향한 '배설적(lavoratoric)' 전이(Rosenfeld, 1987)를 발달시켰다. 즉, 환자는 분석가를 자신의 나쁜 부분과 받아들일 수 없는 부분을 내던져 버릴 수 있는 일종의 화장실로 본 것이다. 환자가 분석 치료를 그만두었으면 좋겠다고 바랐던 분석가의 소망은 환자가 내면에 갖고 있던 부분대상 세계가 치료자의 마음속에 재현된 결과였다. 고통에 허덕이던 분석가의 내면에서는 환자의 존재를 없애 버리는 것만이 유일한 해결책 같았다. 분석 과정 중 이와 같은 시점에 이루어진 분석가의 중재는 별다른 효과를 발휘하지 못했고, 분석가가 자기를 싫어하며 자기를 대하는 데 어려움을 겪고 있다는 환자의 인식에는 실제 현실의 일면이 반영되어 있었다. Gorney(1979)가 언급했듯이, 환자가 치료자를 나쁜 대상으로 변모시키는 것에 열중해 있을 때에는 치료자가 중재나 중재의 시점을 정하는 데 있어서 '나쁜' 선택을 하게 되며, 이로 인해 역할 대응적 태도(role-responsive manner)로 반응하게 되기 때문에 실제로 전문가로서의 역량이 퇴화되는 결과가 나타날 수 있다.

분석적인 작업자아(Fleming, 1961), 그리고 분석가의 자아에서 관찰하는 측면과 경험하는 측면 사이의 필수적인 분열(Kris, 1956)은 악성 전이 증오를 동반하는 강력한 투사적 동일시 과정을 통해 위태로운 상황에 처한다. 다행히도 분석가 H는 자기분석 작업에 몰두했고 분석 회기 중에 가진 실제 휴가 덕분에 충분한 거리를 확보할 수 있었으며, 환자와 함께 정상 궤도로 돌아올 수 있었다.

사례의 뒷부분에서는 분석적 공간과 관련된 두 가지 핵심 사항을 살펴볼 수 있다. 첫째, 편집-분열 위상과 우울 위상을 거듭 오가는 주체가 환자만은 아니라는 점이다. 투사적 동일시가 불러일으키는 극심한 고통 속에서는 치료자도 분석적 공간에 대한 감각을 잃을 수 있으며, 편집-분열 상태로 후퇴하여 경솔한 행동을 하는 것만이 유일한 방법이라고 여길 수 있다. 둘째, 환자와 치료자 모두 분석적 공간에 함께 있을 때에만 해석 작업이 효과적일 수 있다는 점이다. 즉, 환자와 치료자 모두 성찰에 필요한 거리, 치료 동맹, 그리고 외부 사건에 대한 인식으로부터 독립된 심리적 현실의 구축이 가능한 상태에서 기능해야 한다. 이 두 가지 핵심을 전제로 할 때, 경계선 환자가 가진 악성 전이 증오를 성공적으로 치료한다는 것은 오랜 기간 담아내기 작업을 수행하고 이를 통해 환자와 분석가의 분석적 공간이 중첩되는 시점이 다가왔을 때 점진적으로 해석을 실시하는 것을 의미한다.

환자 S의 사례에서 진행된 담아내기 과정에는 분석가 자신이 환자를 증오하게 되는 상황을 피하고자 사용했던 방어 전략들을 추적해 보는 시도가 포함되어 있었다. 환자 내면의 증오는 치료자 내면에도 증오를 불러일으키는 경향이 있지만(Epstein, 1977), 그런 증오는 또한 증오에 대한 부인을 일으키기도 한다. Winnicott(1949)이 강조하였듯이, 분석가는 자기 안에 실제로 증오가 존재한다는 사실, 그리고 자신이 실제로 환자를 증오한다는 사실을 부인해서는 안 된다. 분석가가 증오를 견딜 수 있을 때에만, 환자 역시 자신의 증오를 견딜 수 있게 될 것이다. 이러한 맥락에서 분석가 H가 역전이와 관련된 '실수들'이라고 여겼던 빈정대듯이 던진 직면은 어떤 면에서는 환자에게 도움이 되었을 수도 있다. 임상 토론회에서 치료자는 종종 자신이 좋아하지 않는 환자도 치료할 수 있는지에 대한 질문을 받는다. 증오를 불러일으키는 경계선 환자의 사례에 관한 토론회에서라면, 더 적절한 질문은 치료자가 증오하지 않는 환자도 치료할 수 있는지를 묻는 것이 될 것이다. Epstein(1977)은 치료자가 가장 흔히 저지르게 되는 실수는 '전적으로 좋은' 치료자가 되려고 애쓰다가 증오의 투사물에 반응하게 되는 것이라고 말했다. 이러한 실수는 본인의 증오를 부정하고 투사함으로써 그 증오를 자기 자신이 아닌 치료자에게 두고자 하는 환자의 기본적인 방어 수단을 빼앗아 버린다.

치료자는 환자의 분열에 공모하여 환자의 좋은 혹은 다정한 측면에만 몰두하고 싶어지는 역전이 유혹(countertransference temptation)도 주의 깊게 살펴야 한다(Kernberg, 1984). 환자 S와의 치료 사례에 기술되어 있는 것처럼, 이와 같은 방어 전략의 변이 중 한 가지는 전이 바깥에 존재하는 인물에게 증오를 전치하도록 부추기는 것이다. 치료자는 이를 통해 증오와 악함을 축출해 버린 치료자-환자 양자 관계를 기반으로 하는 치료적 동맹을 발달시킬수 있다.

담아내기 과정 중에 감시가 필요한 치료자의 또 다른 방어적 조작은 환자의 인식이 전부 왜곡된 것처럼 행동하는 경향이다. 이때 치료자는 자신의 책임을 일체 부정하고, 실제로는 본인도 갖고 있는 특성들을 전부 환자에게 투사해 버리게 된다. 환자 S에 대한 분석 작업에서 중대한 전환점이 찾아온 순간은, 분석가 H를 전능한 통제력을 휘두르려는 처벌적인 사람이라고 여기는 환자의 인식이 전적으로 왜곡된 판단은 아니었음을 분석가가 깨달았을 때였다. 환자의 인식은 왜곡되기는커녕, 환자를 통제하려는 분석가의 실제 소망과 공명하고 있었다. 이와 관련해 Searles(1986)는 다음과 같이 말했다.

> 분석가가 다음 내용을 스스로 인정할 수 있을 정도로 가능한 한 마음을 여는 것이 매우 중요하다. 그것은 바로 환자가 가진 가장 심각한 정신병리조차도 치료자의 실제 성격기능 속에 대응하는 대상(counterpart)을 지니고 있으며, 그 대상이 환자의 병리와 비교할 때 상대적으로 미미할 수는 있지만 결코 사소하지는 않다는 것이다. 만일 우리가 스스로 인식하지도 못하는 사이에 우리의 인격을 구성하는 요소들 중 가장 달갑지 않은 부분을 담는 그릇으로서 경계선 환자를 이용하려 한다면, 그리고 관계 전체에 존재하는 '모든' 심각한 병리의 짐을 환자가 견디게끔 한다면, 우리는 환자의 상태가 나아지도록 도울 수 없다(p. 22).

치료자는 자신이 가진 증오로 환자를 비난하는 것과 증오가 존재한다는 사실 자체를 부인하는 것 사이에서 아슬아슬한 줄타기를 해야만 한다. 증오와 분노는 담아내기 과정을 통해 처리 및 대사되고 난 후, 환자에게 도움이 될 수 있는 한층 건설적인 방식으로 표현될 수 있다(Epstein, 1977; Searles, 1986; Sherby, 1989). 게다가 증오와 분노를 참아 내면서 그 속에 존재하는 강렬한 감정을 견디는 것 자체가 환자로부터 변화를 이끌어 낼 수도 있다(Carpy, 1989).

환자 S와의 분석 치료에서 2주간의 휴가가 시작되기 이전의 몇 달 동안, 환자는 분석가 H가 환자 자신의 받아들일 수 없는 부분을 위한 화장실로 이용되는 와중에도 분석적 태도를 유지하기 위해 수없이 몸부림치는 모습을 목격했다. 분석가의 몸부림은 그의 부분적 행동화를 통해 발현되었다. 분석가는 주기적으로 환자에게 빈정대는 말을 던지기도 했고, 환자와 거리를 두면서 냉담하게 침묵하기도 했으며, 무심코 환자를 향한 공격적인 감정을 드러내게 될까 봐 두려운 마음에 죄책감을 느끼며 치료 시간 변경을 주저하기도 했고, 성자에 가까운 태도로 환자를 대함으로써 증오의 감정을 초월해 보려고 하기도 했다. Carpy(1989)가 언급했듯이, 환자가 자신이 생각하기에 견딜 수 없다고 생각되는 감정을 처리해 보려는 치료자의 모습을 보게 되면, 그 감정은 조금은 견딜 수 있고 재내사도 가능한 정도의 것이 된다. 투사적 동일시는 환자가 자신과 자신의 감정 사이의 연결고리를 끊으려고 시도할 때 발생하기 시작한다. 그리고 동일한 감정들을 견뎌 내는 치료자의 역량을 관찰하면 그 연결고리는 회복된다. 예를 들어, 환자 S는 자신의 감정 중 일부를 분석가 H를 통해서 관찰하고 '재소유'하기 시작하면서 다음과 같이 말했다. "저는 선생님께서 저처럼 행동하게 만들어 보려고 선생님의 분노를 자극했었어요. 저는 선생님이 침착한 모습을 보는 게 싫어요. 그럼 제가 그것들을 다시 제 속으로 받아들여야만 하니까요."

담아내기의 또 다른 측면은 치료자가 환자의 공격에 의해 파괴되지 않는 단단하고 견고한 대상이라는 메시지를 환자에게 전달하는 것에 있다. 이에

대해 Winnicott(1968/1989)은 생존이란 보복을 하지 않음을 의미한다는 점을
강조했으며, 특히 환자가 공격해 오는 순간에 활용하는 해석에 대해 경고했
다. Winnicott은 그런 상황에서는 해석적인 중재가 위험하다고 보았고, 치료
자는 그런 파괴적 시기가 지나갈 때까지 기다렸다가 환자가 자신을 공격했
을 때 어떤 일이 벌어졌는지를 추후에 논의하는 것이 낫다고 제시했다.

환자 S의 사례는 증오로 가득 찬 경계선 환자와의 분석에서 돌파구를 마
련하려면 그 전에 절망의 벼랑 끝까지 가 보아야만 할 때도 있음을 보여 준
다. Bird(1972)는 파괴적인 경계선 환자에 대해 언급하며 다음과 같이 말했
다. "내 이론에 따르면, 환자와 분석가 모두 당장 그만두자는 말이 목 끝까지
차올라 있는 이 어두컴컴하고 불길한 시간은 어쩌면 환자가 지닌 가장 심각
한 파괴적인 충동을 분석해 볼 수 있는 유일한 전이의 시간일지도 모른다."
(p. 296) 충분한 시간 동안 증오의 감정을 담아낼 수 있는 치료자는 종종 증
오의 감정에 가려 있던 사랑에 대한 갈망을 발견하게 된다. 환자 S도 결국에
는 그동안 분석가 H에게 심하게 의존해 왔으며 증오를 통해 분석가와 모종
의 유대감을 유지하고 싶었다는 마음을 털어놓을 수 있었다.

Bollas(1987)는 "한 개인이 어떤 관계에 격정적이고 부정적인 심리적 에너
지를 계속 집중(cathexis)함으로써 그 관계를 보존하는 상황"(p. 118)을 설명
하기 위해 '증오하는 사랑(loving hate)'이라는 용어를 만들었다. 증오를 갖고
있는 환자의 내면에는 증오가 사랑의 이면이 아닌 사랑의 대리로서 존재한
다. 예를 들어, 환자 S는 무관심에 대한 두려움을 갖고 살았고, 오로지 증오
를 통해서만 주변의 대상이 자신과 격정의 관계를 맺게 할 수 있었다. 그렇
게 하는 것만이 살아 있음을 느끼고 연결되었음을 느낄 수 있는 유일한 방법
이었다. 그리고 증오의 다른 기능들 역시 환자 S에 대한 분석 속에서 분명히
드러났다. 그 기능에는 형체가 없는 것 같은 정체성을 조직화하는 데 영향을
미치거나, 비통한 슬픔으로부터 방어하는 역할을 맡거나, 시기심을 다루기
위해 방어적 기능을 수행하는 것 등이 있었다.

해석의 역할

증오에 찬 경계선 환자와의 역전이를 다루는 것과 관련해 앞선 논의에서 강조한 내용은 담아내기의 역할과 해석의 유예였다. 치료자의 해석이 조기에 이루어질 경우, 그런 해석은 치료자가 다른 사람과 똑같은 존재─환자를 공격하거나 환자에게 피해를 입히고자 하는 가해자─임을 환자에게 확인시켜 주는 결과를 낳을 것이다. 치료자는 환자의 투사물을 처리함으로써, 환자와의 상호작용 속에서 나타날 역전이에 대해 어느 정도는 미리 이해하고 있어야 한다. 또한 해석이 효과적이려면, 치료자가 분석적 공간에 대한 감각을 회복하는 데 필요한 자기치유 작업을 수행할 수 있어야 한다. 그런 다음 치료자는 분석적 공간처럼 해석이 의미 있는 결과를 가져올 수 있는 공간으로 환자가 진입할 때까지 기다려야 한다.

환자 S가 "선생님을 도발해서 제 분노를 떠넘겨야 하는데 그럴 수 없을 때 정말 싫어요." 또는 "저는 선생님께서 저처럼 행동하게 만들어 보려고 선생님의 분노를 자극했었어요." 같은 말을 했을 때, 그는 분석적 공간이 어느 정도 열리고 있음을 보여 주고 있었다. 당시 환자는 분석가─환자의 관계에서 어떤 일이 벌어지고 있는지에 대해 상징적으로 사고, 즉 달리 말하자면 상징과 상징화된 것을 구별하고 있었다. 분석가를 미치게 만들어 버릴까 봐 격정된다고 솔직하게 표현했을 때 환자는 분명 우울 정신기능 상태(depressive mode of mental functioning)에 있었고, 이와 관련해 자신이 점차 마음을 쓰게 된 누군가를 해치게 될지도 모른다는 불안을 품고 있었다. 환자는 자신이 분석가에게 어떤 행동을 하고 있었는지에 대해서도 생각하기 시작했는데, 그것은 어떤 면에서는 윌리엄 프리드킨의 1974년 작인 고전적인 공포 영화 〈엑소시스트〉에서 소녀를 사로잡고 있던 악령이 소녀를 풀어 주고 정신과 의사이자 신부인 카라스의 몸에 들어가 그가 창문 밖으로 뛰어내려 죽게 만들었던 것과 유사한 행동이었다. 또한 환자는 분석가를 미치게 만들기만 하면 자신의 '광기'를 이겨 낼 수 있을 것 같다고 느꼈다. Carpy(1989)는 치료자가 해석을 유예해야 함을 옹호했으며, 환자가 분석가를 통해 자기 자신의 측면을 알아차릴 수 있어야만 해석을 활용할 수 있다고 지적했다.

　사랑과 염려의 감정을 담고 있는 환자의 자기 속 분열되고 유리된 측면이 마침내 수면 위로 떠오를 때 분석가가 해야 할 작업은 환자의 분열된 조각들을 해석을 통해 다시 연결하는 것이다(Gabbard, 1989b; Kernberg, 1984). 예를 들어, 분석가 H는 환자 S에게 환자의 증오가 분석가에 대한 염려의 감정과 공존하고 있다고 짚어 주었다. 자기 안에서 사랑의 측면과 증오의 측면이 통합된다는 것이 처음에는 위협적으로 느껴질 수 있으며, 환자는 거듭해서 증오의 감정으로 돌아가려 할 것이다. 그러나 반복적인 훈습은 결국 환자가 자신이 지닌 저항의 원인을 이해하는 데에도 도움이 될 것이다.

　증오에 휩싸인 경계선 환자를 치료할 때 가장 어려운 과제는 환자의 증오에 대해 행동화하지 않고―환자에게 증오를 되돌려 주는 경험뿐만 아니라―환자로부터 증오를 받는 경험도 견뎌 내는 것이다. 이와 관련해 Winnicott(1949)은 비유를 활용하여 "어머니는 아이를 증오하고 싶은 마음에 대해 아무런 행동을 하지 않으면서도 참아 낼 수 있어야 한다."(p. 74)라고 적었다.

요약

　분노와 증오를 표출하지 않고 참아 내는 것은 역전이 다루기의 가장 어려운 측면 중 하나이다. 증오는 내적 대상과 연관되어 있다는 점에서 강한 분노와 구별된다. 치료자는 환자가 자신의 생존을 보장하기 위한 방법으로서 나쁜 내적 대상을 투사적으로 부정한다는 점을 반드시 인식하고 있어야 한다. 만일 환자로부터 증오받는 내사물을 치료자가 너무 성급하게 해석을 통해 환자에게 되돌려 줄 경우, 환자는 그런 해석을 공격이나 학대로 경험할 가능성이 높다. 환자가 자신이 증오하는 내사물이 변형된 형태로 되돌아오고 그것을 견뎌 낼 수 있게 될 때까지, 치료자는 증오의 내사물을 담아내기 위한 그릇으로서의 역할을 기꺼이 수행해야 한다. 그럼에도 불구하고 모든 치료자는 자기만의 한계를 지니고 있기 마련이며, 환자가 가하는 특정 형태의 학대를 더 이상 감당할 수 없는 시점에 도달했을 때에는 그 사실을 인정하는 것이 때로는 상당히 치료적일 수도 있다. 치료자가 이 과정에서 생존해 내고 환자에게 견고한 대상으로서의 역할을 수행하려면, 환자가 가하는 악독한 공격에 한계를 설정하는 것이 필요할 수 있다. 증오는 흔히 치료자로 하여금 심사숙고하기보다는 경솔한 행동을 하게 만든다. 분석 작업을 수행하는 자아가 무너질 수도 있으며, 이로 인해 치료자는 행동에 대한 판타지를 충동적으로 행동화하기보다 숙고하고 담아낼 수 있는 분석적 공간을 확보하는 데 있어서 환자만큼 고난을 겪게 될 수도 있다. 치료자는 반동형성과 '전적으로 옳은' 부모가 되고자 하는 노력을 통해 역전이 증오를 방어하려 할 수도 있는데, 이러한 방어 전략은 환자의 시기심을 증대시켜 역효과를 낳게 된다. 해석은 일반적으로 치료자가 환자의 증오스러운 측면을 충분히 담아 내고 분석적 공간에 대한 감각을 회복할 때까지 유예해야 한다.

❏ 참고문헌

Altschul VA: The hateful therapist and the countertransference psychosis. NAPPH Journal 11:15-23, 1979

Bion WR: Learning From Experience. London, Heineman Press, 1962

Bird B: Notes on transference: universal phenomenon and hardest part of analysis. J Am Psychoanal Assoc 20:267-301, 1972

Blum HP: The concept of erotized transference. J Am Psychoanal Assoc 21:61-76, 1973

Bollas C: The Shadow of the Object: Psychoanalysis of the Unthought Known. New York, Columbia University Press, 1987

Boyer LB: The Regressed Patient. New York, Jason Aronson, 1983

Boyer LB: Technical aspects of treating the regressed patient. Contemporary Psychoanalysis 22:25-44, 1986

Boyer LB: Countertransference and technique in working with the regressed patient. Int J Psychoanal 70:701-714, 1989

Buie D, Adler G: The definitive treatment of the borderline patient. Internationaljournal of Psycho-Analytic Psychotherapy 9:51-87, 1982

Carpy DV: Tolerating the countertransference: a mutative process. Int J Psychoanal 70:287-294, 1989

Chessick RD: Intensive Psychotherapy of the Borderline Patient. New York, Jason Aronson, 1977

Epstein L: The therapeutic function of hate in the countertransference. Contemporary Psychoanalysis 13:442-468, 1977

Epstein L: Countertransference with borderline patients, in Countertransference: The Therapist's Contribution to the Therapeutic Situation. Edited by Epstein L, Feiner AH. New York, Jason Aronson, 1979, pp 375-405

Fleming J: What analytic work requires of an analyst: a job analysis. J Am Psychoanal Assoc 9:719-729, 1961

Frank AF: The therapeutic alliances of borderline patients, in Borderline Personality Disorder: Clinical and Empirical Perspectives. Edited by Clarkin JF, Marziali E, Munroe-Blum H. New York, Guilford, 1992, pp 220-247

Gabbard GO: On "doing nothing" in the psychoanalytic treatment of the refractory borderline patient. Int J Psychoanal 70:527-534, 1989a

Gabbard GO: Patients who hate. Psychiatry 52:96-106, 1989b

Gabbard GO: Technical approaches to transference hate in the analysis of borderline patients. Int J Psychoanal 72:625-637, 1991

Galdston R: The longest pleasure: a psychoanalytic study of hatred. Int J Psychoanal 68:371-378, 1987

Giovacchini PL (ed): Tactics and Techniques in Psychoanalytic Therapy, Vol 2: Countertransference. New York, Jason Aronson, 1975

Gorney JE: The negative therapeutic interaction. Contemporary Psychoanalysis 15:288-337, 1979

Grotstein JS: The analysis of a borderline patient, in Technical Factors in the

Treatment of the Severely Disturbed Patient. Edited by Giovacchini PL, Boyer LB. New York, Jason Aronson, 1982, pp 261-288

Hamilton NG: Positive projective identification. Int J Psychoanal 67:489-496, 1986

Heimann P: On counter-transference. Int J Psychoanal 31:81-84, 1950

Kernberg OF: Borderline Conditions and Pathological Narcissism. New York, Jason Aronson, 1975

Kernberg OF: Severe Personality Disorders: Psychotherapeutic Strategies. New Haven, CT, Yale University Press, 1984

Klein M: Notes on some schizoid mechanisms (1946), in Envy and Gratitude and Other Works, 1946-1963. New York, Delacorte Press/Seymour Laurence, 1975, pp 1-24

Kris E: On some vicissitudes of insight in psycho-analysis. Int J Psychoanal 37:445-455, 1956

Little M: Transference in borderline states. Int J Psychoanal 47:476-485, 1966

McLaughlin JT: The analyst and the Hippocratic oath. J Am Psychoanal Assoc 9:106-123, 1961

Menninger K: Psychological factors in the choice of medicine as a profession. Bull Menninger Clin 21:51-58, 1957

Ogden TH: Projective Identification and Psychotherapeutic Technique. New York, Jason Aronson, 1982

Ogden TH: The Matrix of the Mind: Object Relations and the Psychoanalytic Dialogue. Northvale, NJ, Jason Aronson, 1986

Pao P-N: The role of hatred in the ego. Psychoanal Q 34:257-264, 1965

Poggi RG, Ganzarain R: Countertransference hate. Bull Menninger Clin 47:15-35, 1983

Rosenfeld H: Impasse and Interpretation: Therapeutic and Anti-Therapeutic Factors in the Psychoanalytic Treatment of Psychotic, Borderline, and Neurotic Patients. London, Tavistock, 1987

Schafer R: Psychoanalytic Interpretation in Rorschach Testing: Theory and Application. New York, Grune & Stratton, 1954

Searles H: Positive feelings in the relationship between the schizophrenic and his mother (1958), in Collected Papers on Schizophrenia and Related Subjects. New York, International Universities Press, 1965, pp 216-253

Searles HF: My Work With Borderline Patients. Northvale, NJ, Jason Aronson, 1986

Sherby LB: Love and hate in the treatment of borderline patients. Contemporary Psychoanalysis 25:574-591, 1989

Winnicott DW: Hate in the counter-transference. Int J Psychoanal 30:69-74, 1949

Winnicott DW: The use of an object and relating through identification (1968), in Psycho-Analytic Exploration. Edited by Winnicott C, Shepherd R, Davis M. Cambridge, MA, Harvard University Press, 1989, pp 218-227

Winnicott DW: Playing and Reality. New York, Basic Books, 1971

제6장

Management of Countertransference with Borderline Patients

성애적 감정과 성별 관련 주제

환자와 치료자 양쪽의 성애적 감정을 다루는 작업은 경계선 환자 치료에서 가장 어려운 문제 중 하나이다. 치료자가 성범죄 혐의로 고소당하는 사례 중 상당수는 경계선 환자와 연관되어 있다(Gutheil, 1989). 그러므로 성애적(sexualized) 전이와 성애적 역전이를 체계적으로 다루는 일은 효과적인 치료뿐만 아니라 적절한 위험관리 차원에서도 필수적이다. 색정적 감정(erotic feelings)은 치료자와 환자 중 한 사람에게만 나타날 수도 있고, 두 사람에게 동시에 나타날 수도 있다. 이 장에서는 두 가지 경우를 모두 살펴보고자 한다.

제3장에서 언급했다시피, 경계선 환자는 유아기에 중대한 성적 학대를 경험한 경우가 많다. 그리고 성인기에 성적 학대를 경험할 위험은 유아기에 성적 학대를 경험하지 않았던 사람보다 그런 경험이 있는 사람에게서 훨씬 높게 나타난다(Chu & Dill, 1990). 특히 치료자와 환자 간의 성관계는 아동기에 성적 학대를 당해 본 환자에게서 발생할 가능성이 더 많다(Feldman-Summers & Jones, 1984; Kluft, 1989). 아동기에 성적 학대를 당했던 여성 환자 중 상당수는 모든 상황 속에서 돌봄과 성애를 혼동하며 성장한다. 이러한 성

장 배경으로 인해, 이들은 다시 피해자가 되는 상황에 스스로를 반복적으로 몰아넣음으로써 수동적으로 표현되던 트라우마를 적극적으로 통제하려 할 수도 있다(Chu, 1992).

이와 같은 상황이 발생할 위험성을 높이는 또 다른 결정적 요인은 경계선 환자가 치료자에게 구원 환상을 불어넣는 방식과 밀접하게 연관되어 있다. 제1장과 제3장에서 논의한 것처럼, 치료자는 환자의 학대적인 부모와는 다른 사람임을 증명하기 위해 혼신의 노력을 다하게 되며, 그 과정에서 환자와 성적 접촉까지 하게 되는 '미끄러운 비탈길'을 따라 미끄러지면서 환자와의 경계를 하나둘 침범하고 있는 자신을 발견하게 될 수도 있다. 더욱이 치료자는 경계선 환자가 실망하거나 '혼선'이 일어날 때 분노가 폭발하는 상황을 막기 위해서 종종 긍정적 전이나 이상화 전이를 조성하고 싶은 유혹을 받는다. 이렇게 이상화된 '좋은 부모'의 모습을 보여 주려 하는 태도는 성적 유혹과 뒤엉킬 수도 있다. 경계선 환자의 치료자는 환자에게 제한을 설정함으로써 자신의 공격성을 편안하게 느낄 수 있어야 하며, 그렇게 제한을 설정하는 동안 환자가 보일 분노를 견뎌 낼 준비도 되어 있어야 한다.

상징적인 것과 실제적인 것의 차이를 구별하는 것의 어려움은 경계선 환자 치료 과정에서 성적 경계 위반(sexual boundary violations)의 발생 빈도를 증가시키는 또 다른 결정적인 요인이다. 제2장에서 상세히 논의하였듯이, 편집-분열 상태에서 기능하고 있는 경계선 환자의 경우, 분석적 공간이 무너지면 전이가 가진 '마치 ~인 것 같은' 특성을 이해하지 못하게 된다. 이들은 성애적 전이 감정의 일정 부분은 실제 감정일 수 있으나 그중에는 과거의 관계에서 경험했던 오래된 감정이 새롭게 구현된 부분도 있다는 점을 이해하지 못한다. 그리고 그런 감정이 명백히 실재하는 강렬한 감정이며, 즉각 충족해야 한다고 생각한다. 이와 같은 색정 전이(erotic transference)의 일종은 제5장에서 소개한 색정화된 전이(Blum, 1973)로, 성적 만족에 대한 끈질긴 자아동조적 요구를 수반한다. 색정화된 전이는 주로 경계선 환자와 근친상간 피해자에게서 나타나며, 해석적인 개입으로 다루기가 매우 어려울 수 있다. 또한 색정화된 전이의 대상이 되는 치료자에게 다양한 반응을 불러일으킬 수 있다. 그중 한 가지는 극심한 불안으로, 여성 경계선 환자와 새로운 여성 치료자 사이의 다음 임상 사례에서 확인할 수 있다.

> **환자 R:** 제가 선생님한테 얼마나 빠져들어 있는지에 대해서 생각하고 있었어요. 이런 얘기는 꺼내고 싶지 않은데, 어쩔 수가 없네요. 선생님은 정말 매력적이세요. 눈도 무척이나 아름답고, 몸매도 너무 좋으세요. 이렇게 선생님과 마주 보고 앉아 있으면, 몸에서 열기가 느껴지고 살아있는 기분이 들어요.

여성 치료자 I 또한 열기를 느끼고 있었다. 그러나 그 열기는 본질적으로 환자가 계속해서 자신의 신체 부위를 평가하는 난감한 상황에서 비롯한 불안에 대한 반응이었다.

> **환자 R:** 정말 에로틱해요. 선생님은 못 느끼시겠어요? 이 분위기 말이에요. 정말 이런 얘기는 하면 안 되는데. 제가 이러면 선생님이 저를 어떻게 생각하시겠어요. 선생님에게는 애인이, 그것도 어쩌면 여러 명이 있을 수도 있는데 말이에요. 다이아몬드 반지도 끼고 계시잖아요. 분명 약혼하신 거겠죠. 참, 이런 얘기도 하면 안 되는건데.

실제로 치료자는 오른쪽 손에 다이아몬드가 박힌 반지를 끼고 있었고, 그건 약혼반지라는 오해를 받을 법했다. 그런데 치료자는 상황이 흥미롭다고만 생각했다. 왼쪽 손에 끼고 있던, 누구나 쉽게 알아차릴 수 있는 결혼반지와 약혼반지는 환자가 못 본 척했기 때문이다. 치료자가 짐작하기에 환자는 자신의 치료자가 완전한 이성애자이기를 바라는 것도 아닌 것 같았고, 그렇다고 치료자에게 약혼한 연인이 있기를 확실히 바라는 것 같지도 않았다. 그렇지만 그와 동시에, 환자는 치료자가 약혼 상태라는 설정을 만들어 내야 했다.

치료자 I: R 씨에게는 제가 약혼을 했다는 생각이 안전장치로 느껴지시나 봅니다.

환자 R: 그런 것 같아요. 그 어느 때보다도 강렬한 감정들이 느껴져요. [자기도 모르게 몸을 떨며] 온몸이 찌릿찌릿해요. 선생님도 느끼고 계신다는 거 알아요. 약혼하셨다니 다행이에요. 선생님이 어떤 감정을 느끼고 계신지 저에게 말씀해 주시기 시작하면, 저는 아마 선생님을 밀어낼 수 없을 거예요.

치료자는 자신에 대한 환자의 인식이 급변한 상황에 화들짝 놀랐다. 단 몇 분 전까지만 해도, 환자는 치료자를 유혹하려 하고 있었다. 그런데 이제 환자는 치료자가 '자신을' 유혹할지도 모른다는 소망과 두려움을 내비치고 있었다.

치료자 I: 제가 R 씨에게 어떤 행동을 할까 봐 걱정되시나 봐요.

환자 R: 선생님이 어떤 행동을 하실지는 잘 모르겠어요. 이러면 안 되는 거 알지만, 이 말씀은 드려야겠네요. 선생님은 정말 아름다우세요. 저에겐 정말 믿기지 않을 만큼 강렬한 감정이 느껴져요. 예전에 선생님께 몸매가 정말 멋지시다고 말했던 것도 생각나네요. 그런데 선생님은 이 분위기가 안 느껴지시나요? 아, 게다가 선생님은 똑똑하기까지 한 분이에요. 시간이 벌써 다 되어 가네요, 그렇죠? 정말 제 감정에 대해서는 아무 말도 하지 말았어야 했는데. 하지만 어떻게 설명해야 할지 모르겠어요. 제 마음속 깊은 곳에서 감정이 들끓고 있어요. 선생님, 지금 여기 덥지 않나요? 몸에 뜨거운 열기가 느껴져요. 선생님은 이런 상황 감당할 수 있으시겠어요? 다음 회기에는 저한테 이렇게 대화하는 거 말고 다른 걸 바라실 건가요?

치료자 I: 혹시 제가 R 씨에게 어떤 행동을 하고, R 씨의 치료자로서의 역할을 그만둘까 봐 걱정되시나요?

환자 R: 맞아요! 정확히 그게 걱정돼요! 선생님은 치료가 가능할 거라고 생각하시나요? 이런 감정이 오가는 상황에서도 여전히 제 치료 자로 남아 주실 수 있나요? 저는 선생님이 감당하실 수 있기를 바라요…… 이제 가야 할 시간이 된 것 같네요. 다음 주에 뵐게요.

환자가 치료실을 나간 후, 치료자는 자동응답 서비스에 남겨진 음성 메시지를 들었다. 그런 다음 치료실 옆 복도에 있는 화장실로 향했다. 화장실로 들어간 치료자는 세면대에 환자가 서 있는 것을 보고 깜짝 놀랐다. 환자는 반가운 탄성을 내뱉었다. "어머! 선생님을 화장실에서 다 만나네요!" 치료자는 약간 불편한 기색이 내비치는 미소를 지으며 가볍게 고개를 숙여 인사했다. 이미 화장실 안으로 몇 발자국 들어와 있던 터라 뒤돌아서서 나가는 것은 그리 좋지 않은 행동일 거라고 생각했다. 환자를 피한다는 생각을 심어 주고 싶지 않다는 마음도 분명 있기는 했지만, 불안감으로 인해 피해 버리고 싶기도 했다. 치료자는 본인이 유혹하려 들지도 모른다고 걱정하는 환자의 두려움 말고는 그 무엇에 대해서도 생각할 수 없었다. 그러다가 본인이 환자와 그런 회기를 가진 직후에 일어날 수 있는 가장 최악의 상황에 놓여 있다는 사실을 알게 되었다. 환자는 내가 일부러 화장실로 따라 들어왔다고 생각하지 않을까?

순식간에 치료자의 마음속에는 그런 걱정이 밀려들었다. 치료자는 모든 상황을 고려해 보았을 때 자신이 할 수 있는 최선의 행동은 그저 원래 하려던 대로 화장실을 이용하는 것이라고 결론 내렸다. 치료자는 걷는 속도를 눈에 띌 정도로 줄이지는 않으려고 신경 쓰면서 세면대로부터 가장 멀리 떨어져 있는 칸으로 갔다. 칸 안으로 들어가 문을 닫은 치료자는 환자가 화장실에서 나가는 소리가 들리기 전까지 밖으로 나가지 말아야겠다고 생각했다. 그리고 마치 영원처럼 느껴지는 시간 속에서 때를 기다렸다. 치료자가 느끼기에, 환자는 느린 속도로 손을 씻은 다음, 꼼꼼하게 머리를 매만지고, 조심스럽게 립스틱을 바르고 있었다. 그리고 고통스러울 만큼 오랜 시간이 흐른 뒤에야 화장실 문을 열고 아무 말 없이 나갔다. 치료자는 재빨리 치료실로 들어가 지갑과 가방을 챙긴 다음, 차를 타고 건너편 동네에 있는 약속 장소로 가기 위해 건물을 빠져나왔다. 그런데 건물을 나서자 또다시 유감스러운 상황이 펼쳐졌다. 환자가 건물 정문에 있는 벤치에 앉아 담배를 피우고 있었던 것이다. 환자가 미소를 짓자, 치료자는 고개를 끄덕이며 인사하고는 다시 궁지에 몰리기 전에 서둘러 떠났다.

시간이 흐른 뒤에 돌이켜 보면 우습다고 느껴질 수도 있는 임상 상황이었지만, 당시에 치료자 I는 완전한 혼란에 빠질 정도로 불안해하고 있었다. 앞서 제5장에서는 악성 전이 증오의 영향으로 인해 치료자가 분석적 공간에서 벗어나게 되는 상황을 설명했다. 그런데 그런 상황은 높은 수준의 성애적 특성을 띤 강렬한 감정을 느낄 때에도 똑같이 발생한다(Gabbard, in press). 치료자 I는 담아낼 수 없을 것처럼 보이는 정서를 다룰 자신의 유일한 자원은 행동뿐이라고 느꼈다. 강렬한 감정으로 인해 촉발된 위협감은 환자 R의 명확한 경계의 상실로 인해 배가되었고, 이 경계의 상실은 환자 R이 본인이 아닌 치료자 I가 그런 강렬한 감정을 감당할 수 없으리라고 우려하는 모습을 통해 드러났다.

색정화된 전이는 치료자의 사적 공간에 대한 침해로 느껴질 수 있다. 이런 상황에서 담아내기를 수행하는 것은 굉장히 어려운 일이다. 치료자가 무의식적으로 혹은 드물기는 하지만 의식적으로 성적 흥분을 느낀 경우뿐만 아니라 침해받았다고 느끼는 경우에도 불안이 발생하며, 이 불안은 치료자로 하여금 환자에게 냉담한 태도를 보이면서 거리를 두도록 하거나 성급한 해석을 통한 반격을 하도록 만들 수도 있다(Gabbard, 1994). 이때 치료자는 오히려 환자가 감정을 더 정교화해 보도록 북돋움으로써, 그런 감정으로부터 도망치는 것처럼 보이면서도 환자의 유혹에 공모하는 것처럼 보이기도 하는 아슬아슬한 줄타기를 해야 한다. 감정으로부터 거리를 두고 숙고해 볼 수 있는 분석적 공간으로 환자가 다시 진입할 때(진입한다면), 치료자는 그 시점부터 더욱 해석적 태도를 취할 수 있다.

그러나 경우에 따라서는 의지할 유일한 자원이 실제로 행동뿐인 경우도 있다. 이때 치료자는 환자에게 확실한 제한을 설정할 것이다. 실제적 (concrete) 전이는 때로 실제 대응을 필요로 한다.

> 치료 회기를 진행하던 도중에, 한 여성 환자가 남성 치료자에게 사랑한다고 고백했다. 그러더니 환자는 자리에서 일어나 치료실을 가로질러 가서는 치료자의 등을 주물러 주기 시작했다. 치료자는 환자에게 자리로 돌아가 달라고 부탁했다. 그러면서 다음의 내용들을 직면시켰다. "저는 특정 환경에서만 치료를 진행할 수 있습니다. 먼저, 환자분은 '저' 의자에 앉고 저는 '이' 의자에 앉아 있어야 합니다. 그리고 저희는 신체접촉이 아닌 언어를 사용해서 말해야 합니다."

이 두 가지 사례 모두에는 색정화된 전이에 내재되어 있는 적대감이 명백하게 드러났다. 두 환자는 치료자를 매우 불편한 상황으로 몰아가고 있었다. 일반적으로 치료자에게 사랑을 고백하는 행위의 바로 아래에는 치료자를 괴롭히고 좌절시키고 싶다는 무의식적 소망이 자리하고 있다. 실제로 색정화된 전이는 치료자의 수련과 전문 기술이 그다지 가치 있지 않으며 오로지 사랑만이 (혹은 성관계만이) 도움이 된다는 메시지를 내포하고 있다. 일부 경계선 환자는 사랑의 치료적 가치에 대해 치료자와 논쟁하는 상황을 만들기도 한다. 그런 상황에서는, 사랑이 실제로 상당한 치료적 이점을 갖고 있을 수는 있지만 효과적인 힘을 발휘하는 사랑은 치료자가 아닌 낭만적인 연애 상대로부터 온다는 식의 명료한 설명이 도움이 된다. 치료자의 임무는 환자가 전이 상황을 비롯한 친밀한 관계 속에서 맞닥뜨리게 되는 장벽을 이해하도록 하고, 그 이해를 통해 배운 교훈을 외부 관계에 적용할 수 있도록 돕는 것이다.

색정화된 역전이

색정 전이와 색정화된 전이라는 구별은 치료자가 겪는 역전이에도 그대로 적용된다. 성적 위법행위가 발생하는 상당수 사례에서는 치료자 또한 환자와의 관계에서 '마치 ~인 것 같은' 감각을 잃어버리는 일종의 상사병이 발생한다(Gabbard, 1991; Twemlow & Gabbard, 1989). 이런 상태에 있는 치료자는 환자와 진심으로 사랑에 빠졌다고 느끼며, 자신이 느끼는 감정은 역전이를 초월한 것이라고 생각한다. 색정화된 역전이는 특히 절망적인 상태에 빠져 있는 중년의 치료자에게서 흔히 나타나며, 이들이 느끼는 절망감은 별거나 이혼 혹은 그 밖의 상실로 인한 개인적인 삶의 혼란과 결부된 경우가 많다. 젊고 생기가 넘치며 성적으로 도발적인 경계선 환자는 치료자가 느껴 온 불유쾌한 기분에 대한 치유제로 느껴질 수도 있다.

제3장에서 살펴보았듯이, 치료자는 흔히 사랑에는 치유력이 있다는 의식적 · 무의식적 환상을 품고 있으며, 이러한 믿음은 종종 환자에게 반영되기도 한다. 또한 고통에 잠겨 있는 치료자는 도움을 갈구하는 의존적인 자기를 환자에게 투사하고, 자신의 욕구를 환자의 욕구와 혼동할 수도 있다. 감응성 정신병(folie à deux)을 앓는 듯한 이러한 상황에서는 양 당사자 모두 자신이 가진 측면을 상대방에게 투사하며, 마치 자신이 아닌 상대방이 마법에 걸려 변한 것처럼 행동한다.

많은 경우에 역전이의 색정화는 보살핌을 확실히 표현해 달라는 환자의 요구에 수차례 굴복하면서 발생한다. 색정화의 진행을 막는 데 필요한 핵심 요소는 초기에 한계를 설정하고, 서로 구별되지만 연관되어 있는 다음과 같은 두 가지 과제를 환자가 완수할 수 있도록 돕는 것이다. 그 두 가지는, ① 문자 그대로인 것과 상징적인 것의 차이 구별하기, ② 치료자뿐만 아니라 그 누구도 환자가 유년기에 부모로부터 받지 못한 부분을 완전히 충족시켜 줄 수 없다는 사실을 애도하기이다.

Casement(1985)는 문자 그대로의 안아주기와 상징적인 안아주기를 구별하고자 한계를 설정해야 했던 한 사례에 대해 논했다. 그가 치료한 여성 환자는 자기 어머니가 항상 손을 잡아 주지 않았다며 그에게 손을 잡아 달라고 했다. 주말 동안 환자의 요구에 대해 고민해 본 그는 환자의 바람을 들어주는 행동이 근원적인 트라우마에 대한 탐색을 건너뛰는 방식이 될 수도 있다는 결론에 다다랐다. 그는 환자에게 트라우마를 극복하려면 그 트라우마를 '원래의 모습대로' 경험해야 한다고 설명했다. 그러자 환자는 격분하면서 자살충동을 느끼기 시작했다. 환자는 빈정대는 말투로 그를 비난했다. "선생님은 제 엄마인데. 저를 안아 주지 '않으시네요.'(p. 162)

Casement(1985)는 자신이 사로잡혀 있던 정신병적 투사적 동일시(psychotic projective identification)를 처리하고 담아낸 후에야 마침내 해석적인 형태의 개입을 할 수 있었다. 그는 환자에게, 환자 본인이 느낀 것과 같은 절망감을 치료자도 느끼게 하려던 것 같다고 말했다. 그러면서 자신이 환자를 도와줄 수 있는 유일한 방법은 환자가 불러일으키는 감정을 견디는 것뿐이라고 덧붙였다. 그 말을 곰곰이 생각해 본 환자는 처음으로 치료자의 말을 믿게 되었다고 대답했고, 자신은 감당할 수 없다고 생각한 그 감정들을 치료자가 견뎌 낼 수 있다는 사실에 놀랐다고 말했다.

역전이의 치료적 활용

다른 모든 역전이 감정과 마찬가지로, 성애적 충동과 관련된 감정도 단순히 치료 과정을 방해하는 요소로만 간주해서는 안 된다. 이러한 감정도 환자의 내적 세계에 대한 정보를 제공해 주는 귀한 자료이다. 우리가 우리 내면에 있는 성적 흥분을 억누르려 한다면, 치료자로서 발휘할 수 있는 능력도 제한될 것이다. 다음에 제시한 임상 사례에는 자신의 성애적 감정을 선뜻 인정하고 받아들이지 못한 채 분투해야만 했던 치료자의 이야기가 담겨 있다.

여성 환자 Q는 남성 치료자 J로부터 매주 두 차례씩 지지적-표현형 (supportive-expressive) 정신치료를 받고 있었다. 환자는 치료를 진지하게 받아들이고 있었고, 치료를 통해 자신의 삶에 상당한 변화를 이끌어 내고자 했다. 환자는 치료자를 향한 색정 전이를 암시할 만한 말은 전혀 하지 않았으며, 전문적인 치료관계가 지닌 한계를 받아들일 수 있는 것처럼 보였다.

그러나 환자는 무척이나 짧은 치마를 입고 회기에 올 때가 잦았고, 치료 도중에도 여러 번 다리를 꼬았으며, 그때마다 치료자 쪽으로 속옷이 노출되었다. 치료자는 환자가 치료를 위해 꺼내어 놓는 정신적 문제들에 귀를 기울이기 위해 최대한 노력했지만, 환자를 향한 성애적 감정이 스스로 자각할 수 있는 의식의 영역에 조금씩 모습을 드러내고 있음을 알아차렸다. 또한 치료 중에 시선이 아래쪽을 향하는 바람에 환자와 다시 눈을 마주쳐야 한다는 사실을 상기해야 하는 순간도 있었다. 그때마다 치료자는 색정적 환상 쪽으로 사고가 흘러가도록 내버려 둔 자기 자신을 자주 질타하게 되었다.

치료자는 자신의 성애적 생각을 억누르며 환자가 회기 시간에 언급했던 사안에 대해 다시금 주의를 기울이려고 노력했지만, 어느새 환자를 다른 상황에서 만났더라면 얼마나 좋았을까 하는 생각을 하고 있었다. 그러다 결국에는 치료 과정에 대단히 중요할 수도 있는 정보를 머릿속에서 떨쳐 내기 위해 스스로 상당한 노력을 기울이고 있었다는 사실까지 깨닫게 되었다.

자신의 감정을 담아내던 치료자는 자신이 환자와 겪고 있는 이 경험과 유사한 일이 환자와 다른 남성들 사이에서도 일어났을 가능성에 대해 곱씹어 보았다. 또한 좁은 역전이의 문제가 발생하지는 않았는지 파악해 보기 위해, '환자의 존재가 내가 과거에 만났던 누군가를 떠올리게 했을까? 지금 내가 하고 있는 분투와 유사한 몸부림을 다른 상황에서도 반복했었던가?'라며 자문했다. 치료자는 이와 같은 자기분석 과정에 착수했고, 자신이 보였던 반응이 본인의 무의식적인 갈등뿐만 아니라 환자에 대해서도 많은 것을 알려 주었을 것이라고 추론해 보았다. 그런 후에 자신의 역전이 감정을 치료적으로 활용해 보기로 했다.

회기 중 적절한 순간이 오자, 치료자는 환자에게 다른 사람이 도발적이라고 생각할 수도 있는 방식으로 몸을 노출하며 앉아 있을 때가 꽤 있는 것 같다는 말을 꺼냈다. 그리고 환자가 다른 사람과의 관계에서도 이런 일을 겪은 적이 있었는지 궁금하다고 했다.

환자는 재빨리 자신의 치마를 바로잡더니, 신체 노출에 대한 '거리낌' 같은 것이 거의 없기는 하다고 대답했다. 그러면서 이성 친구들과 자주 배를 타고 놀러 나가는데, 그때마다 상의를 벗고 보트 갑판에서 일광욕을 한다는 말도 덧붙였다. 환자는 그런 행동에 성적인 의미는 전혀 없고, 친구들과 있을 때 그만큼 편안한 감정을 느낀다는 점을 보여 주는 것뿐이라고 분명하게 설명했다.

뜻밖의 사실을 알게 된 치료자는 보트에 같이 탔던 남자들도 환자가 상의를 탈의한 채 일광욕하는 모습을 성적이지 않다고 생각했는지, 환자와는 다른 시각을 갖고 있었을 가능성은 없었는지에 대해 물어보았다. 환자는 사실 남자들로부터 오해를 받을 때가 종종 있다고 대답했다. 그리고 어째서 자신이 '유혹'하기라도 한 것처럼 남자들이 접근하는 것인지, 지난 수년간 의아했다고도 말했다. 또한 남자들과 가진 수많은 성관계가 그런 식으로 시작되었다고 했다. 남자들은 환자가 본인을 성적 대상으로 간주해도 된다는 신호를 보내고 있었다고 가정했고, 환자와 성관계를 맺기 위해 유혹적으로 접근한 적도 많았던 것이다. 환자는 부끄러워하며 얼굴을 붉혔고, 본인에게는 싫다고 거절하는 것이 매우 어려운 일이라 남자들이 접근해오면 심지어 그들에 대해 잘 알지 못해도 응할 때가 잦았다고 말했다.

치료자는 그런 행동이 오랫동안 지속된 패턴은 아닌지, 그리고 그것이 과거의 무언가를 상기시키지는 않는지 물어보았다. 환자는 자신의 자존감이 아버지의 성적 대상이 되느냐 마느냐에 따라 늘 좌지우지됐었다고 대답했다. 환자는 자신이 아버지의 성적 제안에 응하지 않으면 자신과 아버지는 아무 관계도 아니게 될 것이라는 확신이 있었다고 했다. 환자는 상당한 수치심을 느끼면서, 아버지가 밤에 침실로 들어와 이런저런 이야기를 들려주며 자신의 성기를 애무할 때가 많았다고 털어놓았다.

치료가 한참 더 진행된 후, 환자는 남자들과의 관계에서 경계를 설정하는 방법을 어떤 식으로 습득했는지에 관해 언급했다. 그리고 무척이나 가슴 아파하면서, 성적인 관계를 맺지 않고도 남자에게 한 인간으로서 존중받은 적이 처음이었다는 점에서 정신치료가 본인에게 굉장히 중요했다고 말했다.

정신치료 과정의 일부가 담긴 이 사례에서, 치료자는 자신이 억누르려고 애쓰고 있었던 감정들을 자유롭게 경험해 보기로 했다. 그리고 색정 역전이를 처리하는 과정에서 자신이 느낀 감정이 환자가 어릴 적 아버지와 맺은 관계가 재연된 결과물의 일부였다는 사실을 환자와 함께 발견할 수 있었다. 환자에게는 아버지의 성적 접근을 허용하는 것이 아버지와의 지속적인 관계를 보장할 수 있는 방법이었고, 환자가 치료자에게 신체를 노출한 행동은 버림받는 상황을 피하기 위한 무의식적인 노력이었다. 환자는 남자의 성적 욕망의 대상이 되는 것이 가치 있는 존재로 여겨질 수 있는 유일한 방법이라고 생각했고, 그래서 무의식적으로 치료자를 사로잡아 그와의 관계를 유지할 수 있다고 느껴지는 자세로 앉았던 것이다. 이 사례에서 진행된 역전이의 치료적 활용은 이전까지 치료자가 알지 못했던 환자의 근친상간 경험이 수면 위로 드러나게 해 주었다.

자문의 가치

제2장에서는 치료적 얼개로부터의 이탈을 체계적으로 감시하는 행위가 역전이 신호를 감지할 수 있게 해 주는 가치를 지닌다고 논하였다. 색정 역전이 혹은 색정화된 역전이 사례와 관련해서도, 치료자가 환자와의 관계에서 전문가로서의 역할에 맞지 않는 행동을 하려는 경향이 나타나는지를 유

사한 방식으로 감시해 보아야 한다. 전문가로서의 역할에서 벗어나는 행동
은 경우에 따라 문제가 될 수도 있고 문제가 되지 않을 수도 있지만, 역전이
가 발생할 때 흔히 나타나는 다음과 같은 경우들은 문제가 발생할 수 있다는
조기 경고 신호가 될 수도 있다.

1. 치료자가 자신의 문제를 자기노출함
2. 특정 환자와 치료가 있는 날에 옷차림과 외모에 꼼꼼히 신경을 씀
3. 회기와 회기 사이에 환자에 대한 성적인 백일몽을 꾸거나 공상을 함
4. 특정 환자에 대한 꿈을 자주 꿈
5. '나는 환자의 원부모보다 더 좋은 부모가 되어 줄 수 있어.' 또는 '이 가
   엾은 여자에게 진짜 필요한 건 제대로 된 남자인데. 우리가 환자와 치
   료자가 아닌 관계로 만났다면 좋았을 텐데.'라고 생각하면서 환자에 대
   해 구원 환상을 품음
6. 강력한 성애적 전이 감정에 직면하면 압도당하는 느낌이나 불안감을
   느낌

이 중에서 한 가지 이상의 현상이 나타나면, 치료자는 유능한 동료에게 자
문을 요청하는 것을 진지하게 고려해 보아야 한다. 이에 대해 Chessick(1977)
은 치료를 시작하기 이전에 자문을 구할 만한 훌륭한 치료자 목록을 마련해
두고 환자와 사랑에 빠지고 있다는 조짐이 보이는 순간 바로 자문을 구하겠
다고 결심하라는 전략을 제안했다. 이와 같은 내적 결심의 필요성은 상사병
에 걸린 치료자가 감정의 여운에만 심취한 채 아무것도 하지 못할 때가 많다
는 점을 반영하고 있다. 더욱이 상사병이 치료자를 장악해 버리면 동료의 자
문이 귀에 들어오지 않을 정도로 상황이 진행되며, 그 후에는 이미 돌이킬
수 없는 사태에 이르기도 한다.

치료자와 자문가가 힘을 모아 역전이를 이해하기 위해 노력하면 환자가
발하던 광채는 보통 사그라진다(Chessick, 1977). 자문가는 분석 작업을 수행

하는 치료자의 자아가 일시적으로 휘청이는 상황 속에서 보조 자아의 역할을 (그리고 초자아의 역할도) 수행해 준다. 또한 환자의 전이가 내뿜는 열기로부터 자유로운 객관적인 제3자는 치료자로 하여금 색정화의 복합적인 의미와 다양한 선택의 논리적 결과들을 심사숙고해 볼 수 있도록 도와준다. 어떤 상황이 반복되고 있는가? 환자가 치료자에게 어떤 존재가 되었는가? 치료자는 환자에게 어떤 존재가 되었는가? 회기가 끝날 때마다 치료자가 환자에게 포옹을 해 주기로 한다면, 어떤 결과가 일어날 것인가?

치료자와 환자의 성적 욕망에 담겨 있는 자기파괴적이고 공격적인 요소들은 자문가에게 도움을 요청하는 순간 명백해질 때가 많다. 자문가는 판단을 배제한 개방적 태도를 견지함으로써 도움을 줄 수 있다. 치료자의 역전이 환상(countertransference fantasies)에 대해 단도직입적으로 물어보는 것도 흔히 편안한 분위기를 조성하는 데 있어서 도움이 된다. 치료자가 스스로 가장 드러내고 싶지 않은 갈망과 소망을 자문가와 공유해 보고자 많은 노력을 기울일수록, 자문 과정은 더욱 생산적이고 효과적으로 진행될 수 있다.

구체적인 성별 관련 주제들

경계선 환자와의 정신치료에서 적절한 성별 관련 주제들을 파악하는 작업은 경계선 정신병리의 핵심 측면이기도 한 정체성 혼란으로 인해 복잡해진다(Kernberg, 1975). 정체성 혼란은 남성성, 여성성, 남성, 여성, 이성애, 동성애, 양성애 혹은 이러한 정체성들이 혼합된 상태를 명확하게 인지하지 못하는 상황을 야기한다. 여러 형태의 도착적인 성적 판타지나 행동이 자주 발현되면 성적 정체성에 대한 혼란은 더욱 가중되며, 이로 인해 경계선 환자는 자신이 누구이고 자신은 어떤 성적 만족을 원하는지와 관련해 의구심을 품게 된다. 경계선 환자는 이처럼 정체성에 대한 확신이 결여된 상황을 해결하기 위해 자신의 젠더에 대한 과장된 이미지를 일종의 방어 전략으로 삼기도 한다.

여성 경계선 환자의 경우, 남성 치료자와의 관계에서 의존적이고 유혹적인 자세를 취하면 자신이 갈망하는 모성적 돌봄을 받을 수 있다는 믿음을 학습했을 수도 있다. 이 '곤경에 처한 소녀'를 마주한 일부 남성 치료자는 환자를 곤경으로부터 구해 줄 '번쩍이는 갑옷을 입은 기사'가 되는 방식으로 대응할 수도 있다. 이러한 구원 행위가 명백히 성적인 색채를 띠면서 성적 위법행위가 발생하는 경우, 치료자는 그러한 성적 관계가 환자의 갈망을 충족해주는 것 같지 않다는 사실을 발견하며 놀라는 경우가 많다. 다시 말해, 환자가 페니스보다는 여성의 가슴(모성적 돌봄-역자 주)에 더욱 관심을 두고 있다는 사실이 밝혀지는 것이다.

남성 경계선 환자는 문화로 자리 잡은 성역할 고정관념으로 인해 상대방에게 의존하고 싶은 자신의 갈망을 두고 상당한 갈등을 겪을 수 있으며, 과한 남성성을 과시하는 태도를 취함으로써 자신의 수동적인 소망을 부인하려 할 수도 있다. 여성 치료자는 이러한 환자가 갖고 있는 '마초적인' 특성에 성적으로 매료되는 동시에, 환자의 과시적 겉모습 이면에 존재하는 '아기'의 모습을 감지하면서 자신의 모성 본능이 자극되고 있음을 깨달을 수도 있다. 이와 같은 독특한 감정들의 뒤섞임은 좋은 여자라면 이 남성 환자를 변화시키고 다른 방향으로 인도할 수 있으리라는 치료자의 의식적·무의식적 환상과 연관된 경우도 많다. 또한 상대적으로 흔하지는 않지만, 여성 치료자와 남성 환자 사이에 발생하는 성적 위법행위를 검토해 보면 특정한 역전이가 상연되는 상황을 대략적으로나마 이해해 볼 수 있다. 이와 연관된 수많은 사례에는 장난꾸러기 같으면서도 매력적이며 약물 남용 및 경계선 인격장애로 진단을 받은 남성 환자에게 여성 치료자가 끌리는 상황이 나타난다. 이때 치료자는 환자에게 강하게 매료되며, 자신의 사랑이 환자를 '정착시켜' 줄 수 있을 것이라고 확신한다(Gabbard, 1991). 이러한 확신은 '제대로 된 여자'가 '난봉꾼 같은' 남자를 길들일 수 있음을 암시하는 미국 문학 및 영화 속의 유서 깊은 문화적 신화와도 부합한다.

여성 치료자와 남성 환자의 관계에서는 그 외에 다른 패턴이 나타나기도 한다. Person(1985)은 '여성 치료자-남성 환자'라는 성별 조합에서 발생하는 색정 전이의 경우, 남성 환자가 자신의 색정 전이를 자각하지 않으려고 저항하는 동안 치료 외부에 존재하는 다른 여자에게 전치될 수도 있다고 지적했다. 반면, 여성 치료자는 성기적 끌림(genital attraction)뿐만 아니라 모성 욕망까지 결부된 전성기적(pregenital) 감정이 뒤섞이며 혼란스러운 감정을 경험하게 될 수도 있다. 여성 치료자는 자신의 감정에 대한 불안으로 인해, 치료가 색정화되고 있다는 사실을 자각하는 것에 환자 못지않게 저항할 수도 있다. 다음의 임상 삽화는 이 점을 보여 준다.

22세 남성 경계선 환자 P는 38세 여성 치료자 K에게 치료를 받고 있었다. 정신치료 과정 중 환자는 치료자를 향한 의식적인 성적 갈망을 조금도 내비치지 않았지만, 환자의 행동은 그가 적극적으로 저항하던 무의식적인 색정 소망을 드러내 보여 주었다. 환자는 치료자의 책상 위에 놓여 있던 치료자 남편의 사진을 두 차례 덮은 적이 있었는데, 그때마다 사진 속 남자가 자신을 쳐다보고 있는 것이 마음에 들지 않아서라고 말했다. 회기 도중에 셔츠 단추를 풀어 그동안 열심히 근력운동을 한 결과를 치료자에게 보여 준 적도 두 차례나 있었다. 한 번은 회기가 끝나고 문쪽으로 가다가 치료자에게 이렇게 말했다. "오 이런, 선생님 엉덩이에 제 손이 닿을 뻔했네요." 어느 남성 환자와 여성 치료자의 성관계 의혹 사건이 뉴스를 통해 선정적인 방식으로 보도되자, 환자는 치료자의 비윤리적 행동에 분노하면서 그렇게 비도덕적인 치료자는 전문가 자격을 박탈당해야 한다고 치료자 앞에서 단호하게 말하기도 했다.

환자는 자신의 색정 전이를 다른 쪽으로 행동화하는 경향을 보였다. 정신치료를 한 지 약 1년이 지나자, 환자는 성매매자가 자주 드나드는 바에서 시간을 보내기 시작했다. 치료자는 환자가 에이즈에 감염되지는 않을지 걱정이 되었고, 성생활에 주의를 기울일 것을 환자에게 당부하기 시작했다. 환자가 실제로 성매매자와 성적 관계를 맺은 것이 아니었음에도, 치료자는 환자가 그럴 수 있다는 가능성에 대해 점점 더 우려하고 있었다. 이에 치료자는 자신이 얼마나 적극적인 태도로 환자를 보호해도 될지와 관련해 외부의 의견의 얻고자 자문을 구했고, 자문가는 색정 전이-역전이의 역동 쪽으로 치료자의 주의를 환기시켰다. 치료자는 환자가 색정 전이를 인식하지 않으려고 저항하고 있다는 사실은 알고 있었지만, 실제로 벌어지고 있는 일들을 해석하는 것은 주저해 왔다고 말했다.

　　그동안 주저해 왔던 행동에 대해 고심해 보던 치료자는, 환자가 자신에게 성적으로 끌렸다는 사실을 단호하게 부인하고 자신이 환자의 성적 대상이 될 수도 있겠다고 생각했던 사실을 비웃으며 모욕을 줄 것 같은 느낌을 받았다. 치료자는 이러한 환상에 대해 더 깊게 생각해 보다가 환자가 자신이 어울린 성매매자들의 몸매가 완벽했다는 이야기를 끊임없이 늘어놓았다는 사실과 그 이야기를 듣는 동안 자신은 그들에 비해 매력적이지 않다는 느낌을 받았다는 사실을 깨달았다. 색정 전이와 관련된 환자의 저항에 공모함으로써 모욕과 조롱을 피하고 있었던 것 같았다.

　　또한 치료자는 환자가 근육을 보여 주었을 때, 마치 어머니가 자랑스러워하기를 바라며 으스대는 어린 남자아이를 대하려는 듯했었다는 사실에 주목했다. 환자와 마찬가지로, 치료자도 환자가 보여 주는 모습에서 성적 측면을 부인하고 있었던 것이다. 치료자는 환자의 그런 행동을 전성기적(pregenital)인 것으로 간주하고 싶어 했다. 환자의 행동 중에서 일부 측면은 분명 전성기적이었지만, 그보다 더욱 명백하게 드러났던 성적인 측면을 치료 과정 중에 언급하는 것은 환자와 치료자 모두에게 훨씬 어려운 일이었다.

　치료자와 환자가 모두 남성일 경우, 어떤 환자는 명백히 동성애적 혹은 '동성애화된(homoerotized)' 전이를 통해 치료자에게 상당한 불안을 심어줄 수도 있다. 그러한 동성애적 갈망을 체계적으로 탐구해 보면, 모성과 양육을 원하는 원초적 소망과 연관되어 있는 경우가 많다(Gabbard, in press). 또 다른 남성 환자는 남성 치료자에 의해 자극된 자신의 성적 소망이나 의존적 소망에 두려움을 느끼고, 퇴행하고 싶은 유혹으로부터 자기 자신을 지키고자 상대방을 이기려 하거나 경멸하는 태도를 취하게 될 수도 있다. 치료자가 하는 모든 말에 지나치게 이의를 제기하면서 분노와 증오의 감정을 불러일으킬 수도 있고, 이에 치료자는 표면 아래에 있는 환자의 의존적 소망을 알아차리지 못하게 될 수도 있다. 제5장에 제시한 환자 S와의 상세한 임상 사례는 이러한 전이-역전이 패러다임을 담고 있다.

여성 치료자가 여성 환자를 치료할 때에는 치료의 시작 시점에서 이상화 전이가 자주 발생한다. 제2장에서 살펴본 환자 Y와의 임상 사례에 나타나 있듯이, 환자는 치료가 시작되자마자 무조건적인 사랑을 주는 어머니의 돌봄에 대한 자신의 간절한 욕구가 마침내 충족되리라는 기대를 품을 수도 있다. 환자 Y와의 임상 사례에서처럼 환자의 소망이 치료자의 젖을 빨고 싶다는 욕망으로 구체화되어 표현될 경우, 치료자는 그러한 소망의 동성애적 측면으로 인해 거리감을 느낄 수도 있다. 그러나 대부분의 경우에 환자가 가진 원색적이고 숨김없는 원초적인 유아기적 소망은 치료자로 하여금 불안을 느끼게 만드는 원인이 될 가능성이 크며, 치료자는 환자에 의해 젖이 다 말라 버리거나 환자와 하나로 합쳐지면서 자신의 경계를 잃어버리게 될지도 모른다는 두려움을 가질 수도 있다. 머지않아 치료자는 환자가 지닌 구강기적 소망의 동족상잔적 측면이 치료자의 능력, 즉 타인에게 무언가를 줄 수 있는 능력과 안정적인 관계 속에서 자기 자신의 존재를 유지할 수 있는 능력, 자녀를 낳을 수 있는 능력(치료자가 치료 과정 중에 임신을 할 경우), 그리고 성공한 전문가로서 업무를 해낼 수 있는 능력에 대한 강렬한 시기심과 연관되어 있을 때가 많다는 점을 알게 된다. 이러한 이유에서 이상화가 진행되면 그에 뒤따라 시기심과 분노가 자주 발생하며, 치료자는 환자의 경멸이 표출되는 대상이 될 수도 있다. Coen(1992)이 지적했듯이, 의존 욕구를 충족시키기 위해 대상을 남용하는 행위는 종종 막대한 공격성과 시기심을 감추는 역할을 수행한다.

치료자의 임신

어떤 정신치료 과정에서든, 치료자의 임신은 상당한 영향을 미친다. 여성 치료자는 임신 사실을 알게 되면 내성적으로 바뀌며, 보다 자기 자신에게 몰두하면서 평상시에 추구하던 것들에 대해서는 관심을 줄이게 된다. 임신한 치료자는 자신이 환자에게 신경을 점점 덜 쓰게 되고 환자의 걱정거리에 공감적으로 반응해 주지 못하게 되어 버릴까 봐 우려하는 경우가 많다(Bassen, 1988; Bienen, 1990; Fenster et al., 1986; Lax, 1969; Nadelson et al., 1974; Penn, 1986). 치료자의 임신 사실은 숨길 수 없다. 이로써 치료자 개인의 삶의 일면이 치료 과정 속으로 잠입해 들어가므로 이에 대해 반드시 논의해야만 한다. 이러한 상황에서 정신치료의 일반적인 경계를 유지하는 것은 매우 어려운 과제가 되어 버린다. 거의 모든 치료자는 자기노출에 대해 평상시에 견지했던 자세를 어느 정도 바꾸는 것이 불가피하다고 느낀다(Bienen, 1990). 대부분의 환자는 임신 상태에 대해 호기심을 느끼고, 특히 경계선 환자는 평상시의 치료적 얼개를 이탈해 볼 만한 기회를 포착하는 경우가 많으며 치료자와 개인적으로 더 가까워지게 된다. 환자와 치료자 사이의 실제 관계와 더욱 솔직하게 마음을 터놓아야 한다는 압박도 예외 없이 강화된다(Fenster et al., 1986). 치료적 관계에서 발생하는 이와 같은 변화에 의해 치료자는 마치 자신의 사적인 공간이 더 이상 자기만의 공간이 아닌 것처럼 느끼고, 환자에 의해 침범된다는 역전이 감정을 갖게 된다.

모든 환자가 치료자의 임신에 영향을 받기는 하지만, 경계선 인격장애를 가진 이들처럼 불안정한 환자는 특히 강력한 반응을 보인다. Bridges와 Smith(1988)가 강조했듯이, 심각하게 불안정한 환자는 강렬하고도 원초적인 정서적 상태를 담아내고 명료화할 수 있을 만큼 충분히 발달하지 못한 자신의 능력이 치료자의 임신에 의해 압도당한다고 느낀다. 치료자는 환자가 느끼는 이러한 어려움을 감지하며, 상황을 가장 효과적으로 다룰 수 있는 방법을 찾느라 고심하다가 환자처럼 강렬한 역전이 감정을 경험할 수도 있다. 한 치료자가 이와 같은 이유로 고전하는 상황이 상세하게 담긴 다음의 임상 사례는 그런 과정에서 발생하는 몇 가지 전형적인 문제를 보여 준다.

여성 치료자 L과 여성 환자 O가 주 2회의 표현형-지지적(expressive-supportive) 정신치료를 진행한 지 약 1년 정도 되었을 때, 치료자는 첫 아이를 임신하게 되었다. 치료자는 환자가 자신의 임신 소식에 보일 반응이 두려웠고, 이 소식을 환자에게 전달할 가장 좋은 방법을 찾는 일에 몰두하고 있었다. 치료자는 환자가 먼저 소리를 지르며 "선생님 임신하신 거였잖아요!"라고 비난하기 전에 그 사실을 알려 주는 것이 중요할 거라고 생각했다. 환자가 어떻게 자기를 희생양으로 만들어 버릴 수 있느냐며 맹비난할지도 모른다고 생각하니, 치료자의 마음은 위축되었다. 환자는 자신의 상태가 괜찮기만 하다면 정말 아이를 갖고 싶다는 말을 치료 시간에 자주 했었다. 그러나 아이가 끊임없이 요구하는 것들을 감당할 수 없어서 죽여 버리게 될까 봐 두렵다는 이유로 임신을 하지 않기로 한 상태였다.

치료자는 환자가 임신에 대해 갖고 있던 생각들을 떠올려 보았고, 어머니로서 충분한 자격을 갖추는 것과 관련된 환자의 우려가 아이의 필요를 충족시켜 줄 수 있을지에 대한 자신의 걱정과 얼마간 연관이 있었음을 깨달았다. 한편, 아이를 죽이고 싶은 충동이 들지도 모른다는 환자의 생각은 치료자 본인이 마음속으로 인지하고 있는 그 무엇보다도 과하게 지나친 생각이었다. 치료자는 항상 환자로부터 침해받고 침투당하고 있다는 느낌을 받았고, 자신의 사적 공간이 침범될지도 모른다는 두려움도 점점 더 강렬해졌으며, 환자가 자신의 아이를 해치는 수준의 침범적인 행동을 할지도 모른다는 상상도 하게 되었다. 치료자는 자신이 더 이상 이러한 상황을 신경 쓰지 않을 수 있도록 환자가 치료를 그만두었으면 좋겠다는 소망을 품었고, 이 소망을 의식적으로 인식하기 시작했다.

임신 소식이 환자에게 미칠 영향에 대해 계속해서 고심해 보던 치료자는 어느새 치료적 관계에서 아이에 대한 이야기를 아예 피할 수 있으면 좋겠다고 생각하고 있었다. 사실 치료자는 환자에게 이렇게 말하고 싶었다. "아이 이야기는 하지 맙시다!" 아이는 제3자의 존재이기 때문에 환자와의 치료적 관계와 무관하다고 합리화하고 싶었다. 치료자는 환자가 늘 자기와의 관계 속에 어떤 외부 대상을 끌어들이려고 했었다는 점을 알고 있었다. 그리고 환자가 둘 사이의 관계에 아이를 끌어들여 비슷한 방식으로 활용하지도 모른다고 생각했다. 마치 환자가 치료자에게서 아이를 가로채 본인과 치료자 사이에 갖다 놓을 것 같았다. 이러한 상황을 머릿속에 떠올려 보고 나자, 치료자는 자신의 아이가 환자에 의해 이용당할지도 모른다는 생각에 극도로 화가 났다.

치료자는 자신의 몸이 새롭고도 색다른 방식으로 변하고 있음을 느꼈고, 환자로부터 아이의 존재를 숨기고 싶은 강렬한 욕망을 감지했다. 또한 자신과 아이를 보호해야 할 필요가 있기 때문에 환자와의 관계에서 그동안 익숙하게 경험해 왔던 종류의 투사적 동일시에도 예전만큼 유연하고 너그럽게 대처할 수 없을 것 같다는 느낌을 받기 시작했다. 환자는 치료자로부터 받아야 할 모든 것을 완전히 고갈시켜 버리는 경향이 있었고, 치료자는 그런 환자의 모습에 맥이 풀릴 때가 많았다. 치료자의 가슴은 모유수유에 대비하여 어느 때보다도 커지고 있었다. 치료자는 모유가 나오게 될 자신의 가슴을 가학적으로 색정화하려는 환자를 상대해야 한다는 생각에 두려움을 느꼈다. 또한 환자의 이러한 성향이 도착적 행동의 일부라고 생각했고, 그러한 행동에 더 이상 연루되고 싶지 않다고 느꼈다. 치료자는 치료적 상황에서 생존 감각이 완전히 새로운 역할을 맡게 되었다는 것을 점차 인식하게 되었다. 환자의 분노와 끈질긴 요구 속에서 생존해야 한다는 정신치료의 일차적인 과제는 배 속 아이의 생존 문제와 연루되면서 복잡해졌다. 일상에서 자기 자신과 아이를 보호해야 한다는 생각도 점점 커져 갔다. 가령, 무엇을 먹을지, 어떤 수단으로 이동할지, 안전벨트를 어떻게 맬지, 어떤 위험을 감수할지 등을 더 신중하게 결정하고 있었다. 이렇게 걱정해야 할 대상이 두 명으로 늘어나자, 환자가 쏟아 낼 것으로 예상되는 분노를 더욱 참기 힘들 것 같았다.

치료자는 자신의 감정에 대해 지도감독자와 꽤 심도 있게 논의했고,

환자에게 임신 소식을 알릴 방법을 신중하게 계획했다. 마침내 회기가 시작되었을 때, 치료자는 환자에게 알려 줄 중요한 소식이 있다며 운을 띄웠고, 가만히 이야기를 들어주었으면 좋겠다고 말했다. (환자는 회기 도중에 괴로워하며 치료실을 나간 적이 있었다.) 환자는 불안해하고 두려워하는 기색이었다. 그러더니 치료를 중단하겠다는 말을 하려는 것이냐고 치료자에게 물었다. 치료자는 그런 말을 하려는 것은 아니고, 지금뿐 아니라 나중에라도 그렇게 할 계획은 없다며 환자를 안심시켰다. 그런 다음, 자신이 임신 중이고 약 6개월 후에 출산할 예정이라고 말했다.

치료자의 예상과 달리, 환자는 상대적으로 차분한 반응을 보였다. 환자는 치료자에게 임신을 했다니 운이 좋으시다고 말했다. 그리고 자연스럽게 다음과 같은 말을 덧붙였다. "저는 누군가의 엄마이면서 아기이고 싶어요." 환자는 말을 계속 이어가며, 치료자는 교육도 받고 결혼도 한 전문직 여성인 데다가 임신까지 했으니 정말 운이 좋은 사람이라고 말했다. 물론 환자가 치료자의 행운에 대해 계속해서 이야기한 것은 치료자에 대한 시기심을 다루는 하나의 방법이었다. 이에 치료자는 환자가 치료자에게는 운이 좋은 사람의 역할을, 환자 본인에게는 불행한 사람의 역할을 부여하고 있다고 지적했다.

치료 회기를 통해 환자의 반응을 더욱 심도 있게 살펴본 치료자는 환자를 다른 치료자에게 의뢰해도 괜찮을지에 대해 생각해 보기 시작했다. 그러면서 치료자는, 회기를 시작할 때 환자에게 치료실을 떠나지 말라며 말문을 연 이유는 환자가 표현했던 달아나고 싶다는 소망 때문이었다고 해명했다. 치료자는 자기도 모르게 평소보다 더욱 자기노출적인 태도를 취하고 있었다. 치료자는 스스로 좋은 어머니가 될 수 있을지 우려가 되고, 아이의 행복에 대해서도 걱정이 된다고 언급했다. 이에 환자는 치료자를 안심시켜 주려는 식의 반응을 보였다. "선생님은 분명 좋은 어머니가 되실 거예요." 환자의 말을 들으면서, 치료자는 생각을 해 보지도 않고 너무나 형편없는 개입을 해 버린 것에 대해 약간의 후회를 느꼈다.

회기가 끝난 뒤, 치료자는 자신이 품고 있던 파국에 대한 환상에 비해 환자가 임신 소식을 무척이나 잘 받아들였다는 생각에 잠겨 있었다. 그러던 중 환자가 이상적인 담아내기의 그릇이었으며, 자신이 임신에 대해 갖고 있던 환상과 감정들을 안아주었다는 사실을 인식하기 시작했다. 해당 회기 이후에 가진 지도감독 시간을 통해, 치료자는 아이를 향한 자신의 공격적 소망이 환자로 인해 손쉽게 부정당하고 환자에게 투사될 수 있었다는 점을 인정하게 되었다.

치료자는 임신 소식을 밝힌 이후 몇 차례의 회기에서 점점 환자의 질문과 언급에 의해 침범당한다는 느낌을 받았다. 환자는 계속해서 치료자에게 선생님은 아이를 가진 행운아라는 말을 했다. 그러다가 한 회기에서는 환자가 잠시 깊이 생각하더니 이런 말을 던졌다. "아무래도 저는 딸을 가질 수는 없었어요. 딸을 엄청나게 질투했을 테니까요. 특히 제 남편이나 애인이 딸에게 애정을 느끼기라도 하면 더 그랬을 거고요. 저한테는 아들이 나왔을 거예요." 환자의 말에 치료자는 어리둥절했고, 어째서 임신을 하게 되면 딸을 갖게 될 것이라고 생각했는지 물었다. 환자는 딸을 임신하게 될 거라는 사실을 '직감'적으로 확신한다고 대답했다. 그리고 친구들이 임신했을 때 아이의 성별을 100% 정확하게 예측했다고 부연했다. 치료자는 직감을 내세우는 환자의 주장에 다소 당혹감을 느꼈다. 그리고 환자의 주장이 기본적으로 터무니없는 소리임에도 불구하고 또다시 마음에 걸렸다. 다른 사람이 그런 식의 주장을 할 때에도 그렇게까지 신경이 쓰이지는 않았다.

약 두 달이 지난 후, 환자는 임신에 대해 직접적이고도 개인적인 질문을 하기 시작했다. 환자는 치료자의 나이가 몇 살인지도 물어보았다. 또한 태동을 느낄 수 있느냐고도 물었다. 태어날 아이의 이름을 알고 싶어하기도 했다. 집에 아이를 위한 방을 만들 것인지도 물었다. 치료자의 배가 점점 커다랗게 부풀어 오르고 있다고, 임신 9개월 차에 접어들면 엄청나게 커지겠다는 말도 했다. 그리고 아이가 움직일 때 드는 기분에 대해서도 물어보았다.

치료자는 환자가 이런 종류의 질문을 할 것이라고 미리 생각해 뒀고, 그중에서도 개인적이거나 사적이지 않은 질문에 대해서는 가급적 대답해 주려고 했다. 예컨대, 실제로 태동을 느낀다는 사실은 환자에게 말해 주어도 비교적 해가 될 부분이 없다고 생각했다. 치료자는 현재 임신 단계에서는 누구나 태동을 느낄 것이고, 그 사실을 환자에게 사실대로 말해 주는 것은 전적으로 용인할 수 있는 일이라고 판단했다. 한편, 환자가 복부 크기에 대해 언급했을 때는 한층 마음이 불편했고 신경이 쓰였다. 또한 아이에게 지어 줄 이름에 대해서는 환자와 논의하고 싶지 않다는 감정을 강하게 느꼈다. 치료자 입장에서 아이의 이름을 정하는 일은 본인과 남편만 관여할 수 있는 무척이나 사적인 부분이었다. 그래서 그것에 대해서만큼은 어느 정도로든 환자가 끼어드는 상황을 원치 않았다. 치료자는 회기를 시작하기 전에 스스로 대략적인 기준을 세워 둔 상태였지만, 환자의 호기심이 다소 거세게 몰아쳐 오자 원래 생각했던 것보다 더 많은 사실을 알려주게 되었고, 결국에는 환자와의 관계에 명확한 경계를 긋고 질문을 차단해야만 했다.

이 임상 삽화에 묘사된 역전이로 인한 어려움은 특히 경계선 환자를 치료할 때 치료자의 임신이 불러일으키는 전형적인 반응에 해당한다. 대부분의 치료자는 자신의 임신 사실을 되도록 오랫동안 숨기고 싶다는 강한 욕망을 느끼지만, 그와 동시에 여기저기에 알리고 싶다는 소망도 가질 수 있다(Imber, 1990). Lax(1969)는 이 욕망이 환자가 치료자로부터 어떻게든 아이를 빼앗아 갈지도 모른다는 두려움과 연관되어 있다고 했다. 이 사례에서 치료자 L은 언제 어떻게 임신 사실을 알릴지에 대해 생각하면서, 자신이 갖고 있던 그런 걱정들을 의식적으로 명확하게 알게 되었다.

임신 상태에 있는 치료자라면 사실상 예외없이 본인 아이의 안전을 걱정하며, 환자의 분노와 가학적인 환상이 아이를 해할지도 모른다는 역전이 공포에 시달린다(Fenster et al., 1986). 치료자 L은 환자에게 임신 사실을 알린 후, 본인이 아이에 대해 가졌던 공격적인 감정을 환자에게 방어적으로 투사했으며, 자신의 공격적인 감정을 담아낼 그릇으로 환자를 이용했음을 상당히 통찰력 있게 깨달았다. Lax(1969)는 치료자가 어린 시절 자신의 형제자매의 출생에 대해 느꼈던 감정들이 임신이라는 상황으로 인해 활성화될 수 있으며, 치료자는 자신이 그런 감정들을 갖고 있다는 사실을 부인하기 위한 방법의 하나로서 환자에게 책임을 돌릴 수도 있다고 지적했다.

부정적 특성이 과하게 담긴 감정은 임신 기간 동안 치료자의 내적 공간을 보호하기 위한 하나의 방법으로서 차단될 수 있다(Imber, 1990). 이러한 상황에서 치료자가 환자의 공격성을 두려워하는 것은 그야말로 치료자 본인의 공격성에 대한 걱정을 인정하지 않으려는 것일 수 있다. Winnicott(1949)은 모든 어머니는 아이가 태어나기 전에 자신의 아이를 싫어하게 될 만한 다양한 이유를 갖게 된다고 언급했다. 증오와 분노의 감정은 치료자가 임신해 있을 때 훨씬 더 큰 불안을 야기한다. 치료자 L 본인이 주목했듯이, 아이의 생존과 보호를 위한 보다 커다란 감정들이 생겨나고, 이 감정들은 전이와 역전이 문제를 효과적으로 다루는 데 있어서 필수적일 수도 있지만, 결과적으로 치료자는 그런 감정들을 통해 자신의 힘겨운 내적 상태를 회피하게 된다.

치료자 L이 환자 O에게 임신 사실을 알리기를 꺼렸던 또 다른 이유는 환자의 시기심에 대한 치료자의 두려움에 있었다. 임신한 치료자 중 상당수는 본인의 임신으로 인해 환자의 시기심이 자극된 사실에 죄책감을 느꼈다고 보고했다(Bassen, 1988; Fenster et al., 1986; Lax, 1969; Penn, 1986). 치료자 개인의 삶 속에서 시기심을 일으키는 다른 근원은 어느 정도 환자로부터 숨길 수 있지만, 임신은 부인할 수가 없다. 치료자의 죄책감은 치료자가 자신의 아이를 돌보기 위해 환자를 버리고 있다고 걱정할 때에도 생겨날 수 있다.

치료자 L의 임신 소식에 환자 O가 보인 놀라운 반응이 이례적인 것은 아니다. Bridges와 Smith(1988)는 심하게 불안정한 환자의 경우, 치료자의 임신 소식에 어떤 식으로든 반응을 보일 수는 있지만 말로는 거의 표현하지 않을 때가 많다고 언급했다. 그러면서 두 저자는 환자가 기능의 현저한 저하나 증상의 심화 등을 통해 반응을 보일 수도 있다고 강조했다. 치료자는 환자가 반응을 축소하려고 할 때 이에 공모하지 않아야 하며, 임신이 환자에게 불러일으킨 부정적인 감정을 보지 않고자 하는 자신의 소망에도 귀를 기울여야 한다. 대부분의 경계선 환자는 어머니로부터 보살핌을 받고 싶은 깊은 갈망을 가지고 있으며, 이들에게 치료자가 임신하는 것은 겨룰 수 없는 경쟁 상대가 등장하는 것인 경우가 많다. 환자로서는 꿈만 꿔 볼 수 있는 있는 모성적 보살핌을 아기는 치료자로부터 받게 될 것이기 때문이다. 이러한 상황으로 인해 발생한 시기심과 절망감이 심하게 압도적이면, 환자는 그 감정을 말로 전혀 표현하지 못할 수도 있다. 환자의 감정은 오로지 행동으로만 표현될 수도 있으며, 이때 치료자의 과제는 환자가 자신의 행동을 언어로 표현할 수 있도록 돕는 것일 수도 있다.

남성 환자는 치료자의 임신에 크게 실망하는 반응을 보일 수 있는데, 이는 무의식 수준의 오이디푸스적 상황이 그들의 눈앞에서 재현되기 때문이다. 환자에게 이러한 상황은 자기 소유라고 생각했던 여자가 다른 사람의 소유로 드러나는 것과도 같다. 이때 이들은 배신감, 질투, 실망, 분노 등의 감정에 힘겹게 맞서야 한다.

임신한 치료자는 마치 자신이 실제로 환자를 배신하기라도 한 것처럼 이와 같은 남성 환자의 반응에 비이성적인 죄책감을 느낄 수도 있다. 또한 그 전까지 드러나지 않았던 자신의 성생활이 이제 버젓이 드러났다는 생각으로 인해 이상한 어색함을 느낄 수도 있다. 남성 경계선 환자가 치료자를 무책임하다거나 '문란하다'라거나 신뢰할 수 없다고 비난하면, 치료자가 느끼는 죄책감과 수치심은 배가될 수도 있다.

치료자의 임신 기간에 발생하는 역전이 감정은 항상 문제가 될 것이다. 이렇게 개인적 영역과 직업적 영역이 특별하게 만나는 상황은 정신치료 과정에 거의 존재하지 않는다. 이러한 상황을 다루는 데에는 다음과 같은 몇 가지 지침이 유용할 것이다.

첫째, 치료자는 환자에게 임신 사실을 알리기 이전에 마음속으로 출산 휴가 일정을 확실하게 정해 두어야 한다. 휴가 기간을 정할 때에는 환자가 받을 것으로 예상되는 압박이나 그런 압박에서 기인한 죄책감이 아닌, 치료자 '본인'의 필요와 가족의 필요를 바탕으로 해야 한다. 또한 휴가 기간 동안 자신을 대신해 줄 동료를 미리 확보해 둠으로써, 출산 휴가 동안 환자가 완전히 버려졌다는 느낌을 받지 않도록 해야 한다. 그렇게 해 두면 환자에게 임신 사실을 알릴 때 구체적 계획을 함께 제시해 줄 수 있으며, 이는 환자가 미래에 대한 불안을 다루는 데에도 도움이 될 수 있다.

둘째, 임신 사실을 알게 되면서 역전이 불안을 경험하는 치료자는 지도감독자나 유능한 동료로부터 자문을 받는 것이 좋다. 자문을 받으면 비합리적 걱정뿐만 아니라 임신 기간 동안 경계선 환자와 적절한 경계를 유지하는 방법 등 현실적인 문제도 다룰 수 있다.

셋째, 임신한 치료자는 정신치료 회기에서 임신 사실을 알리기 이전에, 자신에 대한 정보 가운데 환자와 어떤 것을 공유하고 공유하지 않을 것인지를 숙고해 볼 필요가 있다. 치료자 L은 질문이 하나둘 이어질 때마다 질문의 강도가 확실히 세지며, 질문이 쏟아지는 상황에서는 질문에 대응할지 아니면 한계를 설정할지를 결정하는 것이 어렵다는 점을 인지했다. 완전한 자기노출과 완전한 비밀유지 사이에서 어느 정도 균형을 잡는 것이 최선이겠지만, 정확한 비중은 각 치료자가 스스로 편안하게 느끼는 정도에 따라 개별적으로 결정해야 한다. 어떤 질문에 대답하고 어떤 질문에는 정중하게 거절 의사를 표할지 결정할 때에는 지도감독자나 동료의 도움이 유용할 때가 많다.

넷째, 치료자는 무엇보다도 임신에 대한 자신의 반응을 주의 깊게 살펴보아야 한다. 특히 죄책감에 주의를 기울임으로써, 분노에 찬 경계선 환자의 강요에 따라 자신의 계획을 경솔하게 바꾸지 않도록 해야 한다. 일부 치료자는 죄책감으로 인해 결국 자신이 바랐던 것보다 더 많은 정보를 노출하거나, 심지어는 출산 휴가 계획을 바꾸기까지 한다. 출산 휴가 기간 동안 정기적으로 전화 통화를 하기로 합의했던 치료자는 결국 병원 생활이 가정으로 침투한 상황으로 인해 몇 주 만에 후회하기도 한다. 모든 치료자는, 임신 계획이 전혀 없더라도, 환자에게 맞춰 주고 만족시켜 주기 위한 방식으로 삶을 이끌어 나가지 않겠다는 결심을 해야 한다. 우리 모두는 우리가 사랑하는 사람 그리고 우리 자신의 욕구를 충족하기 위한 삶을 설계해야 하며, 환자는 그러한 선택에 적응해야 한다.

요약

아동기에 성적 학대의 피해자였던 경우가 많은 경계선 환자는 종종 색정화된 전이를 통해 성적 만족을 요구한다. 이들 중 상당수는 어떤 상황에서든 줄곧 돌봄과 성애를 혼동하며 성장했기 때문에 세대 간 경계에 대한 이해가 전혀 없다. 환자는 자신의 성적 요구를 성찰하거나 숙고할 필요가 없다고 보며, 이 성적 요구에 치료자는 강렬한 성적 흥분을 느끼거나 강렬한 불안을 느끼는 방식으로 대응할 수도 있다. 경우에 따라 치료자는 단도직입적 태도를 취해야 하며, 언어적 개입이 아무런 효과를 발휘하지 못할 때에는 분명하고도 구체적인 제한을 설정해야 한다. 역전이 속에서 '마치 ~인 것 같은' 특성이 사라지기 시작한다면 치료자는 관찰하는 능력을 되찾기 위해 노력해야 하며, 환자가 치료자에게 불러일으키려 하는 감정에는 환자의 과거 대상관계와 관련된 역사가 있음을 환자가 이해할 수 있도록 도와주어야 한다. 또한 성애적 감정에 압도되는 느낌을 받거나 자신이 적극적으로 환자에 대한 백일몽이나 공상을 갖고 있음을 알게 될 때에는 신뢰할 수 있는 동료에게 자문을 구해야 한다.

경계선 환자의 젠더 역할은 정체성 혼란에 의해 복잡해진다. 경계선 환자는 자신의 젠더를 확립하고자 하는 방어적 노력의 일환으로 고정관념 속 과장된 성역할을 따르거나 상당히 모호한 젠더를 표방할 수도 있다. 전이와 역전이의 성기화(genitalization)도 융합 혹은 통합되고자 하는 보다 원초적인 충동에 저항하기 위해 젠더 및 경계에 관한 체계적 관점을 유지하고자 하는 방어적 시도로 기능할 수 있다. 치료자가 임신을 하면 경계선 환자는 그 임신 사실을 무척이나 개인적인 방식으로 받아들일 수 있다. 그들은 치료적 경계를 넘어서기 위한 기회를 포착하거나, 치료자와 더욱 개인적 관계를 맺으려고 시도할 수도 있다. 또한 강렬한 형제자매 간의 경쟁심이나 오이디푸스적 경쟁심과 관련된 분노를 경험할 수도 있다. 치료자는 결국 전이 속에서 관찰되는 환자의 가학적인 환상에 의해 자신의 아이가 어떻게든 해를 입을 것이라는 불안을 느끼게 될 수도 있다. 치료자-환자 양자 관계에서는 공격성을 차단하고자 하는 노력이 점점 두드러지게 나타날 수 있고, 치료자는 자신이 환자에게 준 영향에 대해 죄책감을 느끼게 될 수 있다. 치료자는 자신의 임신 사실을 환자에게 언제 어떻게 말할 것인지를 신중하게 고민할 필요가 있다.

❏ 참고문헌

Bassen CR: The impact of the analyst's pregnancy on the course of analysis. Psychoanalytic Inquiry 2:280-298, 1988

Bienen M: The pregnant therapist: countertransference dilemmas and willingness to explore transference material. Psychotherapy 27:607-612, 1990

Blum HP: The concept of erotized transference. J Am Psychoanal Assoc 21:61-76, 1973

Bridges NA, Smith JM: The pregnant therapist and the seriously disturbed patient: managing long-term psychotherapeutic treatment. Psychiatry 51:104-109, 1988

Casement P: On Learning From the Patient. London, Tavistock, 1985

Chessick RD: Intensive Psychotherapy of the Borderline Patient. New York, Jason Aronson, 1977

Chu JA: The revictimization of adult women with histories of childhood abuse. Journal of Psychotherapy Practice and Research 1:259-269, 1992

Chu JA, Dill DL: Dissociative symptoms in relation to childhood physical and sexual abuse. Am J Psychiatry 149:887-892, 1990

Coen SJ: The Misuse of Persons: Analyzing Pathological Dependency. Hillsdale, NJ, Analytic Press, 1992

Feldman-Summers S, Jones G: Psychological impacts of sexual contact between therapists or other health care practitioners and their clients. J Consult Clin Psychol 52:1054-1061, 1984

Fenster S, Phillips SB, Rapoport ERG: The Therapist's Pregnancy: Intrusion in the Analytic Space. Hillsdale, NJ, Analytic Press, 1986

Gabbard GO: Psychodynamics of sexual boundary violations. Psychiatric Annals 21:651-655, 1991

Gabbard GO: Psychodynamic Psychiatry in Clinical Practice: The DSM-IV Edition. Washington, DC, American Psychiatric Press, 1994

Gabbard GO: On love and lust in erotic transference. J Am Psychoanal Assoc (in press)

Gutheil TG: Borderline personality disorder, boundary violations, and patient-therapist sex: medicolegal pitfalls. Am J Psychiatry 146:597-602, 1989

Imber RR: The avoidance of countertransference awareness in a pregnant analyst. Contemporary Psychoanalysis 26:223-236, 1990

Kernberg OF: Borderline Conditions and Pathological Narcissism. New York, Jason Aronson, 1975

Kluft RP: Treating the patient who has been sexually exploited by a previous therapist. Psychiatr Clin North Am 12:483-500, 1989

Lax R: Some considerations about transference and countertransference manifestations evoked by the analyst's pregnancy. Int J Psychoanal 50:363-372, 1969

Nadelson E, Notman M, Arons E, et al: The pregnant therapist. Am J Psychiatry 131:1107-1111, 1974

Penn LS: The pregnant therapist: transference and countertransference issues, in Psychoanalysis and Women: Contemporary Reappraisals. Edited by Alpert J. Hillsdale, NJ, Analytic Press, 1986, pp 287-316

Person ES: The erotic transference in women and in men: differences and consequences. J Am Acad Psychoanal 13:159-180, 1985

Twemlow SW, Gabbard GO: The lovesick therapist, in Sexual Exploitation in Professional Relationships. Edited by Gabbard GO. Washington, DC, American Psychiatric Press, 1989, pp 71-87

Winnicott DW: Hate in the counter-transference. Int J Psychoanal 30:69-74, 1949

제7장

Management of Countertransference with Borderline Patients

치료자의 자기노출 활용

치료자의 자기노출과 관련된 문제는 다양하고 골치아픈 딜레마를 낳는다. 분명 치료자는 아무런 색깔도 없는 존재가 아니다. 진료실에 걸려 있는 사진, 직접 고른 미술품이나 장식품, 책상에 올려져 있는 책, 그리고 정신건강 관련 커뮤니티에서 치료자와 관련해 알려져 있는 일반적인 내용 등은 환자에게 상당한 정보를 제공해 준다. 신경증 환자에게 적용되는 고전적인 기법에서는 그런 형태의 자기노출이 환자에 대한 치료자의 자기폭로(self-revelations)의 한계 지점으로 여겨질 수 있다. 그러나 신경증 환자에게 하는 것과 똑같은 방식의 중립적 태도를 경계선 환자에게도 취할 수는 없듯이, 불안정한 환자와 작업을 할 때 치료자의 자기노출은 환자에 따라 각기 다른 지침을 따라야 한다. 환자와 치료동맹을 형성하고 유지하려면 '지금 여기'에서 느끼는 감정에 진정으로 솔직한 태도를 취하는 것이 매우 중요할 수 있다.

이 책에서는 환자가 치료자를 이해하는 데 활용할 수 있도록 돕기 위해 대인관계적 측면과 정신내적 측면에 대한 정보를 제공하는 제한적 수준의 치료자의 자기노출을 지지한다. 이와 같은 형태의 역전이 노출(countertransference disclosure)의 필요성은 '임상적 정직성'으로 좁게 정의할 수 있는데, 이 임상적 정직성은 환자가 치료 회기의 '지금 여기' 순간에 미치는 영향을 치료자가 어떻게 경험하는가에 중점을 두고 있다. 많은 환자는 자기 자신을 '실제'라고 인식하지 못한다. 하지만 치료자가 자기노출을 활용할 경우 이들은 자신이 타인에게 실제적인 영향을 미친다는 느낌을 갖게 될 수도 있다.

이와 같은 형태의 자기노출은 치료자가 실제로 자신의 개인 문제를 환자와 공유하는 더욱 광범위한 형태의 자기노출과 반드시 구별되어야 한다. 특정 경계선 환자는 본인과 같은 방식으로 고통받아 본 경험이 없는 치료자라면 자신을 이해해 줄 수 없다고 고집스럽게 생각하기 때문에 사실상 각자의 문제를 공유하자는 식의 요구를 해 올 것이다. 치료자가 환자의 강압적 요구에 못 이겨 이와 같은 전이 만족을 허용해 주면 환자와 치료자는 경계 이탈 상황에 처하게 되며, 경계 이탈은 보통 치료적 얼개를 더 위반하는 상황으로 이어져 궁극적으로 치료 과정에 파괴적 결과를 낳게 된다(Butheil & Gabbard, 1993). 다음의 임상 삽화는 경계선 환자 치료와 관련해 이 책에서 유용하다고 생각하는 유형의 자기노출을 보여 준다.

여성 환자 N: 마음이 지옥 같아요!!! 시간 낭비하지 않을래요. 너무 화가 나요. 정말 어떻게 이렇게까지 안 좋을 수가 있는 건지 믿기지가 않네요. 저는 조금도 나아지지 않고 있어요. 친구도 한 명 없고요. 아니, 사실 그런 건 아니지만, 그냥 너무 화가 나서 제가 사람들을 상대할 수 있을 거라는 기대조차 할 수가 없어요. 죽는 게 낫겠어요. 제가 아는 모든 사람에게 너무 화가 나요. 직장 동료들한테도 말이에요! 저는 조금도 나아지지 않고 있어요. 제가 '블랙홀'에 들어가면, 다 저를 혼자 내버려 둬요. 그냥 사라져 버리는 거예요. 그럴 때 제가 느끼는 기분은 차마 말로 표현할 수도 없어요. …… 지옥 같은 기분이에요!!! 다들 …… 저한테 이렇게 말해요. '넌 해낼 수 있어.'라고요. 너무해요! 제가 평생 동안 겪은 일들이 반복되고만 있어요. 제가 화를 내면, 저희 엄마는 어디론가 사라져 버릴 거예요. 그냥 그렇게 저를 내버려 둘 거예요.

여성 치료자 M: [환자의 말을 끊으며] 지금 제가 N 씨에게 물어볼 수 있는 것이 두 가지인 것 같은데, 둘 중 어떤 질문이 더 도움이 될지 잘 모르겠네요. 하나는 N 씨를 이렇게까지 괴롭게 한 일이 무엇이었는지에 대한 질문이고, 다른 하나는 혹시라도 제가 N 씨를 밀어낸 것 같은 기분이 드는지에 대한 질문이에요. 혹시 지금 저와의 관계 속에서 경험한 것에 대해 뭔가 하고 싶은 말이 있어서 다른 사람들에 대한 얘기를 하시는 건가요?

환자 N: 모르겠어요. 아니에요! 저는 선생님한테 '아무 감정도' 없어요. 이 것도 소용없어요. 이 치료는 아무 효과도 없을 거예요. 선생님은 이해 못해요! 저는 죽어 버리는 게 나아요.

치료자에게 '아무 감정'도 느끼지 않는다는 환자의 주장은 치료가 지속된 지난 4개월 동안 반복된 얘기였다. 환자가 전이를 부인하자, 그에 따라 점차 역전이 반응도 현저히 미약하게 나타났다. 회기들의 전반기 동안에는 환자가 자신의 삶에서 벌어졌던 괴로운 사건들을 극적으로 이 야기해도 치료자는 대체로 아무런 감정을 느끼지 않았다. 그러나 회기들의 후반기부터는 조금씩 분노와 무력감을 인지하게 되었다.

치료자는 환자의 격한 행동에도 아무런 감정이 느껴지지 않는다는 사실에 또 한 번 깊은 인상을 받았다. 그리고 자살 소망을 드러낸 환자의 발언에 대해 신중하게 생각해 보았지만, 환자의 말소리가 점점 커지고 환자가 자신의 감정에 더욱 이입하자 그 어떤 특정한 반응도 보일 수가 없었다. 그 대신 치료자는 다음과 같이 생각했다. '지금 나에겐 아무런 감정도 느껴지지 않는다. 치료 시간은 약 40분 남았다. 이 정서적 폭풍우는 사그라들겠지만, 아직 무슨 말을 하기에는 이르다. 이 폭풍우의 강도를 낮추기 위해 내가 할 수 있는 뭔가가 있을지도 모른다.'

환자 N: 제 주변 사람들은 제 말을 듣고 싶어 하지 않아요! 제가 화를 낼 수록 사람들은 저를 더 거부하고, 저를 더 혼자 내버려 둬요.

치료자 M: [환자를 실망시킨 주변인과는 다른 방식으로 행동하려고 의식
적으로 노력하며] 그렇군요. 그런데 어떤 일 때문에 화가 나셨던
건가요?

치료자는 실망스러운 '조력자들'을 향해 불만을 표출하는 환자에게 여
전히 아무런 감정도 느끼지 않았지만, 회기 내용을 요약한 메모에는 그
런 자신의 생각과 다른 사실이 암시되어 있었다. 치료자는 본인이 환자
에게 질문한 내용을 "'제'가 '제 고통'을 'N 씨'에게 말하고 싶지 않은 것처
럼 느껴지시나요?"는 내용으로 ('저'와 'N 씨'를 뒤바꿔) 잘못 적었지만,
그런 실수를 깨닫지 못하고 있었다. 이처럼 환자와 치료자 모두 의식적
인 전이와 역전이 감정을 부인하고 있었지만, 두 사람 사이에는 강렬한
감정적 대화가 진행되고 있었다. 환자는 치료자를 안심시키며, 치료자가
자신이 지금까지 만났던 사람들 중에서 유일하게 자기 말을 들어 주려
했던 사람이라고 했다. 그러나 당장의 시급한 문제에 대한 논의로 나아
갈 수 있을 것이라는 치료자의 기대와 달리, 환자는 다시 불만 섞인 말들
을 중얼거렸다.

치료자 M: [환자의 말을 가로막으며] 그 누구도 N 씨에게 아무것도 물어
봐 주지 않을 때 얼마나 절망적이고 외롭고 화가 나는지에 대해
서 말씀해 주셨는데, 제가 지금까지 N 씨에게 여러 번 물어본 질
문들에 대해서는 아무 대답도 해 주지 않으신 것 같습니다.
환자 N: 그렇네요. 선생님은 노력하고 계세요. 저는 그냥 선생님 말을 무
시하고 있었던 거고요. 선생님이 저에게 한 말들이 제 안에서 그
냥 사라져 버려요. 사라져 버렸어요. 선생님은 저에게 좋은 의도
로 그러신 거라고 확신해요. 분명 제 분노와 시기심이 선생님이
저에게 해 주려던 말들을 전부 파괴해 버린 거예요. 예전에 치료
를 해 주셨던 남자 선생님도 저에게 그런 말씀을 하시곤 했어요.
정말 훌륭한 분이셨죠.

바로 이 순간, 그동안 회기 중에 아무것도 느끼지 못했던 치료자는 부족하다는 느낌과 절망감 그리고 성가심을 느끼기 시작했다.

환자 N: [적극적으로 나서며] 저는 선생님에게 화가 난 것도, 질투심이 나는 것도, 의존하고 있는 것도 아니에요. 왜냐하면 저는 선생님에게 정말 아무 감정도 없거든요! 저에겐 아무 감정도 없어요! 이것도 아무 소용없어요!! 저는 죽는 게 나아요. 주변 사람들도 다 필요 없어요! 제가 그 사람들을 찾아가서 감정을 잃어버렸다고 말한다 한들, 누구 한 명이라도 저에게 무슨 일이 있었냐고 물어봐 주겠어요? 저는 여자라면 '질색이에요.' 여자들이 무서워요.

치료자 M: N 씨가 외부에서 맺고 있는 관계들이 저와의 이 관계에서 느끼는 감정에 대해 뭔가를 말해 줄 수도 있다고 하신 적 있었죠.

환자 N: 맞아요. 그렇게 말했었죠. 하지만 지금은 아무 감정도 느껴지지 않아요.

치료자는 환자와의 논의를 진전시켜 보고자 다양한 의견을 제시했다. 환자는 치료자의 의견 중에서 어떤 것은 타당할 수도 있다며 정중하고도 지적인 태도로 인정했지만, 감정과 관련된 진실은 그 어떤 것도 드러나도록 하거나 인정하려 하지 않았다. 환자는 이 치료적 관계에 아무런 의미도 없기 때문에 앞으로 어떤 도움도 되지 않을 것이라고 판단했다. 그리고 본인은 자살하는 편이 낫다고 말했다. 자살이 불가피하다는 결론을 내리고 나서는 정신적으로 더 고통스러워했다. 그러다가 곧 격렬하게 눈물을 쏟았고, 그로 인해 거친 숨을 몰아쉬었다. 환자는 숨이 차 헐떡이면서 다음과 같이 떠듬떠듬 말했다.

환자 N: [눈물을 흘리며] 저는 [훌쩍] 그저 [훌쩍] 다정한 엄마의 [훌쩍] 품에 안기고 싶은 [훌쩍] 순진한 [훌쩍] 아이일 뿐이에요! [훌쩍] 사랑받고 [훌쩍] 싶은데 [훌쩍] 엄마는 [훌쩍] 제 기분에 [훌쩍] 관심도 없어요! 정말 마음이 지옥 같아요!!!

환자가 격하게 흘리는 눈물과 점점 커지는 말소리에 초조해진 치료자
는 환자에게 공감 어린 말을 해 주려고 했다. 환자의 정서적 동요와 분노
에 찬 절망은 늘 그랬던 것처럼 계속 지속되었다. 이 회기의 방향에 영향
을 미칠 만한 힘을 가진 언어는 없을 거라고 생각하게 된 치료자는 회기
를 잠시 중단하자는 손짓을 하기 시작했다.

치료자 M: 진정해 보세요. 숨을 몇 차례 깊게 들이마셔 보시고요. [환자 N
이 치료자의 말을 듣기 시작했다.] N 씨는 지금 저에게 화가 났다
고 표현하고 있어요. N 씨의 기분이 지옥 같다는 건 알겠어요. 하
지만 N 씨가 그 기분을 말로 표현하지 않기 때문에, 저는 어둠 속
에 내버려져 있어요. 말로 표현할 수 있게 마음을 진정해 보세요.

환자 N: [환자가 서서히 마음을 진정하면서 치료실을 둘러보았다. 그러자
치료자도 마음이 안정되었다.] 이 치료실과 여기에 있는 모든 걸
파괴해 버리고 싶어요.

치료자는 마치 강철처럼 차가운 눈빛으로 치료실을 파괴해 버리고 싶
다고 말하는 환자의 위협에 놀라고 말았다. 가슴도 철렁 내려앉았다. 그
러나 재빨리 상황을 판단해 보았다. 먼저, 환자가 치료실에 있는 물건을
망가뜨리는 장면을 떠올릴 수는 있었지만 치료자 본인이 신변의 위험을
느낄 것 같지는 않다고 판단했다. 그리고 두 번째로는 치료실에 어떤 물
건이 있는지 살펴보았다. 가슴이 내려앉는 기분은 지속되고 있었다. 세
번째로는 혹시라도 통제할 수 없는 상황이 벌어지면 어떻게 도움을 요청
해야 할지 파악해 보려고 했다. 마지막으로는 치료자 본인이 느끼고 있
는 강렬한 분노와 좌절감을 인지했다. 이렇게 상황 판단을 마친 치료자
는 신중하게 선택한 말들로 대답해야겠다고 생각했다.

치료자 M: [냉담하고 화가 담겨 있는 날선 목소리로] 그렇게 하셔도 돼요.
분명 저에게 뭔가를 보여 주기 위해 하시는 행동이겠죠. 하지만
N 씨가 그런 행동을 통해서 저에게 표현하고자 하는 바가 뭔지

를 저로서는 짐작만 해 볼 수 있을 거예요. N 씨가 말로 표현해 주신다면, 더 분명하게 소통할 수 있을 거고요. 그러면 N 씨도 마음속에서 벌어지고 있는 일을 저에게 표현하고 이해받으실 수 있어요.

환자 N: 아니, 선생님이 뭘 안다고 이러세요?! 모든 게 선생님 손안에 있다고 생각하시나 봐요. 선생님은 지금까지 저에게 아무런 도움도 되지 않았어요. 정말 엉망이에요! 오늘 치료가 끝나면 저는 자살해 버릴 거예요. 그러면 안 될 이유도 없잖아요? 선생님은 지금까지 저를 위해서 뭘 해 주셨죠? 저희 엄마가 저를 원한 적이 한 번이라도 있었나요? 선생님도 알고 계시겠지만, 저에겐 방법이 있어요. 어떻게 해야 하는지도 알아요. 하지만 그에 대해서는 선생님에게도, 그 누구에게도, 말해 주지 않을 거예요.

환자의 말 한 마디 한 마디는 치료자의 마음속에 또 다른 응어리를 남겼다. 이때 치료자는 자신이 환자로부터 받은 위협감에 기초해, 환자가 충분히 그런 행동을 할 수 있을 거라고 확신했다. 고통스러울 정도로 무력하고 극도의 분노가 느껴지는 상황 속에서, 치료자는 남아 있는 7분이라는 치료 시간이 조금 더 길었으면 좋겠다고 불현듯 생각했다. 어떤 해결책도 없이 환자가 치료실을 나서도록 내버려 둘 생각을 하니 마음이 괴로웠다. 이 순간에 치료자가 경험한 점점 증폭되는 불안과 두려움 그리고 분노는 회기 전반에 느꼈던 무감각과 뚜렷하게 대조되었다. 역전이 감정에서 나타난 이처럼 극적인 변화를 살펴보던 치료자는 자신이 투사적 동일시 과정에 기여한 것이 없는지 분석해 보려고 했다. 치료자는 강렬한 역전이가 부분적으로는 환자로부터 전해진 메시지였다고 판단했고, 그에 따라 이렇게 대응했다.

치료자 M: 이제 제 마음이 지옥 같네요. 정말 걱정스러워요. 제 생각에 N 씨는 본인이 느끼는 그 지옥 같은 기분을 저에게도 심어 주고 계신 것 같아요.

환자 N: [침묵한 후에] 지금은 슬퍼요.

환자는 진심 어린 슬픔의 눈물을 흘리기 시작했다. 치료 중에 환자가 처음으로 입체적인 사람으로 보이는 순간이었다. 환자는 자주 눈물을 보였지만, 환자가 그전까지 흘렸던 눈물은 치료자에게 일종의 공격으로 다가왔었다. 그런데 이번 눈물은 확실히 달랐다. 역전이 반응이 불러온 강렬한 부정적인 감정도 금세 소멸되었다. 치료자에게 환자는 더 이상 적으로 보이지 않았다. 환자는 이제 적이 아니라, 취약하고 슬퍼하는 겁먹은 어린 소녀 같았다.

치료자 M: 슬픔을 느낄 수 있다니 다행인 것 같네요. 슬픔이 힘든 감정이기는 하지만, 아주 좋은 현상이라고 생각해요. [환자는 계속해서 조용히 눈물을 흘렸다.] 제가 N 씨에게 받은 영향에 대해 말씀드렸더니, 이제 N 씨가 저에게서 받은 영향에 대해 말해 주고 계시네요. 이런 게 진정한 소통이죠. [치료 시간이 끝나자, 환자는 재빨리 치료실을 빠져나갔다.]

이 삽화에서 치료자 M은 신중히 고민해 본 끝에 환자에게 자신의 감정들을 드러내기로 했다. 그 덕분에 환자 N은 치료자가 자신을 자살로 몰아 가는 가해자 같다고 느낀 편집-분열 상태에서 자신의 말과 행동이 치료자에게 상처를 주었을 수도 있다고 진심으로 걱정하는 우울 상태로 이동할 수 있었다. 환자의 정서 조절도 상당 수준 개선되었고, 환자는 자신의 충동을 조절하면서 회기를 종료할 수 있었다.

치료자가 경계선 환자와의 정신치료 회기에서 자기노출 여부를 결정하는 데에는 많은 어려움이 수반된다. 예컨대, 치료자 M은 특정 순간에 환자 N에게 느낀 절망감이 환자와는 대체로 무관한 자기 내면과 뿌리 깊은 관계가 있었다는 사실을 알게 되었다. 치료자가 그런 순간이 찾아올 때마다 환자에게 절망감을 표출했다면, 자신의 필요에 따라 환자를 이용하게 되는 위험에 처했을 것이다. 그러나 치료자는 자신이 환자에게 보인 감정적 반응의 특정한 측면이 환자의 도발적 행동과 그런 행동에 대한 자신의 반응이 함께 만들어 낸 공동의 산물이라는 사실을 잘 알고 있었다. 투사적 동일시 과정이 환자가 경험하고 있는 것들에 대해 치료자가 공감할 수 있도록 돕는 수단의 역할을 수행하고 있었음을 인지했을 때, 치료자는 자신이 받은 영향을 환자와 공유하기로 했다.

이 책에서 제시하는 제한적 유용성을 가진 자기노출도 나름의 위험을 갖고 있다. '지금 여기'라는 상황에서의 임상적 정직성이 일련의 문제들에 미칠 수 있는 영향도 신중히 살펴보아야 한다.

자기노출이 전이 탐색에 미치는 영향

경계선 환자와의 가장 원시적인 전이 문제에 닿으려면, 많은 경우 치료자는 치료를 효과적으로 지속하는 것과 관련된 자신의 능력에 뼈아픈 의문을 제기하게 되는 절망의 절벽에서 휘청거려 보아야만 한다(Gabbard, 1991). 확실히 앞서 언급했던 사례의 치료자 M은 이 지점에 이르렀었고, 그에 대한 생각을 환자 N과 공유하기로 결심했었다. 그런데 이를 통해 결국 환자 N이 자신의 전이를 검토해 볼 수 있는 능력이 향상되었을까? 아니면, 오히려 제한되었을까?

Burke와 Tansey(1991)는 자기노출 기법에 관한 논의가 특정 발달 모형 및 치료적 작용에 관한 논의의 맥락 속에서 이루어져야 한다고 생각했다. 예컨대, 욕동-갈등(drive-conflict)의 모형에 따른 치료적 작용을 고수하는 치료자는 자기노출이 환자의 퇴행을 통해 전이 신경증(transference neurosis)을 일으키는 지름길이라고 주장할 것이다(Burke & Tansey, 1991). 결과적으로 이 모형에서는 치료적 작용에 대한 검토 자체가 차단된다. 역전이에 대한 자기노출을 최소 수준으로 해야 한다는 입장은 신경증적인 환자를 위한 표현형 치료 기법에 바탕을 두고 있다. 그러나 경계선 환자는 치료의 연속선상에서 지지적인 쪽에 훨씬 가까운 개입을 필요로 할 때가 많다. 게다가 경계선 환자에게 고유하게 나타나는 자아의 취약성은 치료자에게 더 적극적인 태도를 요구한다. 이러한 점에서 이 책에서는 역전이 자기노출의 유용성을 재평가해야 한다는 관점을 취하고 있다.

발달 정지(developmental-arrest) 모형에 따른 치료적 작용을 지향하는 이들은 환자가 자신을 지지해 주고 자신이 의존할 수 있는 사람을 계속해서 절박하게 찾는다는 점을 중점적으로 다룬다(Burke & Tansey, 1991). 이들은 환자가 자기발달을 저해하는 과거의 트라우마를 넘어설 수 있도록 돕기 위한 공감적 조율(empathic attunement) 기법을 고안했다(Stolorow et al., 1987). 이들에게 역전이 반응은 정보를 제공해 주는 중요한 원천으로 여겨지기도 하지만, 치료자의 자기노출은 환자가 자기성(selfhood)을 펼쳐 가는 과정을 치료자의 자기경험이 침해하는 행위로 간주되기도 한다. 그러므로 환자에게 제공되는 지지를 감시하고 유지해야 할 책임은 치료자에게 있다. 환자는 이러한 치료자의 역전이 딜레마에 의식적으로든 무의식적으로든 아무런 기여도 하지 않으면서, 속으로는 기여할 수 있게 되기를 바라고 있다고 여겨진다(Burkey & Tansey, 1991).

대인관계주의자(interpersonalist)는 비대칭성 대 상호성의 축에서 치료적 관계를 어디에 놓느냐에 따라 자기노출의 가치를 각기 다르게 바라본다(Burke, 1992). 비대칭성의 관점에서 우려를 표한 Gill(1983)은 과도한 자기노출이 환자의 주관적 경험에 대한 탐구를 가로막는다는 의견을 제시했다. 반면, Levenson(1983, 1990)은 정신치료 상황에서의 상호성을 강조했고, 치료자는 환자가 자신과 관계를 맺는 것에 대해 어떤 기분을 느끼는지 이해할 수 있도록 도움으로써, 환자 본인의 내적 세계와 본인이 타인에게 미치는 영향을 분명히 파악할 수 있게 해야 한다고 주장했다.

이 책에서 취하는 관점인 공동의 산물로서의 전이-역전이 패러다임도 과소평가되어서는 안 된다. 앞선 삽화에서 환자 N은 극적인 가성감정

(pseudoemotionality)을 보였다. 환자는 치료자 M에게 아무런 감정도 느끼지 않는다고 주장했다. 마찬가지로 치료자도 환자에게 아무런 감정도 느끼지 않는다고 대답했지만, 치료자가 회기 후에 적은 메모에는 그런 대답과 반대되는 내용이 적혀 있었다. 환자와 치료자가 무의식적으로 품은 서로에 대한 강렬한 감정은 결국 치료자의 자기노출을 통해서야 겉으로 드러났다. 치료자는 투사적 동일시 과정을 통해 '지옥' 같은 심정이 자신을 옭아매고 있다는 것을 인식하게 된 후에야 그 경험을 함께 고민해 보자고 언어로 표현할 수 있었다. 그 시점에 이르러서야 환자는 비로소 치료 과정 중 처음으로 진실된 감정을 표현했다. 치료자의 자기노출은 일종의 주사제로 작용하여 전이에 대해 성찰해 보는 환자의 능력을 극적으로 변화시켰다. 이를 통해 외부 세계의 결점에 대한 환자의 불만은, 증오에 찬 태도 속에서 슬픔과 걱정, 외로움, 죄책감, 양가성을 경험해 볼 수 있는 기회로 대체되었다. 또한 환자 N이 보인 대응은 환자가 치료자의 감정에 대해 듣게 되는 경험이 실제로 정서의 강도를 줄일 수 있다는 Burke(1992)의 견해를 뒷받침하고 있다.

회기가 진행되면서 치료자 M은 자신이 처음에는 자기 자신에 대해, 그리고 이후에는 환자에 대해 '아무것도 아닌 것' 이상의 감정을 느꼈다는 사실을 점차 인정할 수 있게 되었다. 환자 N은 치료자에게 분노와 무력감을 일으키기 위해 부단히 노력하고 있었으며, 치료자는 점점 그 분노와 무력감을 견딜 수 있게 되었다. Carpy(1989)는 환자의 투사물에 영향을 받지 않거나 환자에 대한 감정적 반응을 숨기는 치료자의 능력, 그리고 역전이를 용인하는 것의 변이적 양상을 구별해야 한다고 지적했다. 강렬한 역전이를 용인하는 능력은 치료자가 환자의 투사를 그것이 가진 온전한 힘 속에서 경험하면서도 아주 심각한 방식으로는 행동화하지 않을 수 있는 능력을 의미한다. 물론 치료자가 환자의 투사를 온전히 경험하게 된다면, 부분적으로는 어쩔 수 없이 역전이를 행동화하게 될 수밖에 없다(Carpy, 1989).

사무실을 파괴해 버리겠다는 환자 N의 위협에 대해 치료자 M은 분명히 냉정하게 분노를 표현했다. 이후 환자는 불만을 가지고 치료자를 계속 난

타했지만, 환자의 '행위'는 공격적인 단어를 내뱉는 수준에 머물렀으며 끓어 넘치거나 공격적 행동으로 이어지지는 않았다. 짐작하건대, 치료자 M은 분노를 보여 주고 그에 대한 책임을 환자 N에게 암묵적으로 물음으로써 환자가 스스로를 어떻게 정의하고 싶은지 선택할 수 있는 기회를 준 듯하다(Ehrenberg, 1984). 덕분에 환자는 환자 자신의 자아경계와 치료자의 분명한 존재감을 더 뚜렷이 인식하게 되었다(Epstein, 1977; Winnicott, 1949). 치료자 M의 부분적인 행동화는 환자 N이 의식적으로든 무의식적으로든 치료자에게 강한 감정을 유발함으로써 영향을 주고 있었다는 사실을 환자 스스로 알아차릴 수 있도록 했다. 치료자 M이 서로에 대한 배려로서 내보인 자기노출은 환자 N이 치료자를 끌고 들어간 지옥이 드러나게 했다.

치료자 M이 자기 내부에 있던 '지옥'을 알아차리고 그 경험을 환자 N에게 이야기했을 때, 두 사람 모두 마음이 차분해지는 것을 느꼈다. 고문 같았던 무능감과 분노를 공유함으로써 치료자 M은 환자와 자신이 공동으로 만들어 낸 전이-역전이 패러다임을 확인했고, 환자 N에게 환자의 자기 중 일부를 돌려줌으로써 이를 변형했다. 이와 동시에, 치료자 M은 치료자 자신을 다시 환자 N과 구별해 낼 수 있었고, 숙련된 임상가로서의 자신을 되찾았다. 이러한 자기노출은 치료자와 환자가 상호적으로 주고받은 것들을 되돌아보는 방식을 통해 전이-역전이 상연으로부터 벗어나게 해 주었다는 점에서 두 사람 모두에게 도움이 되었다.

자기노출이 역전이로 인한 불편함을 줄여 줄 수는 있지만, 절대로 치료자의 경험을 수월하게 만들고자 하는 한 가지 목적을 위해 활용되어서는 안 된다. Bollas(1983)는 어떤 치료자도 "치료자 자신이 경험하고 있는 정신적 고통을 덜기 위해 해석을 사용해서는 안 되며, 그와 마찬가지로, 해석이 환자의 영향으로부터 치료자 자신을 치료할 수 있다는 사실을 무시해서도 안 된다."(p. 14)라고 서술했다.

자기노출이 중립성에 미치는 영향

치료자가 익명성(anonymous)이나 절제(abstinent)를 유지하지 않으면, 치료적 중립성은 소실될까? 역사적으로 중립성을 처음 정의한 Anna Freud(1936/1966)는 중립성이란 분석가가 "원본능, 자아, 초자아로부터 등거리에 서는 것"(p. 28)이라고 언급했다. 안타깝게도, 그 후 중립성은 비판단적 자세라는 원래 의미를 잃고, 환자에게 '무심(detachment)'하다는 뜻을 함축한 개념으로 잘못 사용되었다. Greenberg(1986b)는 고유한 중립적 '거리'를 유지하는 것은 거의 불가능에 가깝다고 지적했다. 예를 들어, 환자와 작업 동맹을 형성한다는 것은 환자의 여러 정신 구조를 희생시키면서(관찰자아라는) 특정 정신 구조와 협력 관계를 맺는 것이기 때문에 중립성으로부터 벗어나는 일이라고 했다.

중립성이라는 이름으로 행해지는 행동들은 치료적 대화에 참여하는 한 가지 방식일 뿐이며, 다른 참여 방식에 비해 치료적 대화에 영향을 미칠 가능성이 적다(Greenberg, 1986b; Wachtel, 1982). Greenberg(1986a, 1986b)는 중립성을 일련의 행동들로 구체화하여 이해하려는 것이 잘못되었다고 주장했다. 그러면서 오히려 중립성을 치료자가 하는 행동의 목표로서 고려해야 한다고 이야기했다. 그리고 환자가 경험하는 안전성은 과거의 트라우마, 배신, 유혹 같은 것들에 대한 인식과 밀접한 관련이 있으며, 치료자를 위험하고 실망스러운 과거의 대상으로 인식하는 것과 색다르고 새로운 대상으로 인식하는 것 사이의 균형에 달려 있다고 언급했다.

제2장에서 언급한 것처럼, Greenberg(1986a, 1986b)는 중립성의 목표를 치료자가 과거의 대상으로 지각되는 것과 새로운 대상으로서 지각되는 것 사이의 균형을 맞추는 것으로 정의했다. 이 사실을 바탕으로 할 때, 침묵과 익명성은 환자로 하여금 치료자를 자신의 내적 세계에 포함시켜 과거의 대상으로 지각할 수 있게 하는 반면, 자기노출을 포함한 더 적극적인 개입

들은 환자로 하여금 치료자를 새로운 대상으로 확립할 수 있게 한다. 따라서 그는 "중립성은 …… 특정 순간에 분석가가 취하는 행동들이 아니라, 특정 환자가 자신의 전이를 인식하고 용인할 수 있는 능력에 따라 측정해야 한다."(Greenberg, 1986a, p. 97)라고 했다.

이 책에서는 특히 경계선 환자와의 치료의 경우, 중립성을 일련의 행동이 아닌 하나의 목표로 바라보는 관점이 적절하다고 본다. 익명성 및 등거리와 연관된 구조로서의 중립성은 경계선 환자에게는 그야말로 적용하기 어렵다(Searles, 1986). 경계선 환자와 작업을 할 때에는 표현형 치료와 지지적 치료 모두에서 어느 정도의 유연성이 필요하다. 더 구체적으로 말하자면, 제2장에서 설명했듯이 전이의 '마치 ~인 것 같은' 특성을 상실한 경계선 환자는 '모든' 관계 속의 타인을 마치 자신의 내적 드라마 속 인물인 것처럼 경험하는 경향이 강하다. 예를 들어, 경계선 환자는 과거에 자신에게 고통을 줬던 처벌적이고 실망스러운 어머니상과 치료자가 '똑같다'고 주장할 가능성이 높다. 그러나 그와 동시에, 자신이 어린 시절에 전혀 경험해 보지 못했던 방식으로 돌봐 달라며 치료자에게 간절히 애원할 것이다. Greenberg(1986a)는 "분석가가 새로운 대상으로 경험되지 못한다면, 분석은 결코 진행되지 않는다. 반대로 분석가가 과거의 누군가로 경험되지 못한다면, 분석은 결코 끝나지 않는다."(p. 98)라며 통찰력 있는 의견을 남겼다. 경계선 환자는 이와 같은 균형을 절실히 필요로 하면서도, 동시에 매 순간마다 그 균형을 깨뜨려 버리려고 시도한다.

내적 세계의 부분 대상관계에 사로잡혀 있는 경계선 환자의 경우, 치료자의 자기노출은 중립적 균형을 달성하기 위한 수단으로 기능할 수 있다. 중립성을 확립하거나 공고히 하거나 회복하는 데 있어서 자기 폭로를 유용하게 활용하려면, 치료자는 자신이 과거의 대상과 새로운 대상의 역할을 각각 어느 정도로 맡고 있는지를 평가해 보아야 한다. 환자의 속성이 과거의 대상과 새로운 대상 중에서 어느 한쪽으로 치우쳐 버리면 중립적 균형은 사라져 버린다. 게다가 그런 순간이 되면, 환자는 자신의 고정된 내적 경험을 외부 세계의 실제 표상으로 여기게 된다. 그리고 치료자는 단순히 환자가 지각하는 그대로의 사람이 되어 버린다. 환자의 경험은 일차원적인 것이 되며, 더 이상의 탐색은 배제된다. 그렇게 되면 마음을 열고 솔직한 태도를 형성하는 과제 '그리고' 그 속에서 살아가는 법을 배우는 과제는 치료자에게 떠넘겨진다 (Lewin & Schulz, 1992).

이와 같은 시점에서 역전이 반응을 인지하는 것은 매우 귀중한 가치를 지닐 수 있다. 역전이 연상에 주의를 기울이며 환자가 하는 이야기의 특성을 경청하는 것은 환자의 자기 속의 잃어버린 측면과 치료자를 사용하는 측면을 연결시켜 보는 데 도움을 준다. 환자의 전이와 치료자의 역전이의 상호 보완성은 치료자의 듣기와 말하기(즉, 자기노출)의 상호 보완성에도 반영된다. 환자의 말을 경청하는 경험과 자기노출이 담긴 대화 모두는 치료 과정에 영향을 미치고 그 과정을 심화시키기도 한다(Lewin & Schulz, 1992).

역전이 반영은 환자가 대상으로서 치료자를 활용하는 방식을 치료자가 직접 관찰할 수 있는 치료적 렌즈를 제공한다(Bollas, 1983). Bollas는 치료자가 자신의 개인 경험을 '대상화(objectification)'해 보면 어떤 중재를 통해 중립 상태를 회복할 수 있는지를 판단할 수 있다고 말한다. 예를 들어, 환자 N은 조력자들이 계속 자신을 실망시킨다며 불평했다. 치료자 M은 처음엔 듣기만 했으며, 그 후 정교화를 위한 질문들을 했다. 그러나 사려 깊은 경청, 공감, 전이 해석의 시도는 환자의 불평에 대한 이해를 심화시켜 주지 못했고, 오히려 불만들이 한층 더 부각되게 만들었다. 치료자는 갈수록 더한 무력감과 짜증을 느꼈다. 전이-역전이 패러다임은 점점 더 제한되었으며, 중립성을 상실할지도 모른다는 위험이 치료자를 위협해 왔다. 그때가 치료자에게는 환자를 좌절시키고 거부했던 과거의 모성 대상이 될 수 있는 기회였다. 그러나 치료자는 환자의 점점 더 행위 지향적인 행동을 저지하기 위해 적극적으로 손짓도 하고, 본인 또한 환자처럼 지옥 같은 기분을 느끼고 있었음을 공개함으로써 자기 자신을 별개의 새로운 대상으로 확립했다. 이로써 과거의 위험과 새로운 가능성 사이에 균형이 형성되었다.

자기노출이 환자에게 미치는 영향

치료자의 자기노출은 이후에 환자가 꺼내는 이야기의 유형에 영향을 미친다. 이와 마찬가지로, 치료자의 침묵 역시 이후에 환자가 하는 이야기에 영향을 미친다. 이 책에서는 치료자의 절제에 대한 대응으로서든, 자기노출에 대한 대응으로서든, 그에 따라 나타나는 환자의 연상을 잘 따라가야 한다는 점을 강조한다. 서서히 형성되는 공동의 전이-역전이 산물에 영향을 주려고 시도하기보다는, 그 공동의 산물을 이해하려는 것이 중요할 수 있다.

환자에게 자기노출을 할 때, 치료자는 반드시 환자의 의식적 반응과 무의식적 반응을 모두 관찰해야 한다. 환자의 반응을 인식하지 못하면, 치료자는 자신이 옳다는 내적 욕구의 희생자가 될 수도 있다(Hoffman, 1983). 그렇게 되면 치료자는 자신의 주관적 경험에 의존하게 되고, 환자는 그런 치료자의 주관적 경험에 저항하는 생각을 갖게 되며, 이로 인해 역전이가 치료 과정에 과도한 영향을 미치게 된다. 환자는 역전이를 지각하고 인정하는 것에 저항하겠지만, 그럼에도 불구하고 치료자는 결국 상호작용을 명확히 밝혀 나가고 이를 훈습해야 한다. 그렇지 않으면 전이-역전이 상연은 방치된 상태로 남게 된다.

환자 N과의 치료 작업으로 다시 돌아가 보면, 치료자 M의 자기노출이 얼마나 유용한 효과를 발휘했는지 확인할 수 있다. 그러나 자기노출을 통해 형성된 긍정적 전이는 해소해야 할 강력한 시기심을 낳고 말았으며, 이는 다음과 같이 이어진 회기에 담겨 있다.

환자 N은 평소답지 않게 치료가 본인에게 가치 있는 시간이라는 말을 먼저 꺼내며 회기를 시작했다. 환자는 내면의 '공허함'에 대해 고민해 보았고, 그러던 중 어릴 때 종종 소설 주인공 하이디를 흉내 내곤 했었던 기억이 떠올랐다고 말했다. 이는 치료 중에 처음으로 드러난, 환자에게 개인적으로 의미 있고 따뜻했던 유년기의 환상이었다.

하이디는 치료자도 어린 시절에 좋아했던 이야기였다. 하이디에 대해 환자와 이야기를 나누는 순간이 어찌나 따스했던지 그저 흘려보내고 싶지 않을 정도였고, 치료자는 서로의 즐거움을 위해 몇 가지 장면을 언급하기도 했다. 치료가 끝날 무렵, 환자는 치료자와 하이디에 관한 기억을 공유할 수 있었던 것에 대해 고마움을 표했다.

그다음 회기에서 환자는 다른 공상 속의 관계들에 대해 매우 자세히 묘사했고, 그러다가 갑자기 말을 멈추더니 그런 공상을 품고 있는 자신이 '바보'처럼 느껴진다고 말했다. 이에 치료자가 질문을 던지자, 환자는 어머니가 자신의 공상 놀이에 간섭했던 기억을 떠올렸다. 환자는 지금까지도 자신의 상상 속 놀이 친구들을 다른 사람의 냉혹한 비난으로부터 잘 보호해야 한다고 느끼고 있었다. 치료자는 환자가 갖고 있는 공상이 풍부하다는 사실뿐만 아니라 환자에게 '친구'들이 존재한다는 사실이 환자가 '공허'하지 않다는 점을 보여 주는 증거라고 넌지시 짚어 주었다. 환자는 자신의 소중한 친구들과 그들이 한 모험들이 존중받았다는 사실에 고마워하는 것 같아 보였다.

그다음 날, 환자는 격렬히 화를 내면서 본인이 쌓아 왔던 모든 좋은 것들을 스스로 파괴해 버렸다고 주장했다. 그러면서 그 증거로, 어린 시절에 개미집을 발견할 때마다 그것들을 어떻게 밟아 뭉개 버렸는지를 분노에 찬 태도로 묘사했다. 환자는 아무 죄도 없는 개미들의 집을 망가뜨려 버린 자신이 사악하고 경멸스러운 존재라고 말했다. 환자의 말을 듣던 치료자의 연상은 본인이 어린 시절에 갖고 놀았던 개미 사육 상자에 대한 기억으로 흘러갔다. 치료자는 개미가 유리판 사이사이에 굴을 파서 정교한 지하 집을 만드는 모습을 흥미진진하게 지켜봤던 시간을 되짚어 보았다. 또한 몇 차례 개미집 꼭대기의 먹이 구멍에 손가락을 넣어 굴로 향하는 입구를 뒤덮어 버렸던 일화도 떠올려 보았다. 그 시절의 치료자는 개미가 그 망가진 입구를 효율적으로 재건하는 모습 또한 흥미롭게 지켜보곤 했었다.

그때, 치료자의 개미 사육 상자에 대한 연상 중 대상항상성(object

constancy)에 대한 구체적인 은유가 치료자의 뇌리를 스쳤다. 개미가 무너진 집을 재건하는 능력이 치료자가 최근에 진행한 회기들의 주제, 즉 생각·감정·행동이 변한다 해도 서로에게 도움이 되는 관계를 구축하는 것이 가능하다는 개념과 연결되는 듯했다. 치료자의 기억 속 개미의 회복력은 환자의 기억 속 개미집 입구를 짓밟아 버린 후에 남은 황폐한 장면과 대조되었고, 표면 아래에서 일어나는 일이 항상 표면에서 보이는 것과 일치하지는 않음을 시사해 주었다.

치료자는 개미 사육 상자에 관한 자신의 어린 시절 경험을 환자에게 자세히 들려주기로 결심했다. 환자는 그 이야기의 내용보다도, 치료자가 자신의 개인적 경험을 엮어 이야기를 들려줄 수 있다는 사실에 깊이 매료된 것처럼 보였다. 회기가 끝나자, 환자는 이렇게 말했다. "개미 사육 상자에 대해 말씀해 주셔서 정말 감사해요. 그런 경험을 갖고 계실 거라고는 정말 상상도 못 했어요."

환자는 바로 다음에 이어진 회기를 시작하면서, 자신이 늘 갖고 있던 '시기심'으로 치료에 '땅굴을 파며 들쑤신' 것에 대해 심하게 자책했다. 환자는 자신이 성장할 수 있도록 치료자가 꽤나 은밀하게 기회를 줘 왔음에도 불구하고 자기는 그 기회를 짓밟아 버렸다고 생각했다. 그때 치료자는 시기심이 치료를 방해하는 힘이었다는 환자의 주장에 동의하고 싶어지는 역전이 유혹을 인지했다. 그러나 회기가 진행되는 흐름을 가만히 분석해 보다가, 환자의 시기심은 치료자의 자비로운 관심을 통해서만 자신의 깊은 의존 욕구를 충족시킬 수 있다고 간주하는 환자의 비현실적 자각에서 비롯되었으리라고 추론했다. 이 추론에 따르면, 치료자가 환자의 시기심에 동의를 표할 경우 환자의 병적인 자기표상과 대상표상이 암묵적으로 강화될 수 있었다. 환자는 자신이 대단히 부족한 존재라는 자기표상과 치료자만이 자신의 욕구를 충족시켜 줄 모든 권한을 가진 존재라고 간주하는 대상표상을 갖고 있었다. 치료자가 떠올린 이러한 시나리오가 사실이었다면, 환자에게서 극도의 시기심이 발현되는 것은 타당했다.

치료자는 치료 중에 나타난 좋은 경과가 오로지 본인의 뛰어난 역량에 의해서만 이루어진 것은 아니라고 스스로에게 단언하면서 치료 상황에 개입해 보기로 했다. 치료의 성과는 환자와 치료자 공동의 노력으로만 이해할 수 있었다. 환자가 기여한 점도 치료자가 기여한 것만큼이나 중요했으며, 치료의 성공은 환자와 치료자가 함께 무엇을 할 수 있는가에 달려 있었다.

이러한 치료자의 개입 이후, 환자는 이어지는 회기에서 자신이 그동안 축소해서 표현해 오던 심각한 문제를 해결할 수 있도록 도와달라고 치료자에게 요청했다. 치료자는 환자가 반사적으로 행동화하는 대신 내적 자원과 외적 자원을 전부 끌어 모아 보려는 노력을 최초로 하기 시작하는 것 같다는 점에 가만히 주목했다.

치료자 M이 하이디에 대해 열정적으로 나눈 대화처럼 자연스럽게 일어나는 자기노출은 언제나 역전이적 사각지대(countertransferential blind spot)를 상연하게 될 위험을 갖고 있다. 그 결과로 환자가 치료자를 이용하는 것으로부터 치료자가 환자를 이용하는 것으로 초점이 전환되면서, 환자가 뒤이어 털어놓게 될 말에 상당한 영향을 줄 수도 있다. 치료자 M은 완전히 자연스럽게 일어난 자기노출을 보였지만, 다행히 초점이 전환될 정도의 경계는 넘지 않았다. 치료자가 자신의 개인적 욕구를 충족하기 위해 환자 N을 이용하지는 않았던 것이다. 오히려 치료자가 공통의 관심사에 대해 인정한 것이 환자로 하여금 추가적인 이야기를 털어놓을 수 있게 한 듯했다.

Masterson(1976)은 Mahler(1975)의 의사소통적 일치(communicative matching)라는 개념을 개념적 틀로 활용하여 이와 유사한 형태로 일어나는 환자와의 대화를 옹호했다. 같은 맥락에서 Masterson은 공통의 관심 분야(예: 시사, 영화, 스포츠)에 대한 지식을 공유하면 아동기 발달 과정 중에 결여되었던 보호자로부터의 수인(validation) 경험을 환자에게 제공해 주고, 이를 통해 환자가 자율적이고 개별화된 존재로 나아가게 해 줄 수도 있다고 인정했다. 그리고 이렇게 제한된 형태의 자기노출은 환자 자기의 새로운 측면이 명백히 드러나기 시작할 때 가장 도움이 된다는 의견을 제시했다. 그러면서도 그런 대화는 환자에게 조율된 감각으로부터 파생되어야 하며, 치료자의 자기애적 욕구에서 기인해서는 안 된다고 강조했다. 또한 확실히 그런 대화는 환자에게 부분적인 전이 만족을 제공하게 되므로, 치료자가 환자와 그런 대화에 빠져들게 되는 빈도는 현재 치료가 표현형 치료보다 지지적 치료의 특성을 얼마나 더 띠고 있는가에 따라 결정될 것이라고 했다.

서로가 공유하는 관심사를 인정하는 것이 유용하기는 하지만, 이때 치료자는 자기노출이 구현해 내는 개인적 사각지대의 범위를 판단해야 한다. 그렇기 때문에 경계선 환자와의 집중적인 치료 작업을 추구하는 모든 치료자는 직접 치료를 받아 본 경험을 갖고 있어야 한다. 개인치료를 종결한 후에는 혹독한 자기분석을 계속해 나가야 하며, 필요하다면 자문도 구해야 한다. 하지만 Sandler(1976)는 다음과 같은 측면도 있다고 지적했다.

> 전문가로서의 양심은 흔히 (치료자의) 비합리적 대응을 전적으로 그 자신의 사각지대로 간주하도록 하지만, 때로는 그 비합리적 대응을 치료자 자신의 기질과 '환자가 강요하는 역할의 반사적 수용 사이에 형성된 타협 형성'으로 보는 것이 유용할 수도 있다(p. 46).

치료자 M이 개미 사육 상자와 관련된 개인 경험을 이야기한 것은 평소에 활용하는 기법과 특히 거리가 멀었다. 이에 대해 돌이켜 본 치료자 M은 환자 N이 침투적이고 통제적이며 전능했던 어머니와의 경험이 반복되기를 원하면서도 한편으로는 그것이 반복될까 봐 두려워했었다는 점을 깨달았다. 어머니와의 그 구체적인 형태의 관계가 상연되었다면, 환자 N은 친숙한 상황 속에서 자신이 피해자화된 것에 대해 계속해서 비난할 수 있었을 것이다. 그러나 치료자 M은 무의식적으로 어머니 역할의 투사로부터 한발 비켜섰으며, 그 대신 아이의 입장에 동일시했다. 그리고 치료자와 환자는 두 명의 소녀로서 각자의 경험을 공유했다. 그 결과로 Sandler(1976)가 설명한 타협 형성이 일어났고, 치료자 M은 환자 N이 증오하는 권위적인 인물 대신 또래 친구가 되어 자아의 자원을 빌려줄 수 있었다.

짐작하건대, 환자 N이 투사한 대상으로부터 치료자 M이 독립적이라는 사실이 처음에는 환자를 안심시켰고, 이후에는 환자를 불쾌하게 했을 것이다. 하지만 치료자 M이 자신의 자기노출에 대한 환자 N의 시기심 어린 반응을 분명하게 만들고 치료자와 환자가 공통으로 기여한 점을 명료화한 덕분에, 환자 N은 마침내 이전에 거부했던 문제에 대해 협력적 태도로 도움을 요청하게 될 수 있었다.

치료자의 자기노출은 환자가 자기 자신에 대해 더 알아 가는 데 도움이 될까? 아니면 환자는 자기 자신에 대한 이야기를 덜 털어놓게 될까? 이 책의 관점에서 볼 때, 환자와 치료자의 마음속에서 발달한 정신내적인 것과 환자와 치료자 사이에서 발달한 대인관계적인 것의 미묘한 차이는, 만일 이를 의식할 수만 있다면, 언어만 사용했을 때보다 환자의 내적 세계에 대해 훨씬 더 많은 정보를 전달해 줄 수 있다. 역전이에 내재된 일치적 동일시와 상보적 동일시에 대해 Racker(1957)가 남긴 중요한 논문은 환자의 내적 세계가 치료자의 개인적인 반응 속에서 어떻게 발견될 수 있는지를 보여 주는 토대를 마련해 주었다(Ogden, 1982; Scharff, 1992; Stolorow et al., 1983).

치료자가 자신의 개인 경험 속에서 환자의 내적 대상세계의 파편을 발견한다면, 주관적으로 위험하다고 느끼는 내적 파생물인 과거의 대상들과 변형될 잠재력을 지닌 외부적인 새로운 대상들의 차이를 환자가 구별하도록 도울 수 있는 더 나은 위치에 서게 된다. 예를 들어, 치료자 M은 자신이 환자 N의 측면을 내재화하고 있다는 사실을 처음에는 알지 못했다. 치료자 M은 의식 수준에서는 아무것도 느끼지 못했지만, "'제'가 '제 고통'을 'N 씨'에게 말하고 싶지 않은 것 같다"고 표현된 메모상의 실수는 치료자 M이 환자 N에게 보인 단조로운 반응이 환자에게 자신의 고통에 대해 말하는 것을 막기 위한 방어전략이었음을 암시하고 있었다. 치료자 M은 환자 N과의 지속적인 상호작용 속에서 결국 그 고통을 발견했고, 이를 사실대로 '지옥' 같다고 표현했다. 그 결과, 환자 N은 일차원적인 자기경험으로부터 벗어나, 죄책감, 공감, 따스함, 우울 불안이 포함된 더 새롭고 충만한 자기감을 갖게 되었다.

경계선 환자는 거의 당연한 일인 듯이 개인 경험의 상당 부분을 사전에 차단해 버린다. 그렇기에 치료자 M처럼 '지옥 같은 느낌'에 대한 인식을 자기노출하는 것은 환자가 자신의 내적 세계에서 연결을 만들게끔 도울 수 있는데, 이는 그동안 환자 혼자서는 할 수 없었던 작업이다. Bollas(1983)는 환자가 치료자의 경험을 통해 자신에 대해 알아 가는 정도까지는 치료자의 역전이가 환자의 연상에 대한 여분의 자원이 되며, 심한 경우에는 치료자의 자유연상만이 정보를 처리하는 데 영향을 미치는 유일한 연상이 될 수도 있다고 지적했다. 아래에 이어지는 삽화는 환자가 진정한 감정들을 느끼기 위해 치료자를 필요로 했고, 치료자를 통해 자기 마음속에서 인간적인 반응을 허용할 수 있었던 상황을 담고 있다.

꽤 오랜 시간 동안 기다린 후에야, 여성 환자 M과 그녀의 남편은 한 여자아이를 입양했다. 가족이 된 시점으로부터 2년이 채 지나기도 전에, 부부는 자녀인 트리시아에게 자폐와 발달장애 아동을 위한 치료적 간호가 필요하다는 사실을 점점 분명히 깨닫기 시작했다. 트리시아는 발작장애도 갖고 있었으며, 길고 고되며 고난이 뒤따르는 치료를 받아야 했다. 환자 M은 트리시아가 8세가 되었을 때, 본인의 반응성 우울증에 대한 도움을 얻기 위해 치료실을 찾았다.

치료를 시작한 지 2년이 되었을 무렵, 환자 M은 회기가 시작되자 남성 치료자 N에게 두 장의 한 컷 만화를 보여 주었다. 한 만화에는 어떤 환자가 어떤 치료자를 향해 불도저를 몰면서, 치료자의 질문과 관련해 어떤 특별한 기억도 떠오르지 않는다고 말하는 그림이 그려져 있었다. 두 번째 만화에는 어떤 환자가 치료자의 숨어 있는 적대감에 대해 무신경한 태도로 말하는 장면이 그려져 있었다. 그 만화들을 통해 분노에 대해 뭔가를 말하고 싶은 것이냐고 치료자가 묻자, 환자는 치료자가 너무 진지하다며 아랫사람을 대하듯이 말했다. 그러면서 냉정한 태도로 딸이 최근에 발작을 일으켰던 일에 대해 말하기 시작했다.

치료자 N은 최근 딸의 상태가 안 좋아진 것에 대해 무미건조하게 말하는 환자 M의 태도를 심상치 않게 여겼다. 환자의 무덤덤한 언급으로는 그간의 고난을 가늠할 수 없었지만, 환자의 가족은 비극적 사건을 연달아 겪어 온 상태였다. 치료자는 몹시 괴로운 이 사건들에 대해 이런 방식으로 말하는 것이 이 환자에게는 있을 법한 일이라는 사실을 경험을 통해 알고 있었다. 이 우울한 가면은 환자가 가진 성격 구조의 중요한 측면도 아니었다. 그동안의 치료를 통해서 환자와 치료자는 알코올 중독 가정에서 자란 환자의 유년 시절 경험과 환자가 처해 있는 현재 상황 사이의 연관성을 상당 수준 이해할 수 있었지만, 환자는 다른 사람과의 관계 속에서 느끼는 끈질긴 소외감과 무력감을 떨쳐 버릴 수 없었다. 그러나 환자는 늘 그랬듯이 자신이 뛰어난 위기 관리자라고 스스로를 납득시킴으로써 혼란스러운 감정을 덮어 버렸다.

환자는 신경과 전문의의 염려가 심하다며 딸을 입원시켜야 할 것 같다는 이야기를 이어 나갔다. 그리고 딸의 정형외과 주치의가 말하기를, 꽤 오랫동안 미루기만 해 왔던 교정 수술을 할 수 있는 시기가 곧 끝나 버릴 것 같다고 했다. 또한 지난 회기 후에는 딸의 정신과 의사와 이야기를 나누었는데, 딸의 심인성 두통이 환자의 시어머니가 사망한 시점에 처음으로 발현된 것 같다는 말을 들었다고 했다. 환자는 딸과 꽤 친밀한 관계였던 시어머니가 6년 전 신부전으로 갑작스럽게 사망하게 된 일을 무미건조한 어조로 매우 구체적으로 이야기했다. 치료자는 죽음을 둘러싸고 벌어진 사건들이 환자의 가족 모두에게 매우 고통스러운 일이었으리라고, 어린 소녀에게는 혼란스럽고 네 살배기 소녀의 부모에게는 당혹스러운 일이었으리라고 생각했다.

다양한 상황에 대한 환자의 반응을 지켜보던 치료자는 환자의 절제되고 감정이 없는 표현 방식에 의구심을 품었다. 그리고 환자가 이야기를 지속해 나갈수록, 트리시아의 신체적·정신적 치료에 대한 걱정이 커져 갔다. 치료자는 몸이 아픈 아동의 정신과적 평가에 특화된 병동으로 트리시아를 입원시키기 위한 준비 조치들을 머릿속으로 구상해 보기 시작했다.

　환자의 안일한 태도에 자극을 받던 치료자는 점점 증폭되는 자신의 우려를 비롯해 트리시아가 받아야 할 치료의 시급성에 대해 솔직하게 말했다. 치료자는 그전에도 감정은 인간의 관계 맺기를 풍성하게 해 주는 자연스러운 부분이지 어찌할 수 없는 취약함을 보여 주는 신호가 아니라는 사실을 환자에게 전달하고자 하면서 비슷한 언급을 수차례 했었다. 그리고 환자가 딸의 치료에는 오랜 시간이 걸릴 것이고, '긴박함'은 고려할 사항이 아니라고 대답했을 때, 치료자는 긴박함 또한 어떤 임박한 위기에 대한 감각이라고 언급했다. 치료자는 환자가 자신의 마음속에 위기감을 불러일으키고 있었다는 사실을 잘 알고 있었다.

　이때, 비인간적인 특성을 가졌던 환자의 상황 판단이 조금씩 인간적인 특성을 띠기 시작했다. 환자는 딸에 대한 걱정과 자신이 부모로서 적합한지에 관한 의구심을 추상적인 방식으로 표현했다. 치료자는 환자의 가족이 처해 있는 걱정스러운 상황과 환자가 느끼고 있는 감정 사이의 격차가 치료자의 내면에 어떤 정서를 불러일으켰는지에 대해 계속 이야기했고, 그러자 상황에 대한 환자의 인지적 평가는 줄어들기 시작했다. 환자의 내적 세계를 지배하고 있던 당혹감의 일부가 모습을 드러내기 시작했던 것이다.

여러 사건에 대한 환자 M의 무심하고 반복적인 언급과 반응은 환자가 인간적인 사랑, 상처, 상실, 증오, 애도의 격정적인 측면에 과도하게 적응하고 있다고 착각하게 만들었다. 환자가 보였던 무심함의 전이도 그렇게 이해되었다. 환자는 이기적이고 만취한 어머니의 그늘에서 자란 무력한 아이로서의 기억을 갖고 있었고, 그와 관련된 수많은 통찰을 말로 쉽게 표현할 수는 있었다. 그러나 이와 같은 통찰적인 이해만으로는 자신이 갇혀 있는 정서적 감옥의 문을 열고 나올 수 없었다(S. Freud, 1916~1917/1961). 환자는 정서를 구체화함으로써 자신의 고통스러운 현실을 바꿀 수 있기를 무의식적으로 소망했다. 그러나 소망과 달리 결과적으로 환자는 스스로 자동기계가 되고 말았다. 여기에서 치료자의 정서적 기여는 환자가 본인의 소외감, 미숙함에 대한 공포 그리고 당혹감을 인정하도록 돕는 결정적인 요인이었다 (Ehrenberg, 1984).

　Rosenfeld(1971)는 '소통'을 위한 투사적 동일시 사용과 '심리적 현실의 부정'을 위한 투사적 동일시 사용을 구별했다. 전자에 해당하는 상황일 때 환자는 치료자의 해석을 개인적인 의미가 있는 것으로 받아들일 가능성이 훨씬 더 높다. 후자에 해당하는 상황일 때 환자는 동일한 해석도 강제적인 깨어남으로 경험할 수 있다(Carpy, 1989). 이와 유사한 구별 방식은 투사된 내용물이 치료자로부터 환자에게로 되돌아가는 상황에도 적용될 수 있다. 환자 M이 딸 트리시아의 문제에 대해 의식적으로 어떤 걱정도 하지 못했을 때, 치료자 N은 트리시아의 상태에 대한 자신의 염려를 환자에게 억지로 떠밀 수 없었다. 그렇게 해 버렸다면 염려와 같은 고통스러운 반응은 참을 수 없는 것이며 투사적 대피(projective evacuation)를 통해 제거해야만 하는 것이라는 생각을 확인시켜 주게 되었을 것이다. 그러나 회기가 진행되는 동안 치료자의 염려가 점점 커지면서, 환자는 의식적으로든 무의식적으로든 자신의 상황이 치료자에게 강렬한 감정을 유발하고 있으며, 그런 감정은 다루어질 수 있다는 점을 알게 되었다. 상당히 점진적으로 이루어진 이런 과정을 거치는 동안 환자는 치료자의 반응 속에서 자기의 측면을 발견하기 시작했다.

　환자 M과 치료자 N 앞에 놓인 과제는 환자의 정서 경험을 다시 일구어 나가는 것 너머로 확대되었다. '다른 사람과 함께인 자기(self-with-other)'를 경험할 수 있는 환자 M의 능력은 근본적으로 손상돼 있었다(Stern, 1983). 치료자가 환자 자기의 참기 힘든 측면을 견뎌 내고 환자가 유발한 고통을 드러내 보여 주자, 환자는 투사적 과정에 내재된 긍정적인 접촉의 기회를 가질 수 있었다(Lewin & Schulz, 1992). 비록 조금씩이기는 했지만 환자는 자신의 무심함을 저버리고 새로운 범주의 경험, 즉 "다른 사람의 행동에 의해 유발되거나 유지되지 않는 한 결코 일어날 수조차 없으며, 다른 사람 없이는 절대 존재할 수 없는 자기경험의 일부로서의"(Stern, 1983, p. 74) 경험을 할 수 있었다.

직접적 자기노출과 간접적 자기노출

환자 M은 아직 명료화하지 못한 감정들을 가지고 있었고, 치료자 N은 이를 언급하면서 환자의 딸에 대한 치료자 자신의 염려를 표현했다. Bollas(1983)는 치료자가 환자의 자기에 대해 느끼는 것을 중심으로 역전이를 활용할 때 이를 역전이 중재의 간접적 활용으로 분류하자고 제안했다. 그에 따르면, 역전이를 간접적으로 활용하는 것의 목표는 아직 알 수 없는 주관적 상태들을 말로 표현하는 작업의 가치를 환자가 점점 믿을 수 있게 만드는 것에 있다. Bollas는 이러한 치료적 과제를, 드물기는 하지만 환자에 의해 대상으로 사용되는 경험에 대해 치료자가 표현하는 직접적인 역전이 활용과 구별했다. 이 책은 역전이를 직접적으로 활용할 경우 신중한 판단이 필요하다는 Bollas의 의견에 동의하면서도, 고기능 환자보다는 경계선 환자에서 환자가 치료자를 대상으로 사용하고 있다는 사실을 치료자가 직접적으로 언급하게 될 가능성이 높다는 점을 덧붙이고자 한다. 간단히 말해, 경계선 환자는 외부 세계로 투사된 내적 대상과 실제 외부 세계를 구별함에 있어서 더 많은 도움을 필요로 한다.

이때 직접성의 정도는 환자가 타인과 관련된 자기의 정서 경험을 담아낼 수 있는 능력에 따라 결정된다. 치료자는 환자가 담아낼 수 있는 능력을 초과하는 수준으로 환자를 밀어붙이게 되는 자기노출을 사용해서는 안 된다. Lewin과 Schulz(1992)가 지적했듯이, 중요한 것은 "우리가 '환자를 위해' 무엇을 할 수 있는가가 아니라, 우리가 '환자와 함께' 무엇을 할 수 있는가"(p. 316)이다. 다음 삽화에서는 치료자가 환자의 변화를 돕기 '위해' 할 수 있는 일이 거의 없었다. 그러나 치료자가 새로운 방식으로 환자와 '함께' 있어 주자, 그 결과 변화가 일어났다.

여성 환자 L은 수년간 치료를 받으면서 익숙해졌음에도 한번도 생산적이지는 않았던 주제를 다시금 반복하고 있었다. 이번에도 그 주제에 대해 말하던 환자는 자신이 어떤 방식으로 여성 임상사회복지사 O를 계속 밀어내 왔는지에 관한 해석을 들었고, 평소답지 않게 그 해석을 수용적으로 받아들였다. 그리고 마지막에는 자기 자신의 한 측면을 다른 사람에게 드러내는 것이 본인에게는 자율성의 상실을 의미한다면서 새로운 유전적 자료(genetic material)를 설명해 주었다.

다음 회기가 시작되자 환자는 복지사 덕분에 처음으로 이해받는 느낌을 받았다고 말했다. 그런 다음, 자신의 부부 치료사와 별도로 개인 치료를 시작할 수 있을지 논의해 보려 하고 있다고 선언하듯 말했다. 복지사는 환자에게 현재 정신치료 과정에서 부족하다고 느끼는 것이 무엇인지, 부부 치료사에게서 받고 싶은 것은 어떤 것인지를 물었다. 환자는 부부 치료사가 복지사보다 자신의 가족에 대해 더 잘 알고 있으며, 부부 치료사 앞에서는 자신의 삶에서 중요한 사람들에 대해 설명하지 않아도 되는 이점이 있다고 모호하게 설명했다. 이에 더해, 변화라는 것이 자기 자신을 고통스럽게 바꾸는 것을 의미한다면 환자는 변화를 원하지 않고 있을지도 모르겠다고 했던 복지사의 말을 다시 꺼냈다.

부부 치료 상담을 지속하면서 복지사와의 치료는 종결할 계획을 세우고 있던 환자는 이후 상당히 애매모호한 행동을 하기 시작했다. 환자는 복지사와의 치료가 아무런 효과도 없고 너무 실망스럽다고 말했지만, 치료 종결일은 5개월 이후로 잡았다. 복지사는 환자가 '처음으로 이해받는 느낌'의 상태로부터 도망치려는 것을 직면시켜야 할지, 고통스러운 변화를 맞닥뜨린 상황에 적응하기 위해 얼마간 뒤로 물러나고 있는 환자의 행동을 지지해 주어야 할지를 두고 꽤나 혼란스러워했다. 결과적으로 복지사가 취한 직면적 중재와 지지적 중재는 모두 애매모호한 결과를 낳았다. 예컨대, 환자는 회기가 진행되는 동안에는 마치 회기를 영원히 지속할 의도가 있는 것처럼 행동했다. 그러나 이러한 방식으로 소통하고 있다는 사실을 복지사가 짚어 주면, 몇 개월 후에 치료를 중단할 것이라는 의사를 단호하게 표명했다. 복지사는 환자 L의 경우, 언제든 치료를 중단할 수 있는 선택권이 있다는 조건하에서만 가까워질 수 있는 사람이라는 진단적 이해를 바탕으로, 치료 중단과 관련된 일을 환자에게 직접적으로 언급하지 않기로 했다.

환자는 복지사와 이야기를 나누던 도중, 자신이 절대적인 독립성을 가진 것처럼 행동함으로써 '은밀하고, 강인하고, 통제적인' 상태를 유지하고 싶어 한다는 사실을 비통한 심정으로 인지하게 되었다. 그러나 그와 동시에 환자는 이해받는다는 느낌과 친밀한 감정을 갈망했다. 환자는 다른 사람들로부터 이해받을 수 있는 방향으로 나아간다면, 자신의 속마음이 그대로 드러나는 기분이 들 것 같다며 슬프게 말했다. 반대로 절대적인 독립성을 계속 추구하는 방향으로 나아간다면, 계속 단절된 느낌을 받게 될 것 같다고 했다. 환자의 치료 중단 계획과 관련해서도 이와 같은 딜레마가 작동하고 있다는 사실을 두 사람 모두 인지하고는 있었지만, 복지사는 여전히 환자의 의도에 대해서는 전혀 알 수 없었다.

생애 처음으로 제대로 이해받았다고 느꼈던 시점으로부터 한 달이 지나자, 환자는 복지사가 자기를 '뒤쫓으면서' 정신치료 과정으로 다시 끌어들이려 한다고 나무랐다. 그러면서 평생 사람들이 어떤 식으로 환자 본인의 뜻에 반하는 행동을 하려 했는지에 대해 이야기했다. 예를 들어, 환자의 어머니는 환자가 집을 떠나지도, 결혼을 하지도, 아이를 갖지도, 교육을 받지도 않기를 바랐다고 했다. 환자의 어머니는 환자가 곁에 머물며 자기를 돌봐 주기를 바랐던 것이다. 그러나 환자는 이번 복지사와의 관계에서만은 그냥 참고 넘어가지 않을 생각이었다.

환자가 자신을 뒤쫓지 말라고 경고할수록, 복지사는 더더욱 그렇게 하고 싶은 강렬한 욕망을 느꼈다. 사실, 환자가 곧 의자를 박차고 일어나 치료실 문 쪽으로 다가가는 이미지가 뇌리를 스치기도 했다. 그 이미지 속에서 복지사는 말 그대로 수수방관하고 앉아서, 환자를 치료실에 머물도록 만들려는 노력으로 여겨질 수 있는 그 어떤 말도 하지 않기 위해 입술을 깨물다시피 하며 침묵을 유지하고 있었다. 그런데 이상하게도, 회기가 끝나는 순간에도 복지사는 환자가 치료를 종결할 것인지 말 것인지에 대해 여전히 알 수가 없었다.

복지사는 다음에 이어진 몇 차례 회기에서 환자의 치료 종결과 관련된 자신의 불안을 점진적으로 노출했고, 이를 통해 환자가 환자 본인의 불안도 인지할 수 있도록 도와주었다. 그러자 환자는 처음으로 자신이 잘못된 일을 저지르고 있는 것일지도 모른다는 걱정에 대해 말했다. 그뿐만 아니라, 자기는 변할 수 없는 사람이기 때문에 어떤 치료든, 어떤 치료자든, 결코 자신이 처한 상황이 나아지게 할 수 없을 것이라는 믿음을 품고 있었다고 털어놓았다. 환자는 자신의 경험 깊은 곳에 자리해 있는 크나큰 비애와 불확실성을 직시하기보다는, 비참한 상태로 남아 있으려고 했다. 다음 치료자와 어떤 노력을 해 보고 싶은지와 관련해 아무런 계획도 없었고, 계획을 구상해 보려는 마음도 없었다. 그저 치료자를 찾아가서 말을 해 볼 생각뿐이었다.

마지막 치료 시간에 환자는 자신이 만났던 이전 치료자 두 명에 대해 말했다. 환자는 자신의 첫 번째 치료자에게는 사전에 아무 말도 해 주지 않고 떠났다고 했다. 그리고 두 번째 치료자와는 한 번 만나서 작별 인사를 했다고 말했다. 앞선 두 치료자와의 경험과 비교해 보면, 복지사와의 치료 종결 기간이 이렇게 긴 것은 흔치 않은 일이었다. 복지사는 치료자가 바뀔 때마다 환자가 마음을 조금씩 열었다는 사실을 짚어 주었다. 어쩌면 환자에게는 한 치료자와 나아갈 수 있는 한계 지점이 있었고, 그 지점에 도달하고 나면 다음 치료자의 도움이 필요했을 수도 있었겠다는 의미였다. 환자는 지금 받고 있는 치료의 중요성을 축소하고 있었다며, 복지사의 말에 동의하는 고갯짓을 했다. 그리고 복지사가 언젠가 환자의 소식을 듣게 되면 기쁠 것 같다고 말하자, 환자는 꽤 놀라워했다.

복지사 O는 회피하고 도망가 버리려는 환자 L이 스스로를 돌아볼 수 있도록 도와줄 방법을 거의 갖고 있지 않았다. 환자 L의 자기경험을 명확히 하기 위해 가장 양성적이고 간접적인 방식으로 역전이를 활용했더라도, 이는 환자가 지닌 담아내기 능력의 한계를 훨씬 초과했을 터였다. 또한 그 결과 기존의 애매모호한 상황이 너무 일찍 완전히 무의식적인 내적 대상관계의 상연으로 이어지면서, 새롭고도 덜 위험한 대상을 치료 세팅에 도입해야 했을 것이다.

복지사 O가 결국 역전이를 간접적으로 사용할 수 있었던 것은 환자 L이 자신을 '뒤쫓고' 싶어 하는 복지사의 소망에 적절히 동일시를 한 덕분이었다. Hoffman(1983), Aron(1991) 그리고 Mitchell(1988) 같은 대인관계주의자들은 치료자의 주관적 경험에 대한 환자의 지각을 전이의 일부로 고려할 것을 권했다. 환자 L은 자신이 복지사 O에게 영향을 미치고 있다는 사실을 어느 정도 알았으며, 자신이 행사하는 영향에 복지사가 자유롭게 저항할 수 없다는 사실도 알고 있었다. 복지사는 전이에 대한 환자의 해석을 인지하고 '이와 더불어' 역전이 속에서 본인이 반복하고 있는 측면을 의식함으로써, 환자의 고통스러운 타협을 설명할 수 있었다. 복지사는 환자를 '위해서는' 거의 아무 것도 하지 않았지만, 색다른 방식으로 환자와 '함께' 있음으로써 작별 인사를 하는 방식에 변화를 가져왔다.

이해와 자기노출 사이의 연관성

제2장에서 강조한 것처럼, 가장 통상적인 역전이 상태는 이미 경험하고 있으면서도 아직은 깨닫지 못하는 상태(experiencing without yet knowing)이다 (Bollas, 1983). 경계선 환자가 대상을 활용하는 방식과 경계선 환자가 지닌 자기감을 이해하기 위해서는, 그들이 치료자를 어떻게 이용하는지를 관찰해야 한다. 치료자가 임상적 시련 속에서 자신의 개인적인 정체성을 상실하는 상황을 견딜 수 있다면, 환자의 전이를 받아들이고 그 전이에 참여하는 데 필요한 '프로세스 아이덴티티(process identity, 정신치료 과정 중에 환자에 의해 일시적으로 형성되거나 변형되는 치료자의 정체성-역자 주)'를 더욱 잘 획득할 수 있다(Bollas, 1983). Hirsch(1987)는 치료자의 관찰하는 부분은 일종의 전이-역전이 상연에 관여하게 되는 상황을 피하는 데에는 도움이 되지 않을 때가 많다고 언급했다. 그러나 일단 상연이 일어나면, 치료자의 관찰하고 분

석하는 자아는 그 상연을 눈으로 볼 수 있게 해 준다. 이때 치료적 과제는 치료자의 내면에 생겨난 프로세스 아이덴티티를 살펴보고, 환자와 치료자 사이의 관계가 어떻게 변했는지를 명확히 하는 것이다. 그런 다음에 훈습을 위한 노력이 시작될 수 있다(Bollas, 1983; Hirsch, 1987).

첫 번째 사례에서 치료자 M은 환자 N과 공유했던 지옥 같은 경험을 완전히 이해하지 못했다. 마찬가지로, 두 번째 사례에서 치료자 N은 비극적인 상황으로 인해 유발된 '진정한' 감정들을 환자 M이 어떻게 활용할 것인지를 확실하게 예측할 수 없었다. 세 번째 사례의 복지사 O는 자신이 느끼는 압박과 혼란을 과감하게 인정해야 하는 것인지 확실히 알지 못했다. 만일 이 치료자들 중 누구라도 자신의 주관적 경험을 환자의 내적 세계에 대한 공식적인 해석인 것처럼 이야기했다면, 잠재적으로 해를 입힐 수 있는 오만한 행동을 범한 결과가 나타났을 것이다. 각 치료자 앞에 놓여 있던 과제는 상호적인 분석적 작업에 영향을 미칠 수도 있는 치료자의 개인적이고 주관적인 경험을 환자에게 알리는 것이었다. Bollas(1983)는 Winnicott에게 경의를 표하면서, 치료자는 역전이를 표현함으로써 마치 역전이가 환자와 주고받아야 할 사물인 것처럼 가지고 놀 수 있어야 한다는 의견을 제시했다. 이때 치료자가 취하는 태도는 공개하는 역전이의 내용만큼 중요하다. 치료자가 자신의 주관적 경험을 마치 발에 걸어차이거나 뭉개지거나 갈기갈기 찢어져도 되는 사물처럼 이야기할 수 있다면, 그로써 새로운 자기경험을 향해 나아갈 수 있는 기회를 환자에게 제공해 줄 수 있다면, 완전히 이해되지 못한 역전이도 치료 도구로 활용될 수 있다(Bollas, 1983).

치료자가 아직 완전히 이해하지 못한 감정을 자기노출하는 것은 치료자의 감정 상태에 어떤 의미를 부여해야 할 것 같은 부담을 환자에게 안겨 주는 위험을 수반한다.(Burke, 1992; Hoffman, 1983). 어떤 환자는 그런 경험을 통해 이득을 얻을 수도 있지만, 어떤 환자는 압도당할 수도 있다. 이와 같은 우려를 염두에 둔 채, 많은 치료자가 환자를 이해하고자 하는 노력의 일환으로 자기노출을 하기도 한다.

비언어적 자기노출

이 장에서는 치료자가 자신의 역전이 감정을 환자에게 언어로 표현해야 하는 상황을 중점적으로 다루었지만, 비언어적 수준에서 지속적으로 일어나는 자기노출의 역할도 축소되어서는 안 된다. 이에 대해 Rayner(1992)는 Stern(1985)의 영아 관찰 연구를 활용하여, 어머니와 아기 사이에서 일어나는 정서적 조율과의 유사성을 확인했다. Rayner는 어머니와 아기 사이에서 나타나는 것과 같은 '행위' 혹은 '놀이'가 분석가와 환자 사이에서도 상당히 지속된다는 점을 발견했고, 이 과정이 정서적 '듀엣'을 구성한다고 말했다. 그는 성인 환자가 참여하는 분석 상황과 어머니-아기라는 설정 간의 차이를 인정하기는 했지만, 그런 정서적 조율이 발달적으로 발생하는 전언어적인(preverbal) 리듬과 유사하기 때문에 언어적 해석에 앞서 나타날 수 있다고 제시했다. 치료가 면대면으로 이루어지든 카우치를 사용해서 이루어지든, 치료자는 부분적으로나마 환자의 기분을 모방하고, 환자로부터 전달받아 공유되고 있는 정서를 환자에게 알리는 방식으로 반응한다. Rayner(1992)는 이에 대해 "말은 소외시키거나 위조할 수 있다. 나는 이 점에서 전언어적이며 정서 조율적인(affect-attunement) 교환 행위가 분석에서의 의미 있는 언어적 교환에 필요한 선행 작업일 수도 있다고 생각한다."(p. 49)라고 기술했다.

Rayner(1992)는 치료자가 역전이 감정을 직접적으로 표현하지 않고도 본인의 내적 상태와 관련된 내용의 상당수를 환자에게 전달하고 있다고 주장했다. 그는 Stern(1985)이 관찰한 어머니들의 경우, 감정적 폭발을 통해 자녀에게 불필요한 부담을 안겨 주지 않았음을 언급했다. 그러면서 Stern의 연구에 대해 다음과 같이 논평했다.

> 어머니들은 아기의 행동과 정서에 깊이 집중하고 있었고, 그런 다음
> 아기에게 정서적으로 조율된 반응을 해 주고 있었다. 어머니들의 감정은

자유로우면서도 일관성을 띠고 있는 것처럼 보였다. 고전적 용어로 말하자면, 그런 감정은 승화된 감정이었다. 이것이 바로 환자를 대하는 분석가가 행하는 일, 적어도 혼자서 조용히 행하는 일이다(p. 52).

여기에서 강조하고자 하는 점은 치료자의 발성, 표정, 어조, 신체적 움직임을 통해 치료자의 내적 상태에 대한 메시지가 지속적으로 환자에게 전달된다는 것이다. 치료자의 감정은 치료 과정 내내 조금씩 모습을 드러낸다. Aron(1991)은 "자기노출은 선택 사항이 아니라, 불가피한 것이다."(p. 40)라고 적었다.

직접적 질문에 대한 대응

치료자의 감정이 간접적으로 표현되는 것에 관한 앞선 논의는 많은 이들이 경계선 환자의 특성이라고 보는 일명 레이더와 밀접하게 연관되어 있다. 이 책에서는 이를 통해 텔레파시적인 힘을 연상시키기보다는, 치료자의 감정에 민감하게 반응하는 이 레이더라는 현상이 치료자에게 숨기기 어려울 정도로 강렬한 정서 상태를 불러일으키는 경계선 환자의 성향에서 비롯된 직접적인 결과라고 말하고자 한다. 간단히 말해, 레이더는 치료자의 정서적 상태가 담긴 무수한 비언어적 메시지에 대한 환자의 관찰을 기술하는 하나의 방식이다.

환자가 치료자를 관찰한 후에 보일 수 있는 예측 가능한 행동 중 하나는 치료자의 감정을 직접적으로 묻는 것이다. 경계선 환자를 치료하는 치료자라면 전부 머지않아 "저한테 화가 나시나요?" "제가 싫으신가요?" "제가 지루한가요?" 같은 질문들을 받게 될 것이다. 환자가 심각한 자기애적 상처에 잠재적으로 취약한 상태이기 때문에 치료자는 환자의 질문에 대한 대답을 신중하게 정해야 한다. 그릇된 대답이나 충동적인 대답은 치료를 방해하는 결과까지 낳을 수 있다.

치료자의 감정에 관한 질문은 먼저 다른 모든 질문과 같은 관점에서 고려해 보아야 한다. 질문에 직접적으로 대답하는 것이 최선일까? 아니면 질문과 관련된 환자의 생각을 탐색해 보는 것이 최선일까? 보통 질문에 대한 대답은 정신치료가 표현형 정신치료와 지지적 정신치료 중에서 어느 쪽으로 개념화되었는가에 따라 결정될 것이다. 즉, 정신치료가 보다 지지적일수록, 치료자는 질문에 대해 직접적인 대답을 제시할 가능성이 더 높다. 대인관계주의자가 선호하는 또 다른 대안은 질문을 받은 것에 대한 치료자의 반응을 말해 주는 것이다(Burke, 1992).

이와 관련해 치료자에게 필요한 지침을 제공하고자, 지금부터는 이 장의 앞부분에서 언급했던 임상적 정직성의 개념으로 돌아가려 한다. 경계선 환자 치료에서의 한 가지 유서 깊은 경험 법칙은 부정직을 피하라는 것이다. 치료자가 환자에게 화가 났음에도 이를 부인할 경우, 그런 대응은 기존의 어려운 상황을 더 심각하게 만들어 버린다. 환자는 치료자가 화가 났다는 사실뿐만 아니라 치료자가 부정직하다는 사실도 알게 된다. 그런 다음에는 '치료자가 이런 상황에 거짓말을 하고 있는 거라면, 나는 다른 상황에서도 거짓말을 듣게 되는 거 아닐까?'라는 의문도 가지게 될 것이다.

환자의 질문에 대한 대답을 정할 때 정직성이 필수 요소임을 확인하고 나면, 그다음으로 다루어야 할 문제는 치료자의 대답과 관련된 요령이다. 환자에게 "전 당신을 증오합니다."라고 말하는 것은 거의 도움이 되지 않는다. 가능하다면, 치료자는 자신에게 정서적 상태를 유발하는 상호작용이 일어나고 있음을 넌지시 알려 주는 말들로 대답해야 한다. 치료자는 "전 당신을 증오합니다."라고 말하는 대신에, "저는 제가 화가 나기 시작했다는 당신의 말이 옳다고 생각합니다. 그리고 제가 어떻게 이런 감정을 느끼게 되었는지를 함께 탐구해 보면 저희 모두에게 도움이 될 것 같네요."라고 대답할 수 있다. 그런 다음에야 치료자는 환자의 어떤 행동이나 의견이 화라는 감정을 불러일으켰는지, 다른 관계들 속에서 나타난 패턴을 자신과 환자가 어떻게 반복하고 있는지를 탐색해 볼 수 있다.

물론 치료자가 환자에게 절대로 해서는 안 되는 표현이 몇 가지 있다. "전 당신을 증오합니다."를 비롯해, "당신은 저를 지루하게 하는군요."라는 말도 결코 생산적이지 않다. 정신치료 과정을 시작할 때 치료자가 즐거움을 얻고자 계약한 것은 아니기 때문이다. Casement(1985)는 지루함의 역전이를 요령껏 다룰 수 있는 방법 하나를 설명했다. 그는 환자가 자신에게 말하는 방식을 환자와 함께 살펴본 다음, "저는 한동안 환자분이 저에게 어떤 말을 할 때, 제가 관심을 가질 거라는 기대가 없는 것처럼 말하는 경우가 자주 있었다는 사실을 알게 되었습니다."(p. 68)라고 말했다. 이와 같은 방식으로 Casement는 환자의 감정을 상하게 하지 않으면서도 자신의 반응을 섬세하게 말했고, 환자가 말하는 방식이 환자에 대한 치료자의 반응과 직접적으로 연관되어 있다는 의견을 넌지시 전달했다.

요약

자기노출과 관련된 제안들을 요약하면서, 이 책에서는 정신치료의 독특함(uniqueness)이 치료자가 환자의 욕구를 다루기 위해 자신의 욕구를 제쳐 두는 것에서 비롯되었다는 Harry Stack Sullivan(1954)의 견해를 강조하고자 한다. 환자에 대한 감정을 단순히 견디기 어렵다는 이유로 쏟아 내 버리는 것은 분명 정신치료를 오용하는 일이다. 그러나 제5장에서 언급하였듯이, 모든 치료자는 환자가 자신에게 미치는 영향의 본질을 반영적으로 돌려주기 위해 노력하지 않고서는 더 이상 치료를 효과적으로 이끌어 나갈 수 없는 지점에 도달하게 될 것이다. 이러한 상태를 직접적으로 공유하는 것은 치료자와 환자가 만들어 낸 공동의 산물과 치료적으로 유익한 전이-역전이 상연을 알아차리는 데 도움이 될 수 있다.

치료자의 자기노출은 그 후 이어지는 환자의 연상과 이야기에 영향을 미칠 수도 있지만, 강렬한 정서를 노출하지 못하는 것 또한 환자에게 영향을 미칠 것이다. 이와 관련해 제시할 수 있는 간단한 지침은 존재하지 않는다. Burke(1992)는 다음과 같이 언급했다. "일반적인 경험 법칙들은 상호작용의 미묘함에 대한 감수성을 떨어뜨리고, 치료자의 대응이 고정되어 있다거나 자동으로 조종되고 있다는 느낌을 불러일으키는 경향이 있다."(p. 268) 세심한 정신치료 과정에서는 자기노출이 지속적으로 일어난다. 치료자가 마주하는 실제적인 문제는 감정을 어느 정도까지 표현해야 하는가와 어떤 의사소통 방식이 상처를 최소화할 수 있는 요령 있는 방식인가에 관한 것이다.

❑ 참고문헌

Aron L: The patient's experience of the analyst's subjectivity. Psychoanalytic Dialogues 1:29-51, 1991

Bollas C: Expressive uses of the countertransference: notes to the patient from oneself. Contemporary Psychoanalysis 19:1-34, 1983

Burke WF: Countertransference disclosure and the asymmetry/mutuality dilemma. Psychoanalytic Dialogues 2:241-271, 1992

Burke WF, Tansey MJ: Countertransference disclosure and models of therapeutic action. Contemporary Psychoanalysis 27:351-384, 1991

Carpy DV: Tolerating the countertransference: a mutative process. Int J Psychoanal 70:287-294, 1989

Casement P: Further Learning From the Patient. London, Tavistock, 1985

Ehrenberg DB: Psychoanalytic engagement, II: affective considerations. Contemporary Psychoanalysis 20:560-583, 1984

Epstein L: The therapeutic function of hate in the countertransference. Contemporary Psychoanalysis 13:442-468, 1977

Freud A: The Writings of Anna Freud, Volume 2: The Ego and the Mechanisms of Defense (1936), Revised Edition. Translated by Baines C. New York, International Universities Press, 1966

Freud S: Introductory lectures on psycho-analysis (1916-1917), in The Standard

Edition of the Complete Psychological Works of Sigmund Freud, Vol 15-16. Translated and edited by Strachey J. London, Hogarth Press, 1961, pp 1-482

Gabbard GO: Technical approaches to transference hate in the analysis of borderline patients. Int J Psychoanal 72:625-637, 1991

Gill M: The interpersonal paradigm and the degree of the therapist's involvement. Contemporary Psychoanalysis 19:200-237, 1983

Greenberg JR: The problem of analytic neutrality. Contemporary Psychoanalysis 22:76-86, 1986a

Greenberg JR: Theoretical models and the analyst's neutrality. Contemporary Psychoanalysis 22:87-106, 1986b

Gutheil T, Gabbard GO: The concept of boundaries in clinical practice: theoretical and risk management dimensions. Am J Psychiatry 150:188-196, 1993

Hirsch I: Varying modes of analytic participation. J Am Acad Psychoanal 15:205-222, 1987

Hoffman IZ: The patient as interpreter of the analyst's experience. Contemporary Psychoanalysis 19:389-422, 1983

Levenson EA: The Ambiguity of Change: An Inquiry into the Nature of Psychoanalytic Reality. New York, Basic Books, 1983

Levenson EA: Reply to Hoffman. Contemporary Psychoanalysis 26:299-304, 1990

Lewin RA, Schulz CG: Losing and Fusing: Borderline and Transitional Object and Self Relations. Northvale, NJ, Jason Aronson, 1992

Mahler MS, Pine F, Bergman A: The Psychological Birth of the Human Infant: Symbiosis and Individuation. New York, Basic Books, 1975

Masterson JF: Psychotherapy of the Borderline Adult: A Developmental Approach. New York, Brunner/Mazel, 1976

Mitchell SA: Relational Concepts in Psychoanalysis: An Integration. Cambridge, MA, Harvard University Press, 1988

Ogden TH: Projective Identification and Psychotherapeutic Technique. New York, Jason Aronson, 1982

Racker H: The meanings and uses of countertransference. Psychoanal Q 26:303-357, 1957

Rayner E: Matching, attunement and the psychoanalytic dialogue. Int J Psychoanal 73:39-54, 1992

Rosenfeld HE: Contribution to the psychopathology of psychotic states: the importance of projective identification in the ego structure and the object relations of the psychotic patient, in Problems of Psychosis. Edited by Doucet P, Laurin C. Amsterdam, Excerpta Medica, 1971, pp 115-128

Sandler J: Countertransference and role-responsiveness. International Review of Psychoanalysis 3:43-47, 1976

Scharff JS: Projective and Introjective Identification and the Use of the Therapist's Self. Northvale, NJ, Jason Aronson, 1992

Searles HF: My Work With Borderline Patients. Northvale, NJ, Jason Aronson, 1986

Stern DN: The early development of schemas of self, other, and "self with other," in Reflections on Self Psychology. Edited by Lichtenberg JD, Kaplan S. Hillsdale, NJ, Analytic Press, 1983, pp 49-84

Stern DN: The Interpersonal World of the Infant: A View From Psychoanalysis and Developmental Psychology. New York, Basic Books, 1985

Stolorow RD, Brandchaft B, Atwood GE: Intersubjectivity in psychoanalytic treatment: with special reference to archaic states. Bull Menninger Clin 47:117-128, 1983

Stolorow RD, Brandchaft B, Atwood GE: Psychoanalytic Treatment: An Intersubjective Approach. Hillsdale, NJ, Analytic Press, 1987

Sullivan HS: The Psychiatric Interview. New York, WW Norton, 1954

Wachtel PL: Vicious circles: the self and the rhetoric of emerging and unfolding. Contemporary Psychoanalysis 18:259-273, 1982

Winnicott DW: Hate in the counter-transference. Int J Psychoanal 30:69-74, 1949

제8장

Management of Countertransference with Borderline Patients

분열

‘**분**열(splitting)’은 경계선 인격장애 환자의 주된 방어기제 중 하나로 널리 알려진 용어이며, 점차 그 용법이 확대되어 이제는 정신내적 기제뿐만 아니라 대인관계 과정까지 함축하는 의미를 갖게 되었다. 특히 ‘분열’은 입원 병동이나 낮병동 같은 치료 세팅에 있는 치료진 간에 환자의 치료에 대한 관점이 양극화되는 상황을 설명할 때 사용되기도 한다. 이렇게 확대된 의미로 사용되는 분열에는 투사적 동일시와 관련해 환자와 치료진 사이에 일어나는 상호작용의 전이-역전이 측면이 분명하게 암시되어 있다. 게다가 분열이라는 용어는 적대적이거나 공격적인 암류와 연관되는 경우가 많다는 점에서 경멸적 어감도 갖게 되었다. 예컨대, 간호사, 재활 치료사, 정신과 의사, 심리사를 비롯한 여타 정신건강 전문가는 흔히 강력 범죄자를 묘사할 때와 비슷한 말투로 환자를 ‘분열조장자(splitter)’라고 칭한다. 이와 유사하게, 경계선 인격장애 환자의 입원에 관여하는 두 치료자 사이에 의견 충돌이 발생하면 한쪽 치료자가 다른 치료자에게 “환자가 우릴 분열시키고 있어요.”라고 말하기도 한다.

말버릇처럼 내뱉는 그런 말들은 환자에게 ‘책임을 돌림’으로써 치료자 간의 긴장을 단번에 해소하고 의견 충돌의 원인을 설명해 주는 것처럼 보일 수도 있다. 이럴 때 '분열'은 물론 상황에 맞게 사용된 정확한 용어일 수도 있지만 그렇지 않은 경우도 있다. 분열이라는 용어가 대중적으로 사용되면서 나타난 한 유감스러운 결과는 이 용어가 다양한 상황에 적용되고 남용됨에 따라 본래의 특별한 의미를 잃게 되는 상황에 놓였다는 것이다. 이제 '분열'이란 용어는 다양한 형태의 교묘한 조작, 전이-역전이 현상, 치료진 간에 발생하는 사실상 거의 모든 의견 충돌을 비롯해, 광범위한 행동과 경험을 담아내는 일종의 쓰레기통이 되어 버렸다. 그렇기 때문에 이 장에서는 분열에 관한 더욱 구체적인 개념화에 대해 논의하고자 한다. 즉, 역전이 다루기와 관련해 시사점을 제시해 주는 구체적인 개념을 정의하고, 분열이라는 용어를 이와 혼동될 수 있는 다른 임상적 현상과 구별해 볼 것이다(Gabbard, 1989).

분열의 발달적 기원

지금까지 많은 저자들(Freedman, 1981; Lichtenberg & Slapp, 1973; Lustman, 1977; Pruyser, 1975)이 분열이라는 개념의 광범위하고 다양한 용법에 대해 언급했다. 일부 저자들은 분열이 다양한 이론적 토대로부터 생겨나 지나치게 다중적인 의미를 함축하고 있다는 점에서 이 용어를 포기하자는 의견을 제시하기도 했다(Pruyser, 1975). 그러나 분열의 핵심 개념이 정신내적 경험의 모순되는 측면을 분리된 상태로 유지하는 것과 관련돼 있다는 점에는 대체로 전반적인 합의가 이루어져 있다. 또한 대부분의 저자들은 분열이 아기가 정신내적 경험을 조직화하는 정상적인 발달 방식이자, 궁극적으로 이 발달 방식에서 발생하는 방어기제라는 점에 동의하고 있다.

Freud는 분열보다는 억압의 방어기제를 선호했던 것처럼 보이지만, 그가 남긴 저서들의 곳곳에는 자아의 분열에 대한 언급이 등장한다(Grotstein, 1981). 특히 생의 후반부로 갈수록 분열에 대한 언급은 점점 더 빈번해진다. 도착증에 관한 1927년 논문에서 그는 서로 상충하는 것처럼 보이는 생각들로 이루어진 두 가지 마음 상태의 공존에 대해 설명했다. 그리고 죽음이 머지않은 시점에는 분열이 사실상 인간 정신병리의 보편적인 특성 중 하나로서 영아기에 뿌리를 두고 있으며, 정신병적 혹은 도착증적 환자뿐만 아니라 신경증적인 환자에게서도 지속적으로 나타난다고 확신했다(Freud, 1940/1964a, 1940/1964b).

고전 분석가들의 대부분은 Freud의 개념이 지닌 가치를 알아보지 못했지만, Melanie Klein(1946/1975)은 영아기 초기 불안을 이해하는 데 있어서 분열 개념이 필수적이라고 보았다. 삶이란 삶 본능과 죽음 본능 사이에서 투쟁하는 것이라고 확신했던 Klein은 분열이 생애 첫 수개월 동안 감정적 생존을 위한 주춧돌 역할을 한다고 생각했다. 분열은 아기가 나쁨과 좋음을, 불쾌와 기쁨을, 증오와 사랑을 구분함으로써, 긍정적인 색깔로 가득 찬 경험, 정서, 자기표상을 각각의 부정적인 대응물에 의해 오염되지 않도록 분리된 정신 구역에 안전하게 보존할 수 있게 해 준다.

분열의 발달적 기반을 설명하는 데에는 아기의 수유 경험을 자세히 살펴보는 것이 가장 도움이 된다. 사랑에 찬 긍정적인 경험의 원형은 아기가 수유를 받는 시기에 형성된다(Freud, 1905/1953). 이 원형은 자기에 대한 긍정적인 경험(보살핌받는 아기), 대상에 대한 긍정적인 경험(세심하게 돌봐 주는 어머니), 긍정적인 정서적 경험(기쁨, 만족)을 포함한다. 반대로 아기가 배고픔을 느꼈지만 어머니를 즉시 사용할 수 없는 경우에는 부정적인 경험의 원형이 발생하며, 여기에는 자기에 대한 부정적인 경험(불만이 많고, 계속 요구하는 아기), 부주의하고 실망시키는 대상(사용할 수 없는 어머니), 분노 혹은 어쩌면 공포에 가까운 부정적인 정서적 경험이 포함된다. 실제로 아기의 어머니는 아기에게 보살핌과 좌절 모두를 안겨 주며, 그렇기에 분열의 근본적인 원천이 된다(Mahler, 1968). 궁극적으로 이렇게 상반되는 두 가지 경험은 서로 대립하는 두 가지 대상관계로 내재화되며, 각각의 대상관계는 하나의 자기표상과 하나의 대상표상, 그리고 이 자기표상과 대상표상을 연결하는 정서로 구성된다(Fairbairn, 1940/1952, 1944/1952; Gabbard, 1986; Masterson & Rinsley, 1975; Ogden, 1983; Rinsley, 1977).

보통 내사(introjection)라고 불리는 어머니에 대한 아기의 내재화(Schafer, 1968)는 수유 동안 어머니의 존재를 물리적으로 감각하면서 시작되지만, 이는 아기에게서 내부와 외부의 경계가 발달한 후에야 비로소 의미를 갖게 된다. 그리고 어머니에 대한 분리된 이미지들은 생후 16개월에 이르러서 점차 하나의 영속적인 정신적 표상으로 합쳐진다(Sandler & Rosenblatt, 1962). 바로 이 시기에 영속적인 자기표상도 형성되는데, 처음에는 신체표상으로, 나중에는 아기에게 속한 것으로 지각되는 감각과 경험의 집합체로 형성된다. 그러나 아기가 가진 인지 및 지각 능력상의 한계로 인해 이 초기 단계의 표상들은 미발달된 상태일 수밖에 없다(Lustman, 1977).

긍정적인 색채를 띠는 대상표상 혹은 '좋은' 대상표상은 배고픈 아기가 어머니를 간절히 원할 때 환각적 소망이 충족되면서 시작되며(Schafer, 1968), 이 대상표상은 추후에 아기의 인지적인 지각 기능이 발달함에 따라 내면의 존재로 변한다. 이때 아기가 어머니의 긍정적이고 애정 어린 측면을 내사하게 되는 동기는 어머니를 잃는 것에 대한 공포와 연관된 것으로 보인다(Schafer, 1968). 그러나 부정적이고 '나쁜' 측면의 어머니를 '함입하거나' 내사하는 이유는 이보다 더 복잡하다. 가능한 동기로는 대상을 자기 안에 담아 버림으로써 제어하고 싶은 환상(Segal, 1964), 대상과의 외상 경험을 반복하면서 통제감 획득하기, 아무런 대상도 존재하지 않는 것보다는 나쁜 대상이라도 있는 것이 낫다고 여기는 마음(Scharfer, 1968) 등이 있다. 임상 경험이 시사하는 점에 따르면, 내재화된 적대적 대상을 향한 강한 애착은 그 대상과 더 긍정적인 관계를 맺고 싶은 열망과도 연결되어 있을 수 있다(Meissner, 1981). 단, 내사된 대상이 반드시 실제 외부 대상과 연관되어 있는 것은 아니다. 예를 들어, 어머니는 단순히 다른 자녀를 돌봐야 했기 때문에 즉각 수유를 원하는 아기의 요구를 들어주지 못했을 수 있지만, 아기는 그 어머니를 적대적이고, 자신을 거부하고, 자신을 돌봐 줄 여유가 없는 대상으로 내사했을 수도 있다.

자기표상과 대상표상이 확실하게 확립되기 전에도 분열의 전신은 관찰될 수 있다. 수유에 필요한 안전한 환경을 보호하기 위해, 다정하고 좋은 경험은 무섭고 나쁜 경험으로부터 분리되어야 한다. 아기를 돌봐 주지 못한 어머니의 부정적인 이미지가 수유 환경을 침범해 들어온다면, 수유는 중단되어 버릴 것이다. 아기에게서 내부와 외부 사이의 경계가 발달하면서 이미지들이 하나의 표상들로 합쳐지면, 자기표상과 대상표상의 부정적인 측면은 긍정적인 측면을 파괴해 버릴 수도 있는 위협이 된다. 그렇기 때문에 좋은 측면을 나쁜 측면으로부터 분리해 두기 위한 적극적 방어 과정으로서 분열이 계속 유지된다(Kernberg, 1967). 이 방어 과정에서 생성된 내사물의 경우, 긍정적 특성과 부정적 특성이 혼합된 보다 성숙한 내사물의 '전체적인(whole)' 특성을 갖고 있지 않다는 점에서 흔히 '부분대상'이라고 불린다.

분열은 투사에 의해 강화되는데, 이는 나쁜 특성은 무의식적으로 다른 사람에게 귀속시키고 모든 좋은 특성은 자기 안에 남겨 둠으로써 양극화된 측면을 더 분리시키는 효과를 가져온다. 또한 자기표상 혹은 대상표상 속의 긍정적이거나 좋은 속성도 그 안의 나쁜 속성으로부터 안전한 거리를 유지하기 위해 투사될 수 있다(Segal, 1964). 분열은 이와 같은 방식으로 유아의 혼란스러운 초기 경험에 질서를 부여한다(Freedman, 1981; Lichtenberg & Slapp, 1973; Lustman, 1977; Ogden, 1986). 이뿐만 아니라 분열은 아이의 정서적 생존을 위해 필연적인 방식으로 위험을 다룸으로써, 정신내적 방어의 원형을 구성한다(Lustman, 1977; Odgen, 1986).

분열은 정상 발달 과정에서 생성되는 보편적인 기제로 볼 때 가장 잘 이해할 수 있다. 분열은 광범위한 진단적 범주에서 나타날 수 있지만(Freedman, 1981; Perry & Cooper, 1986; Rangell, 1982), 이 용어가 가진 평판의 상당 부분은 분열을 경계선 인격장애와 관련된 핵심적인 방어 전술로 본 Kernberg(1967, 1975)의 개념화에서 비롯되었다. Kernberg는 분열을 모순적 내사물과 모순적 정서를 분리시키는 적극적인 과정으로 설명했고, 그 결과로 다음과 같은 임상 징후들이 나타난다고 했다. ① 모순적인 행동과 태도들이 교차적으로 표현되지만 환자는 이에 관심을 갖지 않거나 미온적인 태도로 부인하며, ② 충동 조절이 선택적으로 결여되고, ③ 환자 주변의 모든 사람이 전적으로 좋거나 전적으로 나쁜 진영으로 구분되며, ④ 매일매일 시시각각 번갈아 가며 우위를 점하는 모순적인 자기표상들이 공존한다.

Mahler와 동료들(1975)이 정상적 어머니-아기 양자 관계와 병리적 어머니-아기 양자 관계에 관계에 관한 연구를 통해 제시한 관찰 자료들은, 경계선 인격장애 환자에게서 나타나는 발달 과정상의 고착이 좋은 부분대상과 나쁜 부분대상이 양가적인 전체대상으로 통합되기 이전인 유년기 동안에 발생한다는 Kernberg(1967, 1975)의 관점을 뒷받침하고 있다. Mahler와 동료들은 아기가 대상항상성을 획득하는 2.5~3세 이전에는 그런 통합이 일어나지 않음을 보여 주는 경험적 증거들을 제시했다. 그들은 경계선 인격장애 환자에게서 전형적으로 나타나는 강렬한 분리불안이 대상항상성의 획득 실패와 연관되어 있으며, 이로 인해 경계선 환자는 실제 부모가 부재하면 자신을 위로해 줄 수 있는 통합된 전체 대상표상 없이 남겨지게 된다고 판단했다.

Klein, Mahler와 Kernberg의 이론에 기반해 분열의 기원을 설명하려고 했던 이 발달적 모형은 Stern(1985)이 시행한 영아 관찰연구(infant observation study)에 의해 시험대에 오르게 되었다. Stern은 분열이 보편적인 경험이라는 점에는 동의했지만, 아기는 그런 숙련된 상징적 사고 능력을 아직 갖고 있지 않다고 주장했다. 또한 아기의 경험을 '좋음'과 '나쁨'의 이분법으로 분류하는 것은 수유의 경험을 지나치게 단순화하는 방식이라고 여겼다. Stern의 관찰연구에 따르면, 아기는 수유를 통해 기쁜 경험과 불쾌한 경험을 구성하는 연속적이고 다양한 경험을 하게 된다. Stern은 또한 좋은 정서 상태와 나쁜 정서 상태의 분열이 자기와 대상을 구별하는 능력보다 선행한다는 관점에도 도전했다. 그가 수행한 영아 관찰연구에서는 정서의 분열과 자기와 대상의 구별이 일어나는 순서가 명확하게 나타나지 않았으며, 이에 Stern은 자기와 대상을 구별할 수 있는 능력이 긍정적 정서 상태와 부정적 정서 상태를 구별할 수 있는 능력과 동시에 나타난다고 결론지었다.

　Stern(1985)은 '좋음'과 '기쁨', '나쁨'과 '불쾌'를 성급하게 서로 동등한 개념으로 보는 것에도 문제가 있다고 지적했다. 그는 좋음과 나쁨은 도덕적 차원을 내포하고 있으며, 아기는 기쁘거나 불쾌한 경험을 제공하는 보호자의 의도에 대해 복잡하고 상징적인 판단을 할 만한 능력이 없다고 강조했다. Stern은 이와 같은 섬세한 사고 능력은 생애 첫 1년 동안이 아닌, 상호 주관적 관계가 발달하는 보다 성숙한 단계에서만 가능하다고 주장했다. 그 역시 대인관계 경험을 기쁨과 불쾌의 범주 혹은 '쾌락의 군집들'로 분류하는 방식을 따르기는 했지만, 그는 그런 군집들이 모든 대인관계 경험을 기쁨과 불쾌의 선상에 따라 구분하거나 분열하게 만드는 원인이라는 관점에는 동의하지 않았다. 발달에 관한 Stern의 관점은 아기가 처음에는 '현실'을 접하고 내재화하며 그 후에 방어적 필요에 따라 현실을 왜곡하기 시작한다고 강조했다. 그의 관점은 환상이 생애 첫 1년부터 작동하며 대상관계의 내재화에 상당한 영향을 미친다고 믿었던 Melanie Klein(1946/1975)의 관점과 완전히 대조된다.

　아기도 성인처럼 정교한 상징적 사고 능력을 지니고 있다는 Klein(1946/1975)의 견해는 대체로 더 이상 유효하지 않다고 간주되지만, 다른 영아 연구자들 모두가 Stern(1985)의 관점에 전적으로 동의하는 것은 아니다. 예를 들어, Parens(1979a, 1979b, 1991)는 분열을 암시하는 행동이 생후 9개월에 관찰되었다고 보고했다. Parens는 적개심과 공격성의 발달에 관한 연구를 통해, 과도할 정도로 불쾌한 경험들이 적대적인 파괴성을 일으키는 것 같다고 주장했다. 그리고 보호자를 향한 적대적이고 파괴적인 감정에 대처할 수 없을 때, 아기는 분열된 대상표상을 방어 수단으로서 발달시키기 시작한다고 했다. 또한 Parens는 자기경험과 대상경험에 결부된 안정적이면서도 적대적이고 파괴적인 정서가 생후 약 2년 중반까지는 내재화되지 않는 것처럼 보인다고도 강조했다.

　모든 영아 관찰연구들이 외부에서 관찰한 행동으로부터 내적 경험을 유추해야 한다는 방법론적 필연성에 의해 방해를 받기는 하지만, 수집된 자료들은 대부분 생후 18개월에서 3세 사이에 분열된 자기-대상-정서 단위(self-object-affect units)가 공고화되고 있음을 보여 준다. 하지만 이 단위들을 '좋음'과 '나쁨'으로 설명하는 대중적인 용법은 유감스럽게도 지나치게 단순화된 표현 방식이다. 내재화된 대인관계의 복잡성과 이 대인관계와 연관된 정서들을 포착하려면 다른 다양한 형용사가 필요하다.

그동안 많은 저자들(Adler, 1985; Gabbard, 1986; Kernberg, 1967, 1975; Klein, 1946/1975; Odgen, 1979, 1983, 1986; Shapiro et al., 1977)이 분열과 투사적 동일시의 밀접한 관계에 대해 언급했다. Ogden(1986)은 어머니를 바라보는 아기의 긍정적인 관점이 정반대의 지각에 의해 위협을 받을 때, 위험에 빠뜨리는 대상표상으로부터 위험에 빠진 대상표상을 분리하기 위한 방법으로서 부정적인 지각이 외부로 투사될 수 있다는 점에 주목했다. 이렇게 투사적 동일시는 정신내적 분열 과정의 대인관계적 표현으로서 발달한다.

요컨대, 분열과 투사적 동일시는 서로 밀접하게 연관된 기제로서, 생애 초기부터의 경험을 조직화하는 기본 방식을 제공한다. 사랑하는 어머니는 두렵고 증오스러운 어머니와 분리될 수 있으며, 아기의 증오하는 자기는 사랑하는 자기와 구별될 수 있다. 이 두 가지 기제는 아기가 부정적인 자기 또는 대상표상의 침입에 대한 두려움 없이 안전하게 수유를 받을 수 있게 해 준다. 이러한 작업은 아기가 통합이라는 과제에 필요한 심리적인 준비를 마칠 때까지 좋음이 나쁨에 의해 파괴되지 않도록 막아 내고 아기가 자기와 타인의 혼란스러운 측면을 거리를 두고 경험할 수 있는 기회를 제공한다.

여러 치료자가 참여하는 치료 세팅에서의 분열

입원 병동이나 낮병동처럼 다양한 치료자들이 참여하는 치료 세팅에서는 분열과 투사적 동일시의 결합이 치료 세팅을 파괴하는 강력한 힘이 될 수 있다. 병원 내에서 발생하는 분열은 치료에 저항하는 경계선 인격장애 환자가 유발하는 강렬한 역전이에 관한 여러 논문에 잘 설명되어 있다(Burnham, 1966; Gabbard, 1986; Main, 1957). 치료진은 서로 상당히 양극화된 입장을 취하기도 하고, 문제의 중요성에 비해 지나치게 격렬한 태도로 각자의 입장을 방어하기도 한다. 환자는 한쪽 치료진에는 하나의 자기표상을 제시하고, 다른 치료진에는 또 다른 자기표상을 보여 준다(Burnham, 1966; Cohen, 1957; Gabbard, 1986; Searles, 1965). 그리고 이 각각의 자기표상은 투사적 동일시를 통해 각 치료자에게 저마다 상응하는 반응을 일으키는데, 이는 환자로부터 투사된 각각의 내적 대상에 각각의 치료자가 무의식적으로 동일시한 결과로 이해할 수 있다. 하나의 자기-대상 자리(self-object constellation)에 의해 유발된 전이-역전이 패러다임은 다른 자기-대상 자리에 의해 유발된 전이-역전이 패러다임과 극적으로 다를 수 있다. 이러한 차이는 환자에 대해 논의하는 치료진 미팅에서 처음으로 드러날 수도 있다. 한쪽의 치료진은 다른 쪽 치료진이 말하는 내용에 어리둥절해하면서 "우리가 같은 환자에 대해 얘기하고 있는 게 맞나요?"라고 물을 수도 있다.

이런 종류의 본격적인 분열은 환자가 자신의 내적 대상세계를 병원 환경 속에서 재구현한다는 유서 깊은 관념을 분명하게 보여 준다. 여러 명의 치료자가 환자의 다양한 내적 대상에 무의식적으로 동일시하게 되고, 환자의 무의식이 써 내려간 극 속의 역할들을 나누어 맡게 되는 것이다. 게다가 투사적 동일시에는 통제적 요소가 내재되어 있기 때문에, 치료자의 반응은 의무적인 특성을 띠고 나타나는 경우가 많다. 이때 치료자는 '마치 다른 사람처럼' 행동해야 한다는 압박감을 느낀다. 만일 투사적 동일시가 관여되어 있지 않다면, 정신내적인 분열만으로는 치료진 사이에 훼방을 놓기 어려울 것이다. 또한 그럴 때에는 치료진이 서로 양분화되고 있다고 느끼거나 서로에게 화가 난다는 느낌을 받지 않을 수 있기 때문에 이를 분열이 발생한 사례로 간주하지도 않을 것이다.

다양한 치료자와의 치료 세팅 속에서 일어나는 분열은 정신내적 분열과 대인관계의 분열이 동시에 일어나는 특별한 경우에 해당한다(Gabbard, 1989; Hamilton, 1988). 치료진 사이에서 발생하는 대인관계의 분열은 환자의 정신 내적 공간에서 일어나는 분열과 확실한 유사성을 보인다. 투사적 동일시는 정신내적 분열을 대인관계의 분열로 전환하는 매개체가 된다.

제1장에서 언급하였듯이, 환자의 내적 대상을 투사받게 되는 치료진은 무작위로 선정되지 않는다. 대체로 경계선 인격장애 환자는 다양한 치료진 사이에 이미 존재하는 잠재적 갈등을 감지하는 섬뜩한 능력을 갖고 있으며, 환자는 그렇게 감지한 갈등에 따라 내적 대상을 투사한다. 다음의 삽화는 이와 같은 패턴이 실제로 구현되는 방식을 보여 준다.

> 29세 여성 경계선 인격장애 환자 K는 한 차례의 자살 시도 후 정신병 원에 입원했다. 환자는 장기간 성적 학대를 당하고 자해와 자살 시도를 한 경험이 있었다. 병원에 입원한 지 일주일 후, 환자가 생활공간에 있었 을 때 한 간호사가 환자의 블라우스 소매 아래로 피가 떨어지고 있는 장 면을 목격했다. 간호사가 옷소매를 올리자 세로로 길게 세 번 그어진, 봉 합이 필요한 상처가 보였다. 같은 날 얼마 후 치료진 미팅 시간이 시작 되자, 간호사는 환자를 향한 분노를 표출했다. "완전히 영악한 사람이에 요! 병실에 면도날도, 뾰족한 물건 같은 것도 없다고 했었는데. 제 눈을 똑바로 쳐다보면서 거짓말을 했던 거예요. 자해를 하려고 조명등 속에 면도날을 숨겨 놓고서, 병실에 면도날이 있다는 걸 알면서도 저한테 항 상 거짓말을 한 거죠."
>
> 그때 치료진 중에서 한 심리사가 곧바로 환자를 방어했고, 간호사를 향해 비난하듯이 말했다. "제 생각에는 그런 상황이 벌어지기까지 선생 님이 일조한 점은 없는지 살펴보셔야 할 것 같은데요. K 씨가 선생님과 얘기하고 싶다고 했을 때, 시간이 없다고 거절하셨잖아요. K 씨는 자해 를 해서 선생님을 실망시키려던 게 아니라, 먼저 다가가서 대화를 요청 하려 했던 거예요. K 씨가 왜 자해를 하게 된 건지 저는 잘 알겠네요."
>
> 간호사는 심리사의 말을 되받아쳤다. "선생님이야 그런 말을 쉽게 하

실 수 있겠죠. 하루종일 진료실에 앉아서 커피나 마시고, 검사 보고서나 쓰고 계시니 말이에요. 하루에 8시간씩 환자들을 보시는 것도 아니잖아요. 환자 다섯 명이 동시에 서로 다른 것을 해 달라고 요구하는 게 어떤 건지 선생님은 모르실 거예요. 환자들의 요구를 전부 들어준다는 건 아예 불가능해요."

그러자 심리사는 자신의 입장을 방어했다. "선생님, 생각해 보세요. K 씨는 믿을 수 없을 만큼 끔찍한 일을 겪은 피해자예요. 8년 동안 의붓 아버지로부터 성적 학대도 당했어요. 그런 상황에서 K 씨의 어머니는 아예 없는 편이 나았을 정도의 사람이었고요. K 씨에게는 특별하다는 느낌이 필요해요. 자신의 특별한 요구에도 응답해 줄 사람이 있다는 것을 알고, 한 인간으로서 인정받는 느낌을 받을 필요가 있어요. K 씨를 그냥 여느 환자처럼 대하시면 안 돼요."

간호사가 쏘아붙이며 말했다. "선생님은 늘 그런 식으로 저희가 환자 개개인에게 더 집중해서 치료해야 한다고 말하시죠. 그런데 선생님은 그게 얼마나 어려운 일인지 전혀 모르시는 것 같아요. K 씨가 얼마나 고약하고 남을 조종하려 드는 사람인지도요. 검사하시는 동안 K 씨한테 완전 넘어가신 것 같네요. K 씨한테 필요한 건, 다른 사람과 똑같이 대우받는 거예요!"

환자 K와의 치료 과정 중에 감정적으로 고조된 이 순간은 치료진이 환자의 내적 세계를 이루는 서로 다른 측면에 대해 각자 어떤 식으로 저장소가 되어 주는지를 보여 준다. 환자가 심리사의 진료실에서 가진 사적 대화를 통해 특정한 자기표상을 보여 주었고, 이 자기표상이 심리사에게 상보적인 대상표상을 불러일으켰다는 점은 누구나 추론할 수 있다. 환자가 오랜 피해 경험에 대해 이야기하자, 심리사는 환자의 오랜 갈망에 따라 특별한 치료를 제공해 주는 이상화되고 전능한 구원자라는 상보적 역할로 빠져들었다. 환자는 검사를 마치고 병동으로 돌아온 후에 자신이 수많은 환자 중 한 명에 불과하다는 사실을 깨달았고, 자신이 원하는 만큼의 관심을 얻으려면 아주 불쾌할 정도의 부담을 주고 성가시게 해야 한다고 느꼈다. 그리고 또 다른 자기표상을 상징하는 이런 성가신 행동은 심리사에게 유도했던 것과는 다른 상보적 대상 반응을 간호사에게 강요했다.

이렇게 치료진은 각자 자신의 관점이 정확하다고 생각하면서 양분화된다. 이런 순간에는 치료진을 이끄는 냉철한 리더가 나서서 누가 옳고 그른지를 가리는 것은 중요하지 않다고 지적할 필요가 있다. 양쪽 치료진 모두 환자의 내적 세계를 이루는 타당한 측면을 확실하게 보여 주고 있기 때문이다. 또한 만일 치료진이 환자와 심리사의 관계는 치료적인 반면에 환자와 간호사의 관계는 반치료적이라고 간주한다면, 핵심을 놓치게 될 것이다. 치료적 관계는 개별 관계들 속에서 나타나는 파편들로 구성된 하나의 포괄적인 전체로 보아야 한다(Gabbard, 1992). 이러한 점에서 입원 환자에 대한 치료진 미팅은 투사된 파편들을 파악하고 이 파편들을 환자의 정신세계에 대한 하나의 일관된 그림으로 통합하는 담아내기 기능을 하게 된다. 서로 양분된 치료자들이 치료진 미팅이라는 맥락 속에서 서로의 차이를 훈습한다면, 환자 K가 자신의 내적 파편들을 통합할 수 있는 가능성은 더 높아질 것이다.

이 사례는 분열과 투사적 동일시가 어째서 아무도 없는 고립된 공간에서는 일어나지 않는지를 보여 준다. 환자 K는 자신의 내적 대상관계에 잘 들어맞을 만한 개개인을 명확하게 선택하여 할당했다. 몇몇 저자들(Adler, 1985; Burnham, 1966; Shapiro et al., 1977)이 언급했듯이, 환자가 치료진에게 할당하는 내적 대상의 투사물은 흔히 현실의 중요한 일면에 바탕을 두고 있다. 또한 이 사례는 조직이 분열될 때 보통 (조직에 좋은) 관리 차원의 기준을 강조하는 치료자와 개별 환자에게 좋은 개인주의적 차원의 기준을 강조하는 치료자로 나뉜다는 Burnham의 견해를 반영하고 있다(Burnham, 1966).

이 특정 사례에는 나타나지 않았지만, 짐작하건대 경계선 환자와의 치료에서 발견되는 가장 흔한 형태의 분열은 정신치료자를 '전적으로 좋은' 대상으로 이상화하면서 그 이외의 병동 치료진은 무신경하고 징벌적이며 '전적으로 나쁜' 대상이라고 평가절하하는 것이다. 많은 경계선 환자가 정신치료 회기 중에는 어린 시절의 기억이나 전이 관련 내용을 이야기하는 데에 과도하게 집중하기 때문에 일상적인 병동 활동에 대한 정보는 누락하는 경향이 있다. 그리고 이런 경향으로 인해 앞서 언급한 형태의 분열이 강화될 수도 있다(Adler, 1985; Kernberg, 1984). 그리하여 정신치료자는 병동에서 벌어지는 문제적인 상호작용에 대해 전혀 인지하지 못하고, 간호 직원이나 낮병동 치료사가 그런 얘기를 꺼내면 화들짝 놀라고 만다. 마찬가지로, 병동 내 치료진은 환자가 치료자에게만 언급한 어린 시절의 외상에 대해 전혀 알지 못하게 된다.

Adler(1985)는 이러한 형태의 분열의 결과로서, 병동 치료진이 실제로 정신치료자를 치료 계획 과정에서 제외해 버릴 수도 있다고 언급했다. 이런 식으로 병동 치료진은 그들의 나쁨과 무능을 병동 외부의 정신치료자에게 투사함으로써 서로 간의 동맹을 공고히 할 수도 있다. 이 과정이 아무런 제지 없이 지속되면, 병동 치료진과 정신치료자 사이의 불화는 회복이 불가능한 수준으로 치닫고 타협 또한 불가능해진다. 바로 환자의 내적 대상들처럼 이들은 통합될 수 없는 상태가 된다. 잘 알려져 있다시피 집단은 퇴행을 부추기는 힘을 갖고 있으며, 이러한 힘의 영향력이 없었다면 잘 통합되었을 전문가 사이에서도 분열과 투사적 동일시의 사용은 나타날 수 있다(Bion, 1961; Kernberg, 1984; Oldham & Russakoff, 1987).

치료진이 파편화되는 시점에 도달하면, 환자가 '분열과 정복'을 시도했다며 비난받는 일이 너무도 자주 발생한다(Rinsley, 1980). 그리고 이러한 상황에는 분열이 환자가 감정적인 생존을 유지하기 위해 자동적으로 사용하는 무의식적 과정이라는 점이 흔히 간과되어 버린다. 일반적으로 치료자들은 환자가 어떤 방어기제들을 사용했다는 이유로 비난을 가하지는 않는다. 그런데 분열과 관련해서는, 환자가 의식적이고 악의적으로 파괴적인 행동을 한다고 인식하는 특유의 문제가 있는 듯하다. 환자가 자신의 파괴성을 막아내고 자기 자신이 파괴되지 않도록 보호하기 위해서 분열을 사용한다는 점을 치료진에게 상기시키려면 감정이입의 틀을 활용하는 것이 유용하다.

요약하면, 다양한 치료자가 참여하는 치료 세팅에서의 분열은 다음과 같이 네 가지 중요한 특성을 포함하고 있다(Gabbard, 1989). 첫째, 이 과정은 무의식적 수준에서 일어난다. 둘째, 환자는 자신이 투사한 내적 대상표상을 바탕으로 각각의 치료진을 상당히 다른 방식으로 지각하며, 그런 투사물에 따라 각각의 치료진을 서로 다르게 대한다. 셋째, 치료진은 투사적 동일시 과정에 의해 마치 자신들이 실제로 환자의 투사된 측면인 것처럼 환자에게 반응한다. 넷째, 결과적으로 치료자들은 환자에 대해 토론할 때 상당히 양극화된 입장을 취하며, 평소와 달리 격렬하게 각자의 입장을 방어한다.

이 책에서는 입원 병동이나 낮병동처럼 다양한 치료자들이 있는 치료 세팅에 중점을 두었지만, 분열은 단 두명의 치료자만 참여할 때에도 문제가 될 수 있다. 아마도 임상가 두 명이 참여하는 가장 흔한 상황은 정신치료자와 약물치료자 사이의 분업일 것이다. 약물 관련 주제가 마치 역동적 이해의 영역 바깥에 존재한다는 듯이 이를 정신치료로부터 '분리'시키는 치료자는 위험을 자초하게 된다(Waldinger & Frank, 1989). 경계선 환자는 흔히 약물을 이행기 대상이자 정신치료를 피해 가는 지름길, 치료자가 자신을 버리고 있다는 징후, 정신치료의 실패를 암시하는 신호로 여긴다. 치료자 혹은 보조 약물치료자 중 누가 약물을 처방하든지 간에, 환자가 가진 약물의 의미에 대한 환상은 분명 정신치료 과정의 중요한 부분이다.

분열의 다양한 변이

다음은 정신내적 측면과 대인관계의 측면을 모두 포함하는 분열과 다양한 치료자들이 참여하는 치료 세팅에서 흔히 일어나는 분열의 변이들을 구별할 수 있도록, 변이들이 가진 특성들을 열거하고 있다.

정신내적 분열

이미 설명하였듯이, 분열은 투사적 동일시 과정과의 연관성으로 인해 강력한 대인관계적 측면을 가지고 있다. 그러나 투사적 동일시 없이 일어나는 분열은 순수하게 정신내적 현상으로만 남을 수도 있다.

> 44세 남성 변호사 J는 법정 안에 있을 때면 결단력 있으면서도 매우 남성적인 존재감을 드러냈다. 그러나 밤이 되면 여성복을 차려입고 자신이 우아한 여자인 것처럼 생각해 보는 것을 즐겼다. 그런데 이처럼 상반된 두 가지 자기표상은 J 본인에게 별다른 갈등을 불러일으키지 않았고, J는 이 상반된 표상을 부정하면서 대수롭지 않게 말했다. "저는 다면적인 사람이에요." J가 가진 두 가지 자기표상은 병원 치료 과정 중에 전부 드러났지만, 치료자들에게 강렬한 역전이 반응을 불러일으키지 않았다.

경계선 인격장애를 가진 일부 환자는 각기 다른 치료자들에게 교차적인 자기표상들을 보여 주지만, 그들이 치료자들에게 그런 자기표상에 상응하는 대상 반응을 손쉽게 불러일으키는 것은 아니다. 이렇게 의미 있는 대상관계 영역이 활성화되지 않으면, 치료자들이 투사적 동일시와 연관된 분열에서처럼 거센 의견 충돌을 보일 가능성도 낮다. 또한 대상에 대한 반응들이 '자극된' 경우라 할지라도, 치료자들이 그 과정을 이해하기 시작하면 그런 반응들도 시간이 흐를수록 줄어들 수 있다. 대인관계의 현상으로 시작된 것이 순수한 정신내적 현상으로 진화할 수도 있다.

교묘한 조종

경계선 인격장애 환자는 종종 교묘한 조종술사라고 일컬어지며, 이들이 하는 조종(manipulation) 행동은 흔히 분열이라고 불린다. 경계선 병리로 고통받는 환자는 버려짐에 대한 끊임없는 공포 속에서 살아가기 때문에 다른 사람의 행동을 통제하려는 지나친 욕구를 보일 때가 많고, 그렇게 함으로써 자신은 주변 사람의 변덕에 취약하지 않다며 스스로를 안심시키고자 한다. 이들은 자신이 필요하다고 생각하는 관심을 얻어내기 위해 여러 치료자를 번갈아 찾아가기도 한다. 마찬가지로, 치료자가 주의를 기울이도록 만들고자 경미한 자기파괴적 제스처나 다른 행동화를 보일 수도 있다. 또한 원하는 반응을 얻기 위해 치료자를 띄워 주고 회유하고 구슬리고 유혹하거나, 그렇지 않으면 반응을 강요하기도 한다.

> 20세 대학생인 여성 환자 I는 병원 치료진 중 그 누구도 자신에게 충분한 관심을 주고 있지 않다고 생각했다. 그룹 미팅 시간에는 다른 환자들이 전부 자신보다 더 많은 '돌봄 시간(staff time)'을 갖고 있다고 주장했다. 환자 I는 간호사와 소통할 수 있는 시간을 더 많이 끌어내기 위해 신체적 불편함을 자주 호소하기도 했다. 어느 날 저녁에는 간호사 네 명을 따로따로 찾아가서 그때마다 똑같은 신체적 불편함을 호소했다. 한 간호사로부터 자신이 원했던 만큼의 관심을 얻지 못하면, 다른 간호사가 자신의 욕구를 충족시켜 주리라고 기대하며 찾아가는 식이었다. 간호사 네 명을 전부 찾아갔지만 끝내 원하는 결과를 얻지 못한 환자는 자포자기하며 병실로 돌아갔고, 추후에 알려진 바에 따르면 환자는 부루퉁한 상태로 있었다고 한다. 다음 날 치료진 미팅 시간이 되자 간호사 넷 중 한 명이 환자에 대해 말하며, 환자가 한 간호사에게 접근했다가 원하는 것을 얻지 못하면 다른 간호사를 찾는 방식으로 치료진을 '분열'시키고 있는 것 같다고 했다.

이 사례에서 환자 I의 행동은 분열이라고 일컬어졌지만, 사실 환자는 각각의 치료진을 동일한 관점으로 바라보고 동일하게 대우했다. 게다가 이 과정은 대부분 의식 수준에서 진행되었다. (환자 I는 관심을 얻기 위해 불평을 했던 것이라고 나중에 인정했다.) 마지막으로, 한 간호사가 환자를 향해 강렬한 분노를 느꼈다는 점을 통해 알 수 있듯이 약간의 투사적 동일시가 있기는 했지만, 그 간호사는 상이한 동일시로 인해 남들과 다른 진영으로 분리되었다고 생각하지 않았으며 환자의 행동을 두고 치료자들 사이에 어떤 실질적인 의견 충돌이 발생하지도 않았다. 오히려 치료진은 환자를 인식하는 방식 면에서 상당히 결속된 상태였다. 다시 말해, 하나의 내적 대상표상이 모든 상호작용에 일관적으로 투사되고 있었다.

유감스럽게도, 환자가 교묘한 조종자라고 여겨질 때, 그들은 공감적인 맥락에서 이해되기보다 비난을 당하는 경우가 많다. 환자 I가 관심을 원하는 의식적 소망을 갖고 있음을 안다고 해서, 그와 동시에 펼쳐지고 있는 무의식적인 내적 대상관계가 모호해지게 만들어서는 안 된다. 자기의 한 측면은 특정한 대상 반응을 갈망하고 있다. Adler(1985)는 일부 교묘한 조작들은 대체로 무의식적으로 일어나며, 환자가 홀로 남겨지지 않게 한다는 점에서 적응적 기능을 가지고 있다고 지적했다. 치료자가 이 점을 염두에 둔다면, 역전이 반응을 더욱 잘 활용할 수 있는 역량을 가지게 될 것이다.

▌거짓말

거짓말은 여러 가지 측면에서 교묘한 조작과 연관되어 있기는 하지만, 의도 면에서 볼 때 치료진을 더욱 의식적으로 착취하는 무자비한 행동이다. 반사회적 특성이 두드러지는 경계선 인격장애 환자는 확실히 남을 속일 가능성이 더 높으며, 이들의 부정직함은 무수히 많은 치료 상의 문제를 낳는다. 거짓말은 흔히 한 치료진을 다른 치료진과 갈라 놓을 수도 있는데, 이런 행동이 분열로 잘못 간주될 때도 많다.

29세 남성 환자 H는 약물 중독자이며, 대인관계 및 직무 영역에서의 기능장애와 약물 남용에 대한 단기 개입의 실패에서 비롯된 다양한 문제로 병원에서 장기 입원치료를 받고 있었다. 환자 H가 그동안 우편을 통해 약물을 받아 왔던 터라, 치료진은 환자에게 온 모든 우편물을 치료진 앞에서 공개하도록 치료 구조를 설정했다. 어느 날 저녁, 우편물을 수령한 환자는 그 내용물을 확인하려고 기다리고 있던 여성 간호사 P에게 주치의 선생님이 이런 감시는 이제 쓸모없다고 했으니 더 이상 절차를 진행할 필요가 없다고 말했다. 다음 날, 간호사 P는 환자 H의 주치의를 찾아가 그런 결정은 치료진 미팅 때 모든 구성원과 의논해서 내려야 하는 것이라고 화를 내면서 쏘아붙였다. 게다가 본인은 이러한 감시 절차가 아직 필요하다고 생각하기 때문에 이 사안을 이렇게 독단적으로 결정해 버린 것에 무척이나 화가 난다고 덧붙였다. 그러자 주치의는 환자 H에게 그런 언급을 한 적이 없다며 단호하게 부인했다. 그리고 주치의와 간호사 P가 환자 H를 찾아가 이를 직면시키자, 환자는 자신이 거짓말을 했었다고 인정했다.

거짓말은 치료진이 서로에게 등을 돌리게 만들 수도 있지만, 이러한 균열은 환자가 자신의 자기표상들을 각기 다른 치료진에게 서로 다른 방식으로 보여 준 것에 의해 야기된 결과가 아니다. 거짓말은 의식적인 과정이며, 무의식적인 분열 과정보다 훨씬 더 악의적이다.

치료진의 의견 충돌

치료자들 사이에 벌어지는 모든 의견 충돌이 분열의 결과인 것은 아니다. 함께 일하는 치료자들은 구조의 사용, 제한 설정, 전이 소망의 만족과 좌절, 최적의 통제와 환자의 자율성 보장 등의 문제에 대해 서로 다른 다양한 치료 철학을 갖게 될 것이다. 이와 같은 기존의 차이점이 경계선 인격장애 환자의 분열이 작동할 수 있는 근원이 될 수는 있지만, 치료자들 사이의 의견 충돌은 단순히 각자의 치료 철학의 차이로 인해 발생하는 경우가 많다.

치료진 미팅에서 누군가가 "환자가 우리를 분열시키고 있는 게 틀림없어요. 이 분열은 저희보다 환자에 대해 더 많은 것을 말해 주고 있어요."라고 말하면, 치료자들은 각자의 치료 철학이 충돌하는 상황 속에서 보통 환자를 비난한다. 그리고 그들은 이런 말을 통해 책임으로부터 자유로워진다. 서로의 차이를 좁히려는 시도를 할 필요도 없어진다. 그 대신, 분열을 일으키는 환자의 성향에 대해서만 이야기할 수 있는 것이다.

분열과 치료진 사이의 의견 충돌을 구별하는 것은 복잡한 일이다. 이럴 때에는 치료진이 각자의 입장을 방어하려고 하는 정도를 살펴보는 것이 분열의 존재 여부를 가늠하는 데 유용할 수 있다. 단지 치료 철학이 다른 경우라면 다른 사람의 의견에 귀를 기울일 수 있으며 자신과는 다른 관점에 어느 정도 공감도 할 수 있다. 그러나 분열과 투사적 동일시로 인한 고통 속에 빠져 있는 경우라면 각각의 치료진이 너무나 양분화된 상태이기 때문에 어느 누구도 상대편이 지닌 가치를 전혀 보지 못하며, 토론은 빈번히 인신공격을 하는 식으로 악화된다.

그러나 집단의 역동이 환자의 영향과 무관한 분열이나 양극화를 초래할 수도 있기 때문에 이 척도가 항상 유효한 것은 아니다. 집단의 역동에 의한 분열과 양극화는 특히 치료진에게 주어진 업무가 불분명하거나 과도할 때, 그리고 치료진의 사기가 저하되었을 때 발생할 가능성이 높다(Bion, 1961). 집단의 의견 차이가 환자의 내적 세계와 평행하게 나타나는지를 판단해 본다면, 집단의 역동에 따른 현상과 환자에 의해 유발된 양극화를 구별하는 것이 가능할 수도 있다.

분열 다루기

여러 치료자가 관여하는 치료 세팅에서 분열을 어떻게 다룰 것인가에 관한 논의는 분열을 완전히 예방하는 것은 가능하지도, 바람직하지도 않다는 Burnham(1966)의 경고와 함께 시작해야 한다. 다른 방어기제들과 마찬가지로, 분열 또한 압도적인 위험이라고 여겨지는 것으로부터 환자를 보호하는 안전밸브를 제공해 준다. 분열 과정은 어떤 예방 조치가 시행되는가에 상관 없이 발생할 것이다. 그러므로 여기에서 중요한 핵심은 분열이 환자의 치료를 파괴해 버리거나, 치료진의 사기를 완전히 꺾어 버리거나, 특정 치료진의 관계에 돌이킬 수 없는 해를 끼치는 것을 막기 위해서 치료진이 지속적으로 분열을 감시해야 한다는 것이다. 치료진의 높은 정신질환 이환율과 사직 사례들은 그런 상황에서 비롯된 결과이다(Burnham, 1966; Main, 1957).

교육의 중요성은 아무리 강조해도 지나치지 않다. 모든 정신건강 전문가는 분열과 분열의 변이에 정통해야만 한다. 분열이 발생했을 때 치료진이 이를 인지하지 못한다면, 그 상황을 다룬다는 것은 가망 없는 일일 수도 있다. 정신과 병동 혹은 낮병동의 임상 감독자는 역전이 감정을 치료 과정에서 수용할 수 있는 부분이자 환자에 대한 가치 있는 정보를 담고 있는 것으로 바라보는 문화를 형성해야 한다(Gabbard, 1986). 그렇게 된다면 치료진은 역전이에 관한 토론을 통해 환자로부터 투사된 측면에 따라 행동하는 대신 그것들을 담아내는 방향으로 고무될 수 있다. 환자를 향한 강렬한 감정은 지도감독자에게 숨겨야만 하는 금지된 반응이 아니라, 토론과 지도감독을 위한 귀중한 자료로 간주되어야 한다. 분열의 기제를 병동 치료진에게 설명하면, 그들은 환자의 이상화를 수용하지 않거나 다른 치료진에 대한 평가 절하에 공모하지 않음으로써 환자가 분열을 악용하지 못하게 할 수 있다(Adler, 1973; Shapiro et al., 1977). 치료진이 각자가 가진 측면을 환자에게 투사하는 역전이 경향 역시 잘 감시해야 할 중요한 부분이다.

그러나 교육은 시작에 불과하다. 환자의 정신치료자도 참여하는 정기적이고 상시적인 치료진 미팅 또한 주간 일정의 일부분으로 포함되어야 한다. 치료진은 차이에 대한 열린 의사소통의 정신도 확립하고 이를 잘 감시해야 한다. 약 40년 전에 Stanton과 Schwartz(1954)는 치료진 사이의 은밀한 의견 충돌을 찾아내 명시적으로 만드는 작업이 지닌 예방적 가치를 설득력 있게 입증했다. 정신치료자는 그들 자신을 치료진의 일원으로 보아야 하며, 팀에서 내린 관리상의 결정에도 협력해야 한다. 비밀유지(confidentiality)에 대한 우려로 엄격한 태도를 고수한다면, 분열을 일으키는 환자의 성향에 알맞은 먹잇감이 될 수도 있다.

경계선 인격장애 환자와의 치료에서 한 가지 중요한 목표는 분열된 자기표상과 대상표상을 통합하는 것이다. 물론 분열의 기제에 대한 해석을 제시하는 것은 환자가 자기 자신과 타인에 대해 보다 현실적이고 온건한 시각을 갖도록 돕는 데 있어서 유용하지만, 집단 수준에서 발생한 균열을 해석만으로 충분히 메울 수 있는 경우는 거의 없다. 환자에게 제시하는 해석은 치료진의 개입 및 상호작용을 보완하는 방식으로 더해질 때가 가장 바람직하다. 정신치료자가 환자의 내적 세계에 접근하는 것에 상응하여, '외부' 대상들의 통합과 조정이 함께 이루어지는 것이 치료진 개입의 목표이다.

이를 위해서는 나쁜 대상으로 동일시된 치료진, 좋은 대상으로 동일시된 치료자 그리고 환자가 함께 참여하는 토론회를 열고, 현재 일어나고 있는 일에 대해 환자가 어떻게 지각하고 있는지를 솔직하게 논의해 보는 것이 유용하다. 이 방식은 환자가 양극화된 견해를 계속 유지하는 것을 어렵게 만든다. 양쪽의 치료자들 모두 인간적이고 합리적인 방식으로 행동한 것으로 보이기 때문이다. 게다가 일반적으로 이런 상황에 직면한 치료자들은 보통 양극단에서 벗어나 중간 지대로 이동한다. 분열의 기제가 만들어 내는 분리는 바로 이때 약화된다. 물론 이 작업이 일시적으로 환자의 불안을 증대시킬 수는 있지만, 어떤 재앙적 결과를 불러오지 않으면서도 부정적 감정을 대인관계 속에 담아낼 수 있다는 메시지도 환자에게 전달할 수 있다.

상황이 감정적으로 흘러가서 관계자들이 토론에 참여하지 않으려 할 경우, 객관적인 입장의 자문가를 토론의 중재자로 참여시킬 수 있다(Gabbard, 1986). Shapiro와 동료들(1977)이 청소년 경계선 환자들과 그들의 가족을 만날 때 정신치료자가 하는 기능을 설명했듯이, 중재자는 집단의 관찰자아 역할을 수행할 수 있으며 그로써 분열에 관계된 개인들이 중재자의 관찰자아 기능을 동일시하도록 독려할 수 있다.

이러한 미팅은 분열 과정이 진행되고 있다는 사실에 대해 모든 당사자가 인정하는 것을 전제로 한다. 이러한 인정은 분열을 성공적으로 다루는 데 필요한 중요한 조치이다. 일반적으로 치료진은 자신들이 분열에 관여되어 있음을 인식하기에 앞서 상당히 저항한다. 특정 환자를 둘러싼 치료진의 역동을 논하기 위해 특별 미팅이 소집되면, 치료자들은 그런 미팅이 해당 환자를 너무도 특별하게 만들 것이라며 강한 저항을 보일 수도 있다(Burnham, 1966). 환자의 정신치료자가 분열에 관여된 경우라면 그 정신치료자는 기꺼이 미팅에 참석하겠지만, 다른 의제를 제시할 수도 있다. 특히 환자에 의해 이상화된 정신치료자는 치료진이 자신처럼 환자를 이해할 수 있도록 하기 위해서, 치료진의 역전이 반응과 환자의 역동에 대해 거들먹거리는 태도로 가르칠 가능성이 높다. 이때 정신치료자는 치료진이 환자를 이해하기만 하면 그 환자를 비난하는 행동을 멈추게 되리라는 메시지를 암묵적으로 전달한다. 치료진 미팅을 분열 과정에 대해 생산적으로 논의하는 자리로 간주하지 않고, 자신은 옳고 다른 모든 사람은 그르다는 것을 보여 주는 자리로 만드는 것이다. 이상화되는 경험은 상당한 만족감을 주기 때문에 이 이상화된 치료자는 그런 이상화를 들여다보려 하지도 않고(Finell, 1985), 환자가 활용하는 방어기제의 일부로서 고려하지도 않을 수 있다. 당연하게도 이런 접근법은 치료진을 더 분노하게 만들고 분열을 심화시킬 것이다.

분열의 가능성에 대해 논의하기 위한 치료진 미팅이 열릴 때, 관련 당사자들은 모두가 환자의 안녕을 생각하는 합리적이고 유능한 임상가라는 가정하에 서로를 대해야 한다. 이러한 태도를 견지하면 치료진은 각각의 치료자가 퍼즐의 조각들을 가지고 있으며 이 조각들을 통해 전체를 더 명확하게 볼 수 있다고 느끼게 된다(Burnham, 1966). 그러나 때로 어떤 분열은 돌이킬 수 없는 것처럼 보이기도 한다. 환자의 내적 대상들이 통합될 수 없듯이, 외부 대상들도 서로 화해할 수 없는 경우가 있다. 정신치료자가 평가절하된 대상의 역할을 맡게 된 경우, 그로 인한 교착 상태는 때로 치료진이 새로운 치료자를 추천하는 것으로 끝나기도 한다(Adler, 1985).

분열의 과정은 조기에 파악할수록 덜 견고해지며, 변화의 가능성은 더 커진다. 그러므로 치료진 미팅에서는 다음과 같은 특정 경고 신호들을 지속적으로 잘 감시해야 한다. ① 어떤 치료자가 평소답지 않게 한 환자에게만 처벌적인 경우, ② 어떤 치료자가 평소와 달리 너무 관대한 경우, ③ 한 치료자가 다른 치료자들의 비판적인 의견으로부터 한 환자를 계속해서 방어하는 경우, ④ 치료진들이 자신만 환자를 이해할 수 있다고 느끼는 경우가 그에 포함된다.

각 치료진은 자신의 자존심을 억누르고 자신이 환자로부터 투사된 측면에 무의식적으로 동일시했을 가능성을 받아들일 수 있을 때, 다른 치료진의 감정이나 관점에 공감하기 시작할 수 있다. 타인의 관점을 기꺼이 고려해 보고자 하는 마음은 협력적 태도로 환자의 입장을 생각해 보게 해 주며, 결과적으로 분열 과정을 놀라운 수준으로 개선해 준다. 치료진 사이에 존재했던 외부 균열이 회복되면, 그와 동시에 환자의 내적 분열도 나아지기 시작하는 경우가 많다(Gabbard, 1986). 이렇게 서로 평행하게 이루어지는 두 발달은 투사적 동일시의 세 번째 단계로도 이해할 수 있다. 분열되어 투사되었던 환자의 대상표상들을 치료자가 담아내고 변형한 다음, 그렇게 변형된 형태의 투사물을 환자가 의미 있는 대인관계의 맥락 속에서 재내사하는 것이다. 치료자들은 선의를 가지고 서로의 차이에 접근함으로써 나쁜 경험보다 좋은 경험이 지배적인 병동 분위기를 조성할 수 있으며, 이는 환자의 마음속에서 사랑과 증오의 통합이 일어나도록 하는 필수적인 조건이기도 하다.

요약

다양한 치료자가 존재하는 치료 세팅에서 분열과 투사적 동일시가 결합되면, 치료진은 환자의 관점에 따라 '좋은' 집단과 '나쁜' 집단으로 나뉠 수 있다. 이런 세팅에서 나타나는 분열은 다음과 같이 네 가지 중요한 특성을 보인다. 첫째, 이 과정은 무의식적 수준에서 일어난다. 둘째, 환자는 자신이 투사한 내적 대상표상을 바탕으로 각각의 치료진을 상당히 다른 방식으로 지각하며, 그런 투사물에 따라 각각의 치료진을 서로 다르게 대한다. 셋째, 치료진은 투사적 동일시 과정에 의해 마치 자신들이 실제로 환자의 투사된 측면인 것처럼 환자에게 반응한다. 넷째, 결과적으로 치료자들은 환자에 대해 토론할 때 상당히 양극화된 입장을 취하며, 평소와 달리 격렬하게 각자의 입장을 방어한다.

여러 치료자가 참여하는 치료 세팅에서 분열을 다루는 첫 번째 단계는 분열이 일어났다는 사실을 알아차리는 것이다. 치료진 교육은 필수적이며, 이를 통해 치료에 참여하는 모든 정신건강 전문가가 분열의 기제와 투사적 동일시를 이해해야 한다. 치료진의 모든 구성원이 참여하는 정기적이고 상시적인 치료진 미팅도 주간 일정의 중요한 일부분으로 포함되어야 한다. 치료진 내의 어떤 핵심 구성원이 미팅에 참여하지 않으면 모든 사람의 견해를 들어볼 수 없게 되므로 더 큰 왜곡이 발생할 수도 있다. '나쁜' 대상과 '좋은' 대상이 환자와 함께 참여하는 미팅도 유용한 경우가 많다. 치료진 사이에 극심한 균열이 존재하는 상황에서는 객관적인 자문가가 중재자로 참여하도록 할 수도 있다. 마지막으로, 모든 치료진은 병동 환경에서 분열 과정이 일어나고 있음을 암시하는 경고 신호를 인식해야 한다.

❑ 참고문헌

Adler G: Hospital treatment of borderline patients. Am J Psychiatry 130:32–35, 1973

Adler G: Borderline Psychopathology and Its Treatment. New York, Jason Aronson, 1985

Bion WR: Experiences in Groups and Other Papers. New York, Basic Books, 1961

Burnham DL: The special problem patient: victim or agent of splitting? Psychiatry 29:105–122, 1966

Cohen RA: Some relations between staff tensions and the psychotherapeutic process, in The Patient and the Mental Hospital: Contributions of Research in the Science of Social Behavior. Edited by Greenblatt M, Levinson DJ, Williams RH. Glencoe, IL, Free Press, 1957, pp 301-308

Fairbairn WRD: Schizoid factors in the personality (1940), in Psychoanalytic Studies of the Personality. London, Routledge & Kegan Paul, 1952, pp 3-27

Fairbairn WRD: Endopsychic structure considered in terms of object-relationships (1944), in Psychoanalytic Studies of the Personality. London, Routledge & Kegan Paul, 1952, pp 82-136

Finell JS: Narcissistic problems in analysts. Int J Psychoanal 66:433-445, 1985

Freedman N: Varieties of splitting, in Object and Self: A Developmental Approach. Edited by Tuttman S, Kaye C, Zimmerman M. New York, International Universities Press, 1981, pp 267-289

Freud S: Three essays on the theory of sexuality (1905), in The Standard Edition of the Complete Psychological Works of Sigmund Freud, Vol 7. Translated and edited by Strachey J. London, Hogarth Press, 1953, pp 123-245

Freud S: Fetishism (1927), in The Standard Edition of the Complete Psychological Works of Sigmund Freud, Vol 21. Translated and edited by Strachey J. London, Hogarth Press, 1961, pp 147-157

Freud S: An outline of psycho-analysis (1940), in The Standard Edition of the Complete Psychological Works of Sigmund Freud, Vol 23. Translated and edited by Strachey J. London, Hogarth Press, 1964a, pp 139-207

Freud S: Splitting of the ego in the process of defence (1940), in The Standard Edition of the Complete Psychological Works of Sigmund Freud, Vol 23. Translated and edited by Strachey J. London, Hogarth Press, 1964b, pp 271-278

Gabbard GO: The treatment of the "special" patient in a psychoanalytic hospital. International Review of Psychoanalysis 13:333-347, 1986

Gabbard GO: Splitting in hospital treatment. Am J Psychiatry 146:444-451, 1989

Gabbard GO: The therapeutic relationship in psychiatric hospital treatment. Bull Menninger Clin 56:4-19, 1992

Grotstein JS: Splitting and Projective Identification. New York, Jason Aronson, 1981

Hamilton NG: Self and Others: Object Relations Theory in Practice. Northvale, NJ, Jason Aronson, 1988

Kernberg OF: Borderline personality organization. J Am Psychoanal Assoc 15:641–685, 1967

Kernberg OF: Borderline Conditions and Pathological Narcissism. New York, Jason Aronson, 1975

Kernberg OF: Severe Personality Disorders: Psychotherapeutic Strategies. New Haven, CT, Yale University Press, 1984

Klein M: Notes on some schizoid mechanisms (1946), in Envy and Gratitude and Other Works, 1946–1963. New York, Delacorte, 1975

Lichtenberg JD, Slapp JW: Notes on the concept of splitting and the defense mechanism of the splitting of representations. J Am Psychoanal Assoc 21:772–787, 1973

Lustman J: On splitting. Psychoanal Study Child 32:119–154, 1977

Mahler MS: On Human Symbiosis and the Vicissitudes of Individuation, Vol 1: Infantile Psychosis. New York, International Universities Press, 1968

Mahler MS, Pine F, Bergman A: The Psychological Birth of the Human Infant: Symbiosis and Individuation. New York, Basic Books, 1975

Main TF: The ailment. Br J Med Psychol 30:129–145, 1957

Masterson JF, Rinsley DB: The borderline syndrome: the role of the mother in the genesis and psychic structure of the borderline personality. Int J Psychoanal 56:163–177, 1975

Meissner WW: Internalization in Psychoanalysis. New York, International Universities Press, 1981

Ogden TH: On projective identification. Int J Psychoanal 60:357–373, 1979

Ogden TH: The concept of internal object relations. Int J Psychoanal 64:227–241, 1983

Ogden TH: The Matrix of the Mind: Object Relations and the Psychoanalytic Dialogue. Northvale, NJ, Jason Aronson, 1986

Oldham JM, Russakoff LM: Dynamic Therapy in Brief Hospitalization. Northvale, NJ, Jason Aronson, 1987

Parens H: Developmental considerations of ambivalence: part 2 of an exploration of the relations of instinctual drives and the symbiosis–separation–

individuation process. Psychoanal Study Child 34:385-420, 1979a

Parens H: The Development of Aggression in Early Childhood. New York, Jason Aronson, 1979b

Parens H: A view of the development of hostility in early life. J Am Psychoanal Assoc 39 (suppl):75-108, 1991

Perry JC, Cooper SH: A preliminary report on defenses and conflicts associated with borderline personality disorder. J Am Psychoanal Assoc 34:863-893, 1986

Pruyser PW: What splits in splitting? a scrutiny of the concept of splitting in psychoanalysis and psychiatry. Bull Menninger Clin 39:1-46, 1975

Rangell L: The self in psychoanalytic theory. J Am Psychoanal Assoc 30:863-891, 1982

Rinsley DB: An object relations view of borderline personality, in Borderline Personality Disorders. Edited by Hartocollis P. New York, International Universities Press, 1977, pp 47-70

Rinsley DB: Treatment of the Severely Disturbed Adolescent. New York, Jason Aronson, 1980

Sandler J, Rosenblatt B: The concept of the representational world. Psychoanal Study Child 17:128-145, 1962

Schafer R: Aspects of Internalization. New York, International Universities Press, 1968

Searles H: Collected Papers on Schizophrenia and Related Subjects. New York, International Universities Press, 1965

Segal H: An Introduction to the Work of Melanie Klein. New York, Basic Books, 1964

Shapiro ER, Shapiro RL, Zinner J, et al: The borderline ego and the working alliance: indications for family and individual treatment in adolescence. Int J Psychoanal 58:77-87, 1977

Stanton AH, Schwartz MS: The Mental Hospital: A Study of Institutional Participation in Psychiatric Illness and Treatment. New York, Basic Books, 1954

Stern DN: The Interpersonal World of the Infant: A View From Psychoanalysis and Developmental Psychology. New York, Basic Books, 1985

Waldinger RJ, Frank AF: Clinicians' experiences in combining medication and psychotherapy in the treatment of borderline patients. Hosp Community Psychiatry 40:712-718, 1989

제9장

Management of Countertransference with Borderline Patients

지도감독과 자문

지도감독(supervision)이나 자문(consultation)은 경계선 환자와의 작업에 내재하는 모든 난류 속에서 진정한 구명보트가 되어 줄 수 있다. 앞선 장들에서 논의했듯이, 자아의 기능 수준, 방어기제, 전이-역전이 관계는 어느 회기에서든 급격히 달라질 수 있다. 대상관계 역시 환자와 치료자가 교대로 피해자, 가해자, 구원자 역할을 맡게 되면서 수차례 뒤집힐 수 있다. 환자의 과도한 의존 욕구뿐만 아니라 증오와 가학성도 환자를 '특별하게' 만드는 데 실질적인 기여를 할 수 있다. 환자는 분열과 투사적 동일시 같은 원시적인 방어기제에 의존할 것이고 이는 치료자의 임상 기술을 끊임없이 시험대에 올릴 것이다. 또한 환자는 경계를 넘어서게 만들려는 유혹을 통해 치료자의 분석적 작업자아를 무력화시키려 하기 때문에 치료자는 지속적인 주의를 기울여야 한다. 전이-역전이 상호작용이 변할 때면 환자의 '성장 욕구'를 다루고 '리비도적 요구'의 부적절한 충족을 막을 수 있도록 그에 상응하는 방식으로 치료적 대응을 조정해야 한다. 이런 상황 속에서 때로는 외부로부터 도움을 받는 것이 치료자가 임상적 유연성을 유지하기 위해 활용할 수 있는 유일한 수단일 수도 있다. 이 책

에서 주로 다루는 지도감독은 보다 숙련된 치료자가 활용하는 자문과 구별
되지만, 자문과 지도감독 모두 경계선 인격장애 치료에 매우 중요한 외부 지
원을 제공한다는 공통점을 갖는다.

어떤 회기에서든 의미 있는 역전이를 불러일으키는 것은 투사적 동일시
수준에서 이루어지는 환자와의 상호작용이다. 그런 상황에서는 "지금"이 전
부이다. 강렬한 감정은 절대적이며, 자기와 타인은 조각난 부분들로 축소된
다. 추상적 사고 능력은 멈춘 채 구체적 사고만이 가능해지며, 소멸될지도
모른다는 불안(annihilation anxiety)이 만연해진다. 치료자는 환자의 내적 드
라마에서 무의식적이고 정서적으로 부담스러운 역할을 맡고 이를 통해 환자
와 의사소통해야 한다는 압박을 느끼며, 이로 인해 필수적인 진단적·임상
적 고려 사항을 자세히 살펴보는 데에 난항을 겪을 수 있다. 요컨대, 나무는
볼 수 있지만 숲은 볼 수 없는 상태가 된다.

투사적 동일시가 환자와 치료자 사이의 의사소통을 장악해 버리면, 치료
는 환자의 내적 세계에 살고 있는 대상들과 관련된 위기에만 집중하게 된다.
성공적인 치료가 이루어지려면 이처럼 정서가 지배하는 무의식 수준의 의사
소통 방식에서 벗어나야 한다. 즉, 투사적 동일시는 환자와 치료자가 분석적
공간에 진입할 수 있는 상태로 대체되어야 한다(Ogden, 1989). 그런 상태가
되면, 환자와 치료자는 함께 환자의 욕구를 돌이켜보고, 그런 욕구가 환자가
실제 외부 대상들과 맺는 관계에 미치는 영향을 '다루어' 볼 기회를 갖게 된
다. Ogden이 기술했듯이, 환자와 치료자 사이에 분석적 경험이 늘어나면 환
자가 갖고 있는 개인적인 심리적 공간의 중요성은 점점 줄어든다. 궁극적으
로는 환자와 치료자 사이에 존재하는 분석적 공간이 환자의 내적 드라마를
경험해 보는 치료적 무대가 된다. 그러나 경계선 환자와의 치료에서는 이러
한 분석적 공간을 확보하고 유지하는 것이 매우 어렵다.

치료자가 무의식 수준의 정서적 의사소통 방식에 빠져 허우적거릴 때에
는 분석적 공간의 회복이 절실히 필요하다. 이때 지도감독이 하나의 길을 열
어 주고, 치료자가 받는 개인정신치료가 또 다른 길을 열어 준다. 지도감독

은 환자를 더 잘 이해하는 데 초점을 맞추며, 개인정신치료는 치료자의 자기 이해에 중점을 둔다. 이 책에서는 임상치료 과정 중에 치료자에게 일어난 무의식적인 투사적 동일시가 지도감독 과정 속에서도 사라지지 않는다는 점을 강조하고자 한다. 분석적 공간은 무의식적 상호작용으로부터 자유롭지 않다. 실제로 지도감독 과정 중에 환자에 대한 치료자의 무의식적 반응을 발견하면, 이를 통해 풍부한 진단적·임상적 정보를 얻을 수 있다. 하지만 치료자와 환자가 주고받은 소통의 정서적 강도는 치료자가 지도감독자에게 치료시간에 일어난 일을 보고하는 과정에서 약화될 수 있다. 그러면 분석적 공간에 대해 조금 더 인지적으로 생각해 볼 수 있는 기회가 생겨난다. 이 기회를 통해 치료자와 지도감독자는 환자의 행동이 유발하는 생각과 반응을 치료회기에서보다 훨씬 자유롭게 다루어 볼 수 있다.

조금 더 자세히 설명하자면, 지도감독에서 조성된 분석적 공간은 그 후에 환자와의 작업으로 옮겨 가며, 역전이의 존재와 활동으로부터도 영향을 받는다. 분석적 공간에서 작업하는 치료자는 자신이 "환상 속에서뿐만 아니라 현실 속에서도 환자에 의해 창조되고 주조될 수 있도록"(Ogden, 1989, p. 89) 허용해야 한다. 비슷한 맥락에서 지도감독자도 치료자가 일으킨 투사적 동일시뿐만 아니라 치료자가 제시한 임상적 관찰에 의해서도 자신이 창조되고 주조될 수 있도록 허용해야 한다. 결과적으로 지도감독자는 특정 순간에 해당 치료자와 환자에게 일어난 방식을 체험하게 된다. 지도감독자는 개인적인 심리적 반응을 치료자와 함께 살펴봄으로써 역전이의 교착 상태 및 치료적 문제를 풀어 나가도록 도울 수 있다. 궁극적으로는 환자가 이득을 얻게 된다.

치료자는 혼자가 아니다

경계선 인격장애 환자를 치료하는 치료자는 환자의 고통스러운 내적 세계에 고립된 채 혼자가 되었다고 느낄 위험이 있다. 여기에서 말하는 고립은 경계선 환자와 관련된 경우 특별한 특성을 갖는다. 자세히 설명하면, 투사적 동일시에 대한 환자의 의존은 치료자로 하여금 임상이라는 시련의 장에서 개인적인 정체성의 일부를 포기하게 만든다. 그 결과로 형성되는 '프로세스 아이덴티티(process identity)'는 환자의 전이를 더 많이 수용하고 인식할 수 있게 하지만, 치료자의 자기감 중 일부 측면에 대한 상실을 동반한다(Bollas, 1983). 그러나 경계선 환자를 효과적으로 치료하고자 한다면 치료자는 이를 받아들일 수밖에 없다. 따라서 임상 상황 속 치료자의 관찰자아가 융합에 대한 욕구, 그리고 비치료적인 만족에 대한 요구를 예상할 수 있다고 해도, 그런 인식은 전이-역전이 상연을 피하는 데 있어서 거의 도움이 되지 않는다(Hirsch, 1987).

프로세스 아이덴티티의 출현은 치료자가 지닌 전문가로서의 정체성이 사라질 수도 있는 가능성을 동반하는데, 이는 치료자가 투사적 동일시 방식의 소통에 참여하고 있음을 의미하기도 한다. 치료자는 환자의 내적 세계를 이루는 측면에 대해 숙고해 보기보다는 그 측면을 경험하도록 강요받는다. 이때 치료자의 경험 혹은 프로세스 아이덴티티를 가득 메우고 있는 것은 긴박함, 피해적 사고, 소멸 불안, 정서적 불안정성 그리고 영원성에 대한 환자의 감각들이다. 그리고 환자가 회기를 마치고 떠나면, 대체로 이런 감정들이 치료자 안에 남아서 불편하게 지속된다. Rosenfeld(1987)가 설명한 '배설적 전이(lavoratoric transference)'는 경계선 환자에 의해 형성된 강력한 투사적 동일시의 흔적을 처리하려는 치료자의 투쟁을 충분히 포착하고 있다. 회기를 진행한 이후에 치료자가 회복해야 할 가장 중요한 능력 중 하나는 강요받은 경험에 대해 자신만의 생각을 유지하는 능력이다. 그런 의미에서 지도감독은 투사적 동일시를 통해 얻은 환자에 대한 경험적 지식을 더욱 풍부하게 만들어 줄 분석적 공간을 회복하는 데 있어서 매우 유용할 수 있다.

문제는 도처에서 투사적 동일시의 압박에 직면하는 치료자가 분석적 공간을 재형성해 갈 수 있도록 돕는 최선의 방법이 무엇이냐 하는 것이다. 이때 회기를 후향적으로 검토하는 방식으로 이루어지는 전통적 형태의 지도감독만으로는 부족할 수 있다. 전통적 형태의 지도감독을 받으면 지적 차원의 이해는 얻을 수 있겠지만, 그것을 통해 반드시 경험적 차원의 이해를 얻게 되는 것은 아니다. 결과적으로 치료자는 지도감독 후에도 통합되지 않은 날것 그대로의 정서 덩어리와 남겨지게 된다. 후향적인 방식의 지도감독은 기껏해야 이미 지나간 순간을 통달하도록 도울 수 있을 뿐이다. 그러나 이 방법은 치료자 안에 현재 살아 있는, 환자로부터 내사된 측면을 다루지는 못한다. 치료자나 환자의 마음속에 존재하는 것이 무엇인지, 치료자나 환자의 마음속에서 잠재적으로 유발될 수 있는 것이 무엇인지를 식별하지도 못한다. 이런 식으로 경험에 잠재되어 있는 부분에 주의를 기울이지 못한다면, 치료자가 경계선 환자의 고통스러운 내적 세계에 고립되어 홀로 남겨졌다고 느끼게 될 가능성은 점점 높아진다.

치료자가 고립될 위험은 지도감독을 통해 앞으로의 회기들을 예측하고 분석해 봄으로써 줄일 수 있다. 물론 치료자와 지도감독자 모두 치료 과정이 나아가는 방향을 마치 수정 구슬을 들여다보듯 확실하게 알 수는 없을 것이다. 그러나 치료자가 혼돈에 압도되어 있다면, 지도감독자는 향후 개입을 위한 참고 기준을 마련함으로써 안정성을 제공해 줄 수 있다. 예를 들어, 역전이의 신호적 기능을 파악하여 치료자가 환자의 내적 상태를 진단하고, 조용한 해석(silent interpretation)을 수행하며, 자기분석 기술을 활용하도록 도울 수 있다. 그렇게 하면 치료자는 자기 대상관계 모형이 전개되는 것을 너무 이르게 차단하거나 최적의 거리를 너무 경직된 태도로 강요하는 것과 같은 역전이 경향을 예측하고 피할 수 있다. 그리고 강력한 정서도 담아낼 수 있다. 게다가 투사적 동일시로 인해 발생한 경험적 지식, 그리고 지도감독을 통한 분석적 공간의 향상이 함께 공존하고 상호 보완할 수 있음을 치료자가 알게 되면, 환자와 함께 있어 주는 새로운 방법이 생겨날 수 있다.

예측을 위한 탐색이나 외부의 지지가 필요하도록 만드는 환자 내면의 요인과 치료자의 역전이 속 요인은 무엇일까? 환자와 관련해서는 정신병리의 수준, 특히 고통받고, 치료를 파괴하며, 궁극적으로 참을 수 없는 절망감에 빠져 버리고자 하는 욕구와 관련된 공격적 갈등이 중요한 고려 사항이다. 폭력적이고 공포스러우며 변화무쌍한 내적 세계를 가진 환자와 공감하려고 시도하는 치료자의 중압감은 실로 거대하다(Carsky, 1985-1986; Kernberg, 1975; Searles, 1967/1979). 이때 외부의 도움은 치료자로 하여금 환자의 내적 갈등을 계속해서 해석할 수 있는 치료 모델을 유지하도록 해 준다(Carsky, 1985-1986).

경계선 환자와의 작업에 본질적으로 내재하는 파편화된 역전이는 지도감독을 통해 얻을 수 있는 통합적 학습 경험과의 균형을 필요로 한다. 치료자는 환자가 자신을 통제하고 괴롭히며 주어진 역할을 수행하도록 떼를 쓴다고 느낄 때 상당한 타격을 입는다. 지도감독자는 치료자에게 일시적인 유예를 제공하고 환자와의 치료를 넓은 맥락에서 긍정적으로 경험할 수 있도록 도움으로써, 포화 속에서도 환자를 돕고자 하는 치료자의 마음을 보호할 수 있다. 지도감독자는 치료 과정을 살피는 역사학자의 역할을 수행함으로써 치료자가 환자의 시도 때도 없는 요구에 흔들릴 때 중심을 잡아 주는 단단한 기반이 되어 준다. 이를 통해 치료자가 연속성을 느끼고 미래를 지향하게 된다면 극한의 고립 경험은 상쇄될 수 있다.

역전이 인식과 정서에 대한 내성

특히 힘든 환자를 치료하는 경우, 지도감독자의 역할은 치료자를 지지해 주는 것 이상으로 확대된다. 치료자는 더 나은 치료자가 되는 법을 배우기 위해 지도감독을 받는다. 이를 위해 지도감독자는 치료자가 실마리를 풀고 많은 복잡한 기술을 숙달할 수 있도록 도와야 한다. 특히 경계선 환자를 치료하는 경우라면 지도감독은 이에 맞게 특화될 필요가 있다. 간단히 설명하면, 지도감독의 일차적 목표는 반사적으로 반응하기보다는 신중하게 대응할 수 있는 치료자의 능력을 향상시키는 것에 있다. 사려 깊은 개입을 위한 능력을 향상시키는 방법 중 하나는 역전이가 가진 신호로서의 기능을 파악하는 것이다(Friedman, 1975).

이 목표를 달성하려면 치료자는 먼저 역전이를 인식하는 것의 유용성을 숙지해야 한다. 역전이는 절대 임상적 무능으로 여겨져서는 안 된다. 무능에 가까운 역전이 반응도 환자의 내적 기능을 반영하고 있다는 점을 지도감독자가 명확히 해 줄 때, 특히 역전이의 원인을 개인적 경험으로 돌리기 쉬운 초심 치료자의 앞에 완전히 새로운 임상적 조망이 펼쳐진다(Hunt, 1981). 이러한 시각을 가질 때, 역전이는 치료자의 반응이 어떻게 환자의 욕구를 반영하고 치료에 영향을 미치는지와 관련해 호기심을 불러일으키는 연료로서 여겨질 수 있다(Goin & Kline, 1976). 역전이의 신호적 기능을 보여 주는 사례는 아주 많다. 평상시에는 유능했던 치료자가 자신은 무능하다며 자기비난을 한다면, 이는 나아지기를 거부하는 환자에게서 기인한 역전이일 수 있다(Hamburg & Herzog, 1990). 달갑지 않은 성적 흥분은 의존 욕구를 충족하려는 환자의 성애화된 요구에 의해 자극된 것일 수도 있다. 혐오스러운 소망은 환자가 가진 기저의 분노가 이끌어 낸 것일 수 있다. 환자를 죽이고 싶다는 생각이 든다면, 이는 환자가 공공연하게 표현하는 자살 소망에 대한 무의식적 대응을 반영하는 것일 수 있다. 이와 같은 각각의 시나리오에서 환자에 의해 유발된 감정으로부터 치료자의 내적 갈등을 분리할 수 있다면, 치료자는 역전이의 신호적 기능을 활용하여 환자를 더 잘 이해하게 될 수 있다.

치료자는 역전이를 인식하는 것의 유용성을 개념화해야 할 뿐만 아니라, 환자가 자신에게 불러일으킨 강력한 정서도 견뎌 내야 한다. 치료자가 환자에 의해 유발된 강력한 부정적 감정과 긍정적 감정(색정적 감정, 사랑, 증오, 승리감, 의존적인 감정 등)을 견디지 못한다면, 역전이 인식이 갖는 이론적 이점은 무효화되고 만다. 이렇게 정서를 견뎌 내는 동시에 이론적인 이해를 갖추는 것은 특히 경계선 환자와의 치료에서 중요하다. 경계선 환자가 가진 구멍 난 경계, 그리고 자기 자신을 이루는 측면이 치료자 안에도 존재한다고 오인하는 경향은 융합이 일어날 것 같다는 섬뜩하고 불안한 역전이를 낳을 수 있다. 이럴 때 환자가 치료자에게 맡겨 둔 강렬한 정서를 견뎌 낼 수단이 존재하지 않는다면, 치료자는 어쩔 수 없이 행동화하게 될 것이다. 그렇게 되면 치료자는 환자가 전달하고자 하는 내면의 생각과 감정에 대한 신호를 이해하기보다는, 머릿속에 그려지는 재앙을 피하기 위해 환자에게 옳은 말만 하게 될 가능성이 높아진다.

치료자와 지도감독자 사이의 학습 동맹

치료자가 지도감독자에게 강렬한 역전이 감정을 솔직하게 이야기할 때, 두 사람 사이에는 친밀한 관계가 형성된다. 이상적인 차원에서는 치료자와 지도감독자 사이에 상호 관계, 존중, 동료로서의 협력에 바탕을 둔 학습 동맹이 형성된다(Book, 1987). 그러나 임상 상황에서의 작업 동맹과 마찬가지로, 학습 동맹 역시 치료자와 지도감독자 각자의 인격에 존재하는 갈등 요소들에서 기인한 저항을 만나게 된다(Doehrman, 1976; Fleming & Benedek, 1983). 치료자의 감정적 갈등은 지도감독 과정에서 활성화될 수 있고 실제로 활성화되지만, 학습 동맹상의 이런 문제들을 일종의 제거해야 할 병리적 걸림돌로 좁게 정의할 필요는 없다. 오히려 학습상의 어려움이 치료자가 내사한 환자의 내적 대상관계를 표상하는 경우에는 그런 문제들을 탐구하는 과정을 통해 치료자를 새로운 임상적 경지로 이끌 수 있다.

치료자와 지도감독자 사이의 친밀한 관계가 지도감독에 포함되어야 하는가에 관련해서는 오랜 논쟁이 존재한다(Ekstein & Wallerstein, 1958; Fleming & Benedek, 1983; Tarachow, 1963). 지도감독 과정은 흔히 환자와의 치료 과정과 비교된다. 그러나 둘을 같다고 볼 수 있을까? 지도감독자가 치료자와 함께 임상가에 가까운 입장에서 역전이의 성격과 범위를 탐구해야 하는 걸까? 아니면, 엄격하고 교육적인 접근법이 학습 동맹에 더 좋을까?

양쪽 진영에서 제기하는 주장은 모두 중요하다. 그러나 Goin과 Kline (1976)이 지적했듯이, 환자 중심의 교육적 접근(didactic, patient-centered approach)과 치료자 중심의 역전이 기반 접근(countertransference-informed, therapist-centered approach)을 구별하기는 쉽지 않다. 예를 들어, 환자 중심의 교육적 과정을 지키기 위해 치료자와 역전이에 대해 토론하기를 피하는 지도감독자는 교육자보다는 오히려 경계를 지키려는 임상가처럼 행동하게 된다. 지도감독자가 보이는 이러한 조심성은 이제 막 나타나고 있는 전이가 너무 이른 해석에 의해 방해받을 수도 있다는 두려움에 바탕을 두고 있다. 그러나 순수하게 교육적 접근만 생각하는 지도감독자라면 이런 부분을 덜 조심할 것이다(Goin & Kline, 1976). 대조적으로 역전이를 중시하는 치료자 중심의 접근에서는, 치료자가 보이는 환자와의 동일시가 어떻게 치료적 개입을 제한하고 있는지를 지도감독자가 지적할 때, 그 지적에는 임상보다는 교육적 차원의 의도가 담기게 된다. 이때 지도감독자의 관심은 환자와의 임상 작업에서 해리된 것을 치료자가 인식하도록 교육하는 것에 있다(Issacharoff, 1982).

이 책에서 취하는 관점에 따르면 두 접근 방식 모두 그 자체만으로는 충분하지 않다. 환자를 파악하고자 역전이만 과도하게 분석할 경우, 환자의 주관적 경험보다 치료자의 주관적 경험을 부적절한 수준으로 강조하게 될 수 있다. 그렇게 되면 환자가 길을 잃게 될 뿐만 아니라, 치료자가 환자와 지도감독자 모두에게 점점 더 방어적인 태도를 취하고 혼란을 느끼게 될 수도 있다(Searles, 1955/1965). 반대로 과도하게 교육적인 접근 방식만 취할 경우, 전적으로 인지적 측면만 강조하는 지도감독자는 환자와 치료자 사이에서 지속되고 있는 과정의 바깥에 위치하게 된다. 그 결과, 불가피하게도 지도감독의 초점은 환자를 치료하는 치료자의 '무능력'이나 지도감독상의 학습에 대한 '부정적 태도'에 놓이게 된다(Caligor, 1981).

이 책에서 지지하는 방식은 과정 지향적인 접근으로, 이 접근 방식을 따르려면 환자와 치료자 사이에서뿐만 아니라 치료자와 지도감독자 사이에서 일어나는 상호작용에도 주의를 기울여야 한다. 치료자가 지도감독을 통한 학습에 어려움을 겪는다면, 이는 치료자가 환자와의 작업에서 직면한 유사한 어려움에서 기인한 것일 수 있다. 그러한 이유로 Ekstein과 Wallerstein(1958)은 "교육적 답변만으로도 충분할 수 있는 [치료자의] 합리적인 질문들조차, 치료 과정과 지도감독 과정 모두에서 [치료자가] 갖고 있는 특정한 정서적 문제들에 근거하고 있는 경우가 많다."(p. 178)라고 기술했다. 결과적으로 치료자와 지도감독자 사이에 존재하는 긴장이 해소되면, 치료자가 더 큰 자발성과 유능함을 발휘하면서 환자-치료자 관계의 역동을 자유롭게 탐색할 수 있게 되는 경우가 많다(Doehrman, 1976).

경계선 환자와의 작업 도중 치료와 지도감독상에서 평행을 이루며 발생하는 필연적인 긴장은 투사적 동일시의 영향에 의해 더 악화될 것이다. 무의식상의 흐름을 밝혀 내고자 한다면, 치료자와 지도감독자 모두 특정 시점에 특정 환자와의 작업에 적극적으로 참여해야 한다. 치료자는 환자의 투사적 동일시가 유발한 프로세스 아이덴티티를 받아들이고 이를 표현함으로써 환자와 적극적으로 관계를 맺어야 한다. 치료자는 환자가 맡겨 둔 원시적인 정서의 파편들을 자기 내면에 대한 감시를 통해 어느 정도까지는 대사해 낼 수 있을 것이다. 그러나 환자와 관련된 치료자의 역전이가 보내는 신호는 지도감독 관계에서 역전이를 표현할 때에만 발견할 수 있다.

지도감독자는 환자가 치료자에게 유발하는 프로세스 아이덴티티를 치료자가 알아차릴 수 있도록 도움으로써 환자와의 치료에 적극적으로 참여한다. 이를 위해 지도감독자는 치료자가 제시한 임상적 관찰뿐만 아니라 치료자가 표현한 무의식적인 투사적 동일시를 통해서도 환자에 대한 인식이 형성되도록 해야 한다. 지도감독자의 '내적' 경험은 치료자의 내적 경험과는 질적으로 다를 테지만, 각자의 내적 경험은 환자가 가져오는 이야기를 헤쳐 가며 분투하고 있을 것이다.

유발자 역할과 수신자 역할의 상호 교대

　이 책의 이전 장들에서는 전이-역전이 패러다임이 환자와 치료자 사이에서 공동의 산물로 생성되는 과정을 다루었다. 이와 유사한 맥락에서, 치료자와 지도감독자는 서로의 관계를 이루는 측면 중 환자의 내적 세계를 반영하는 공동의 시련의 장 속에서 치료 과정을 검토해 볼 수 있다. 이렇게 서로 평행을 이루는 과정을 추적해 보는 것은 어떤 지도감독 상황에서든 유용하지만, 경계선 환자와의 작업에서는 유발자 역할(evoker role)과 수신자 역할(recipient role)을 번갈아 가며 수행해 보는 치료자와 지도감독자의 능력이 특히 도움이 된다. 예컨대, 치료자는 환자가 유발한 긴박하고 날것 그대로인 정서의 수신자일 수 있다. 이때 치료자는 자신이 이러한 정서들에 영향을 미치고 있으며, 이 정서들이 자신의 억압되거나 분리된 측면과 공명하고 있다는 점을 의식적 수준에서는 인정하지 못할 수도 있다. 그러다가 지도감독 시간에 지도감독자에게 그러한 경험을 유발시키는 것이다. Caligor(1981)가 언급했듯이, 수신자 역할을 맡았던 지도감독자가 그다음에는 동료 지도감독 집단 내에서 유발자 역할을 하게 될 수 있다.

　치료자와 지도감독자는 상호 교대로 일어나는 유발자 역할과 수신자 역할을 비교·대조해 봄으로써, 환자의 전이가 갖는 다양한 측면을 경험적인 차원에서 체험해 보고 인지적 차원에서 검토해 볼 기회를 갖게 된다. 예를 들어, 지도감독 회기 동안 지도감독자는 치료자로 인해 평소답지 않은 과민함과 무기력함을 느낄 수 있다. 이때 두 사람은 지도감독자의 특이한 반응이 투사적 동일시 상연의 증거일 가능성을 탐구해 볼 수 있다. 이렇게 논의나 역할극을 진행함으로써, 지도감독자는 치료자로 하여금 그러한 과민함과 무기력함이 부정적 역전이 속에서 구현된 치료자 자신의 것이었다고 말할 수 있도록 도울 수 있다. 원치 않은 부정적 역전이의 수신자 역할을 맡은 지도감독자는 치료자에게 그런 감정을 다시 불러일으키면서, 환자가 치료자에게 준 영향을 치료자가 의식적으로 통합하도록 촉진할 수 있다. 이 외에도 치료자가 환자 내면의 생각 및 감정의 한 부분과 동일시하고 지도감독자는 다른 부분과 동일시할 때에도 통합의 기회가 발생한다. 환자에 대한 상이한 인식이 생겨나는 이유는 무척이나 다양할 수 있지만, 치료자와 지도감독자가 환자의 내면에 분리되어 존재하는 좋은 자기표상과 나쁜 자기표상에 서로 다르게 반응했을 가능성도 검토해 볼 수 있다. 제8장에서 설명했던 다양한 종류의 분열과 연관된 문제 역시도 지도감독에서 발생할 수 있다.

Searles(1955/1965)는 치료자의 불안이 지도감독자나 환자의 불안보다, 혹은 지도감독자의 불안이 치료자나 환자의 불안보다 더 극심한 상황이 발생할 수도 있다고 경고했다. 치료자는 개인 경험의 유사한 측면을 지도감독자와 환자 모두에게 투사하고 있을 수도 있다. 이러한 투사는 치료자로 하여금 지도감독자와 환자에게 서로 유사한 방식으로 행동하도록 만들 수 있기 때문에, 지도감독자는 지도감독 관계 속에서 치료자가 기능하는 방식과 치료적 관계에서 치료자가 기능하는 방식 사이의 유사성을 관찰할 수 있어야 한다(Searles, 1955/1965). 그러한 상황에서는 유발자 역할과 수신자 역할의 교대가 일어나지 않으며, 치료 과정은 교착 상태에 빠지게 된다.

지도감독자 역시 자신의 감정적 갈등을 이루는 측면을 치료자와 환자 모두에게 투사하고 있을 수 있다. 이와 같은 일이 발생하면, 지도감독자는 치료자와 환자의 행동 방식이 놀라울 정도로 유사하다고 여기게 된다. Teitelbaum(1990)은 지도감독자가 가진 이러한 맹점을 '초전이(supertransference)'라고 칭했다. 초전이가 재활성화된 내적 갈등, 치료자에 대한 개인적 반응, 치료자의 전이에 대한 역전이 반응 중 어떤 것에서 비롯되었든지 간에, 지도감독자의 교수 능력이 제한되면 이에 대한 자기감시가 필요하다(Teitelbaum, 1990).

치료자가 지도감독자로 하여금 초전이를 상연하도록 유도한 것처럼 보이는 상황은 실제로 환자에 대해 알 수 있는 중요한 기회일 수도 있다. 예를 들어, 치료자의 마음속에는 지도감독자가 모든 것을 '가장 잘 아는' '객관적인'

사람이라는 착각이 존재할 수도 있다. 지도감독자가 자기를 대신해 환자를 치료해 주기를 바라는 치료자의 소망은 지도감독자가 전능한 구원자가 되도록 부추길 수 있다. 이때 지도감독자가 수행해야 할 보다 적절한 과제는 '가장 잘 아는' 사람의 역할을 받아들이는 것이 아니라, 치료자가 환자로부터 수신하여 지도감독자에게 유발한 구원 소망을 치료자 본인이 알아차릴 수 있도록 돕는 것이다.

좁은 역전이와 넓은 역전이

이 책에서 취하는 관점에 따르면, 지도감독 관계 속에서의 역전이는 치료자의 자기분석적 학습을 도우면서도 치료자의 사생활을 결코 침해하지 않는 한에서만 탐색되어야 한다(Hunt, 1981). 치료자는 지도감독자의 격려에 힘입어 환자에 대한 감정을 표현하고, 관련된 상호작용이나 개인 경험에 대한 통찰 혹은 다른 환자와의 작업을 명확하게 설명해 볼 수 있다(Rinsley, 1989). 이런 식으로 이루어지는 약간의 자기분석은 학습한 내용을 통합하고 훈습해 가는 건설적인 과정을 돕기 때문에, 지도감독자는 수용적인 청자가 되어 주는 것만으로도 커다란 도움을 줄 수 있다(Hunt, 1981). 치료자의 감정적 반응은 환자에 대해 더 잘 알 수 있는 출발점으로써 활용된다. 이때 다른 무엇보다 중점적으로 살펴볼 부분은 치료자의 반응 중에서도 '지금 여기'와 관련된 측면이다. 치료자는 개인 분석이나 정신치료를 통해 자신의 감정적 반응을 깊이 있게 탐색해 보고 이를 자신에 대해 더 잘 알 수 있는 출발점으로 활용할 수 있다(Hunt, 1981).

학습한 내용을 통합하며 훈습해 나가는 작업은 좁은 역전이와 넓은 역전이를 이루는 요소를 모두 활용한다. 달리 말하면, 치료자는 환자가 행사하는 영향을 자신의 개인적 지각과 무관한 것으로 이해할 수 있을 정도로 자기인식을 확장해야 한다는 도전에 직면한다. 마찬가지로, 치료자는 환자를 돕고

싶다는 적절한 수준의 욕망이 그 밖의 자기만족적 욕구와 구별될 수 있을 정
도로 감정적 몰두의 깊이를 좁혀야 한다는 도전도 받게 된다. 자기인식은 보
통 환자에게서 가장 적게, 지도감독자에게서 가장 크게 나타나고, 감정적 몰
두의 깊이는 보통 환자에게서 가장 크게, 지도감독자에게서 가장 적게 나타
난다는 점을 고려하면, 치료 과정 중에 치료자가 수행하는 중추적이고 통합
적인 역할은 더욱 부각된다(Searles, 1955/1965).

좁은 역전이와 넓은 역전이의 다양한 변이들 사이에 이루어지는 상호작용
은 다음 삽화에 잘 설명되어 있다.

여성 환자 G는 이전 몇 차례의 회기 동안 암울한 기분에 빠져 있었지
만, 이번에는 회기가 시작되자 행복감에 젖은 채 춤에 대한 열정을 표현
했다. 그러다가 그토록 활기 넘치던 모습이 갑자기 사라져 버렸고, 환자
는 본인에게는 더욱 집중적인 치료가 필요하다고 침울하게 말했다. 사
실, 환자는 아주 사소한 정신적 고통에도 자신의 여성 치료자 Q와의 전
화 통화를 필요로 했다. 치료자는 그 정도로 경계 없이 빈번하게 연락이
이루어진다면 퇴행이 나타나고 말 것이라고 믿고 있었다. 게다가 멋쩍게
도, 위축된 상태였던 치료자는 본인이 환자를 치료하는 데 있어서 명백
한 한계가 존재한다고 생각했다. 무엇보다도 환자의 상태가 진전되는 속
도가 매우 더뎠다. 치료자는 내심 자신이 더 숙련된 치료자였으면 좋겠
다고 생각했다. 치료자는 이와 같은 딜레마를 지도감독 시간에 자주 논
의했다. 환자의 과도한 요구에 어떻게 대응해야 하는지, 특히 치료자 자
신이 환자를 치료하는 데 부족하다고 느낄 때 어떻게 해야 하는지에 대
해 자주 물었다. 지도감독자로부터 받은 조언을 바탕으로, 치료자는 더
욱 집중적인 치료에 도움이 될 만한 것이 무엇일지 정말 알아 가고 싶다
고 환자에게 말했다. 이때, 치료자는 '집중적'이라는 말은 치료 과정이 심
화되는 것을 의미하며, 전화 통화를 더 자주, 아무때고 하는 것이 아니라
는 점을 분명히 했다. 환자는 제한 없이 계속 전화 통화를 하는 것이 자
신의 고통에 대한 해결책이 되지 않는다는 점에 동의했고, 치료를 더욱

집중적으로 이끌어 나가는 문제에 대해 더 이야기를 나누어 보고 싶다고 말했다.

그날 밤, 치료자는 극도로 불안한 꿈을 꾸었다. 자기 안에 존재하는 어떤 이질적인 힘에 의해 온몸이 결박당한 채 불안해하다 잠에서 깨기도 했다. 잠에서 깨자마자 치료자의 머릿속에 떠오른 연상은 환자 G였다. 치료자는 자신이 꿈에서 경험한 이질적인 힘이 본인에 대한 환자의 통제를 표상한다고 확신했고, 그 확신에 조금의 의심도 품지 않았다. 자신의 내적 삶에 환자가 그 정도로 영향을 미치고 있었다는 사실에 고통스럽고 화가 난 치료자는 다시 쉽게 잠자리에 들지 못했다.

치료자가 그런 꿈을 꾸고 나서 이틀이 지났을 때, 환자는 섹스를 하거나 춤을 출 때면 무척이나 살아 있는 기분이 든다고 말하면서 회기를 시작했다. 환자는 유년기 시절 다양한 순간에 경험했던 오르가슴을 묘사했고, 자신의 모친은 그것을 혐오한 것 같았다고 말했다. 치료자는 어머니가 환자의 쾌락을 빼앗은 것 같다고 언급했다. 그러자 환자는 조금의 놀란 기색도 없이 어머니가 자기에게서 춤도 빼앗아 갔다고 덧붙였다.

그러던 중 성적이고 들뜬 상태였던 환자의 태도가 갑자기 바뀌었다. 환자는 치료자를 심하게 평가절하하기 시작했고, 고통스러운 감정이 느껴질 때마다 전화를 걸 수 있게 해 달라고 요구했다. 환자 자신이 언제든 치료자와 연락할 수 있는 상태에서만 이 치료가 효과적일 수 있다는 말이었다. 환자는 또한 치료 때문에 자신의 상태가 더 악화되고 있다고 한탄하면서 이렇게 말했다. "게다가, 지난번 회기 때 선생님 댁 전화번호 알려 주겠다고 약속하셨잖아요! 제가 섹스를 하거나 춤을 출 때 얼마나 포근하고 편안한 기분이 드는지 말씀해 드렸던 이유는 오로지 선생님의 그 약속을 믿어서였다고요!"

환자는 치료자가 배신했다고 비난하면서, 더욱 '집중적인' 치료를 한다는 것이 무제한 전화 통화를 의미하지는 않는다는 점을 명확히 하려는 치료자의 시도에 격한 분노를 표출했다. 그리고 치료자 때문에 미칠 것 같다면서 화가 난 상태로 회기를 종료했다. 치료자는 환자의 행동에 커다란 실망감을 느꼈다. 미칠 것 같은 기분을 느낀 사람은 환자만이 아니었다.

다음 회기 시간이 되자, 환자는 마치 중고차 판매자와 흥정하는 임무를 맡은 사람처럼 전화 통화와 관련해 합의를 하기 전까지는 아무 말도 하지 않을 것이라고 침착한 태도로 말했다. 직접 전화를 걸지 못하게 할 거라면 적어도 자동응답 서비스로 연결되게 한 다음에 받아줄 수는 없는 건지, 환자는 치료자의 생각을 알고자 했다. 그러나 치료자가 조금도 물러서지 않을 것이라는 확신이 들자 환자는 치료자에게 진정성이 부족하다고 불평했고, 그런 다음에는 치료자의 마음을 돌리려면 어떻게 해야 하는지 구체적으로 알려 달라며 애원했다. 또한 자살 시도를 하게 될지도 모른다는 암시도 했다.

평정심을 다소 잃어버린 치료자는 이렇게 곤란한 상황에서는 서로 대화를 나눌 여력이 없다는 설명을 하려고 했다. 치료자는 환자의 절망감에 공감하기 위해 노력했고, 환자가 본인이 느끼고 있는 절박한 심정에 대해 더 말하도록 고무하려 했다. 그러자 환자는 치료가 성공하려면 반드시 치료자에게 전화를 걸 수 있어야 한다면서 반박했다. 또한 절박한 심정에 대해 자세히 말해 보라는 치료자의 제안을 완강히 거부하면서 이렇게 말했다. "그러니까 제가 위험한 상황에 처해도 전화하지 못하게 하실 거라는 말씀이네요! 선생님은 그냥 제가 저한테 벌어지고 있는 일에 대해서만 말하길 원하시죠. 하지만 전 그러지 않을 거예요! 말 안 할 거예요! 선생님이랑 얘기해 봐야 할 것들이 산더미인데. 하지만 그런 얘기 해 봤자 무슨 소용이 있겠어요?!"

그 후에 이어진 회기도 이전 회기와 별반 다르지 않았다. 치료자는 완전히 좌절한 나머지 내면의 의지도 잃고 있다는 느낌을 받았다. 환자가 자살 충동을 느끼게 될까 봐 두려웠던 치료자는 환자가 심하게 화가 나지는 않았으면 했다. 또한 만족감을 주는 것만이 환자가 자살 시도를 하게 되는 퇴행적 상황을 피하고, 본인에 대한 환자의 혹독한 비난과 평가 절하를 막을 수 있는 유일한 방법 같았다. 치료자는 자신이 느끼는 불편한 감정 때문에 치료의 효과가 저해되고 환자에 대한 평가가 왜곡되고 있다는 사실을 알고 있었다. 그리고 그 정도로 통제력을 잃어버린 자기 자신이 싫었다. 환자를 위해 해 주려 했던 것들을 전부 망가뜨려 버린 환자도 싫었다. 치료자의 머릿속에는 이질적인 힘에 의해 조종당했던 꿈이 다시 떠올랐고, 환자가 자신의 사적인 생활까지 침범해 들어온 상황도 싫었다.

회기가 3분의 2정도 진행되었을 무렵, 환자는 "다시는 선생님 안 볼 거예요!"라고 선포했다. 또한 환자 본인이 친밀한 관계를 맺고 있는 사람들의 이름을 열거하더니, 그들과의 관계를 하나씩 끊어 버릴 것이라고 말했다. 치료자는 절망감을 느꼈다. 환자는 자신의 행동으로 인해 치료자보다도 본인이 더 상처받게 될 것이라고 덧붙이고는 다시는 돌아오지 않을 것처럼 치료실을 나갔다.

치료자는 격분한 상태로 조금 전에 벌어진 일에 대해 생각했다. 우선 치료자는 환자가 떠났다는 사실에 기뻤다. 환자가 사라져서 속이 후련한 기분이었다! 그러나 아무리 지우려 애써 보아도 환자가 저지를지도 모를 행동에 대한 걱정이 계속 머릿속에 맴돌았고, 그런 우려는 좀처럼 수그러들지 않았다. 치료자는 대기실을 지나 길거리로 나가 보았고, 환자가 정문 앞에서 울고 있는 모습을 목격하게 되었다.

치료자는 환자가 치료 도중에 나가 버려서 무척이나 걱정했다고 말했다. 환자는 눈물을 흘리면서 그렇게 나가 버린 행동이 치료자에게 큰 상처가 되었으리라는 점을 넌지시 인정했다. 치료실로 돌아오니 환자는 꽤 유순해진 상태였고, 치료자는 그런 모습에 안심했다. 그러나 몇 분이 채 지나기도 전에 환자는 화를 내며 치료자의 전화번호를 요구하기 시작했다. 결국 환자는 일종의 타협안으로서, 전화를 걸 수 있게 해 달라고 요청하는 쪽지를 매 회기가 끝날 때마다 남기고 가면 안 되냐고 했다. 그렇게 하면 치료자가 자신의 '욕구'를 잊지 않을 것이고, 치료 시간에 자신의 '진짜' 문제에 대해 이야기할 수 있을 것이라는 말이었다. 치료자는 환자의 제안이 터무니없다고 생각했고, 쪽지를 주고받는 것보다는 대화를 할 필요가 있다고 환자에게 말했다. 그 말에 다시 격분한 환자는 격렬한 불만을 쏟아 내면서 회기를 마쳤다.

치료자는 당장 지도감독자의 상담실로, 그 안식처 같은 곳으로 뛰쳐

가고 싶은 심정이었다. 이윽고 지도감독 시간이 찾아왔을 때, 치료자는 원래 죄책감으로 인해 좀처럼 드러내지 않으려 했던 격한 분노를 표현하기 시작했다. 이질적인 힘에 의해 통제당했던 꿈에 관한 이야기는 치료자가 환자 G에 대한 분노를 표출할 수 있게 해 주는 발판이 되어 주고 있었다. 치료자는 말을 하면 할수록, 본인이 느꼈던 감정의 강도에 더더욱 놀라게 되었다. 치료자와 환자와의 상호작용에 대한 이야기를 듣던 남성 지도감독자 R은 강도는 조금 약할지라도 치료자가 느낀 것과 동일한 감정이 본인에게도 느껴진다며 동의를 표했다. 환자 G를 치료하는 경험이 어떤 것인지가 이번에는 지도감독자에게도 조금 더 손에 잡힐 듯 생생하게 느껴졌다.

치료자는 죄책감과 수치심, 무력감으로 인해 온몸을 떨기 시작했다. 지도감독자의 조언에 집중하는 것도 어려웠다. 지도감독자도 자신의 조언이 치료자를 환자의 이질적인 통제로부터 자유롭게 해 주지 못하는 것 같아 다소 무력감을 느꼈다. 지도감독자가 치료자의 격한 분노를 조금 누그러진 형태로 수신하는 입장이 되었던 것이다. 이에 치료자와 지도감독자는 두 사람 사이에서 벌어지고 있는, 평소답지 않은 이 상호작용을 들여다보기로 했고, 이를 통해 지도감독 시간에 느껴지는 환자의 이질적 존재감에 대해 논의해 볼 수 있었다. 결과적으로 두 사람은 환자의 탐욕과 시기심에 대한 치료자의 역동일시(counteridentification)를 포착해 낼 수 있었다. 치료자가 느낀 부족하다는 느낌은 환자를 만족시켜야 한다는 불가능한 임무에서 비롯된 것이었다. 치료자의 노력은 환자의 기대에 미치지 못했고, 그 결과 환자는 치료자에게 점점 더 많은 압박을 가하고 있었다. 또한 치료자가 느꼈던 혐오의 감정은 어느 정도는 환자의 골치 아프고 비현실적인 요구에 의해 유발된 것이었다. 이제 치료자는 지적인 방식으로 개입을 해 보라는 지도감독자의 조언을 이해할 수 있었지만, 회의적 감정은 여전히 남아 있었다.

치료자가 지도감독자에게 환자를 대하는 태도를 바꾸어도 괜찮을지 묻자, 지도감독자는 솔직하게 "아직이요."라고 대답했다. 치료자는 자신이 그 '이질적인' 내사로부터 벗어날 수 있도록 계속 대화를 나누어 달라고 지도감독자에게 부탁했다. 지도감독자는 환자를 다시 만나기까지 아직 며칠이 남아 있는 상태이고, 자신이 제안한 개입 방법을 완전히 이해해야 할 필요도, 지금 당장 어떻게 하고 싶은지를 결정해야 할 필요도 없다며 치료자를 안심시켰다. 치료자를 옥죄어 온 이질적인 존재는 단지 치료자가 그것을 지도감독자에게 털어놓았다고 해서 사라질 수 있는 것이 아니었다. 치료자와 지도감독자는 환자에게 어떤 말을 해 주어야 할지와 관련된 세부 사항을 논의하기보다는, 치료자가 경험하고 있는 통제당하고 괴롭힘받는 느낌을 중점적으로 다루었다. 지도감독자는 환자가 치료자에게 미치고 있는 강력한 영향으로 인해 본인 역시 방해받는 느낌이 든다고 말했고, 그동안 어떻게 지도감독자 자신과 치료자 사이의 학습 동맹에 상당한 균열이 생기게 되었는지를 언급했다. 환자 G가 심각한 퇴행을 보였던 치료 초반부까지만 해도 치료자와 지도감독자는 환자가 생존하는 것의 중요성에 집중했지만, 이제는 '치료자'가 생존의 중요성에 대해 이야기했다. 두 사람은 환자에게 더 이상 괴롭히지 말아 달라고 말할 경우 그런 행위를 통해 얻을 수 있는 치료적인 가치에 대해 논의했고, 실제로 해 보자는 데 동의했다.

치료자는 환자가 보일 반응을 예측해 봄으로써, 지도감독자와 논의한 방식대로 개입해 보기 위한 마음의 준비를 했다. 치료자는 현실을 직시하게 만드는 자신의 개입으로 인해 환자가 치명적 상처를 입은 것처럼 행동하리라는 환상을 갖고 있었고, 그런 환상을 지도감독자에게 표현해 보았다. 또한 환자를 실망시킬 만한 행동을 일체 하지 않는 전략, 즉 치료자 본인이 의식적으로 더 선호하는 전략에 대해서도 이야기했다. 그렇게 말해 보고 나니 치료자는 마치 본인이 환자에게 최악의 악몽이 되는 것보다는 차라리 환자가 자기 꿈에 침범해 들어오는 편이 낫다고 말하고 있는 듯한 느낌을 받았고, 그런 스스로를 비웃었다. 이렇게 환자와 무의식적으로 얽매여 있는 자신의 모습을 발견한 치료자는 지도감독자와 더욱 정기적으로 공동의 작업을 해 나가자고 마음먹었다. 그렇게 치료자는 분석적 공간으로 진입하고 있었다.

치료자는 매 회기가 끝날 때마다 더 빈번한 전화 통화를 요청하는 쪽지를 남기게 해 달라던 환자의 제안에 무척이나 화가 났었다고 지도감독자에게 고백했다. 환자의 제안을 거부한 이유가 무엇이었는지 지도감독자가 묻자, 치료자는 환자가 환자 자신의 자아를 활용할 수 있게 하는 것, 다시 말해 자신의 생각과 감정을 한 장의 쪽지에 구체화하는 것보다 그것들을 말로 표현할 수 있도록 하는 것이 본인이 해야 할 일이라고 생각했다고 대답했다. 그러자 지도감독자는 본인이 치료자였다면 환자의 제안을 즉시 수락했을 것이라고 말했다. 그리고 환자가 자신의 '진짜' 문제에 대해 이야기하겠다는 약속을 지킨다면, 비록 억지스럽기는 해도 그렇게 쪽지를 남기는 행위를 하나의 자아 기능으로 볼 수 있을 것 같다고 설명했다. 반면에 환자가 약속을 지키지 못한다면, 그때는 환자가 생산적인 치료 관계를 계속 방해하고 있다는 점을 직면시킬 수 있을 것이라고 부연했다. 그제야 치료자는 역전이로 인해 그동안 이해하지 못했던 무언가를 배우게 되었다.

마침내 치료자와 지도감독자는 '좋은 공격이 최선의 방어다.'라는 치료 전략에 대해 논의했다. 지도감독자는 다음 회기를 시작할 때에는 전화 통화를 제한 없이 할 수 있게 해 달라는 요구 때문에 괴로웠고 더는 그런 일이 없었으면 한다고 환자에게 말해 볼 것을 권유했다. 그렇게 말하고 환자의 쪽지를 받아 주기로 하면, 앞으로는 보다 실질적인 문제들을 논의해 볼 수 있을 것이라는 말이었다. 지도감독자는 치료자가 선수를 치면 환자는 움찔하게 될 것이고, 치료자의 치료적 기반을 안전하게 지킬 수 있을 것이라고 설명했다. 이는 환자가 먼저 가차 없이 불평을 쏟아 냄으로써 치료자의 균형을 무너뜨리도록 하는 것보다는 더 좋은 전략이었다. 치료자는 임상가로서의 위치를 되찾으라는 지도감독자의 권유 덕분에 안심이 되었고, 환자의 탐욕과 시기를 저장해 두는 저장고로서의 역할을 벗어던질 수 있게 된 것에 감사했다.

담아내는 그릇으로서의 지도감독자

앞서 살펴본 삽화에는 지도감독의 담아내기 기능이 갖는 중요성이 담겨 있다. 치료자 Q의 보고와 이에 대한 지도감독자 R의 공명, 그리고 학습 동맹에서 발생한 평소와 다른 균열을 통해서 지도감독자는 자신의 강렬한 정서적 반응을 알아차렸고, 이는 환자 G의 투사적 동일시로 인해 파편화되는 감정적 영향을 억제하는 역할을 했다. 치료자가 느꼈던 격한 분노가 치료자와 환자 사이에서 어떻게 오고갔는지를 떠올려 보자. 지도감독자는 자신이 제안한 환자에 대한 이해가 평소의 학습 과정에서와 달리 치료자에게 받아들여지지 않았을 때, 치료자가 느낀 감정보다는 강도가 훨씬 약하기는 했지만 무력감을 느꼈다고 언급했다. 치료자는 지도감독자의 말을 받아들이는 대신, 증오, 고통, 격한 분노 그리고 죄책감에 사로잡혀 있었다. 이러한 정서들이 더 이상 긴박하게 느껴지지 않게 된 후에야, 치료자는 자신의 치료적 능력을 방해하고 있던 이질적이고 복잡한 상황을 타개할 수 있었다. 지도감독자는 치료자가 감정을 언어로 표현할 수 있도록 도움으로써 담아내는 기능을 수행했고, 환자와 치료자와 지도감독자 사이를 오가던 유사한 경험을 변화시킬 기틀을 마련했다.

정서를 담아내는 기능은 치료자와 지도감독자가 지도감독 세팅 속에서 감정에 대해 자유롭게 이야기할 수 있을 때 강화된다. 예를 들어, 치료자 Q가 이질적인 힘에 의해 조종당하는 느낌이 든다며 지도감독자 R에게 털어놓은 이야기는 환자 G에게는 말하지 않을 것이었다. 이에 따라 지도감독자는 치료자의 보고와 환자의 행동이 불러일으킨 자신의 환상이나 감정에 대해, 환자가 함께 있는 상황에서 가능했을 수준보다 훨씬 더 많은 자기노출을 할 수 있었다. 환자가 정신치료 상황에서 치료자의 감정에 대해 듣게 되면 강렬했던 정서가 누그러질 수도 있다고 제시했던 Burke(1992)의 의견은 치료자가 지도감독 상황에서 지도감독자의 감정에 대해 듣게 될 때에도 유사하게 적용되는 듯하다. 지도감독자 R이 자신도 환자의 영향에 의해 방해받는 느낌이 들었다고 말하자, 치료자 Q는 자신이 환자에게 최악의 악몽이 될지도 모른다는 두려움을 털어놓을 수 있었다. 그 결과, 정서에 대해 솔직하게 대화할 수 있는 자유가 훨씬 증대되었다. 그리고 이와 동시에, 지도감독자는 더 많은 정서를 언어와 개념으로 표현할 수 있도록 해 주는 임상적 이론을 치료자에게 소개할 수 있었다.

지도감독자 앞에 놓인 과제 중 하나는 치료자가 파편화된 역전이로부터 벗어날 수 있도록 돕는 것이다. 제2장에서는 자아를 지지해 주기를 원하는 환자의 욕구에 기반해 치료자가 환자의 '성장 욕구'를 뒷받침해 주는 것의 중요성에 대해 언급했다. 이에 비해 환자의 내적 갈등에서 비롯된 '리비도적 요구'는 충족되지 않은 상태로 남겨 두는 것이 최선이다. 모든 지도감독 회기에는 파악된 역전이를 어떻게 다룰 것인가와 관련해 유사한 딜레마가 존재한다. 환자의 '리비도적 요구'는 치료자가 느끼는 좁은 역전이와 거의 동일하다. 환자의 '성장 욕구'는 치료자가 느끼는 넓은 역전이와 비등하다. 이렇게 유사점이 존재하기는 하지만, 지도감독 상황에서 역전이를 다루는 것은 정신치료 상황에서 역전이를 다루는 것과 동일하지 않다. 우선, 개인적 측면에 뿌리를 둔 좁은 역전이는 지도감독이 아닌 치료자의 개인치료를 통해 가장 잘 다룰 수 있다. 반면, 치료자가 경험하는 넓은 역전이 혹은 성장 욕구는 지도감독에 주어지는 구체적인 과제이다. 환자의 일차원적이고 강압적인 전이 요구에 직면한 상황에서 치료자로서의 정체성을 통합하려면 지도감독의 도움이 필요하다.

예컨대, 치료자 Q가 고통스럽다고 느끼던 프로세스 아이덴티티를 지도감독자 R이 파악한 것은 치료자 Q와의 지도감독에서 중요한 부분이었다. 프로세스 아이덴티티와 관련된 정보는 환자가 불러일으킨 것을 담아내는 데 있어서 절대적으로 필요한 것이었다. 지도감독자는 환자 G와 관련된 이질적이고도 본능적인 경험을 치료자가 의식적으로 인정하고 담아내며, 그런 경험을 보다 추상적이고 개념적인 형태로 전환함으로써 환자의 욕구와 의도를 이해하도록 도울 수 있었다. 치료자는 환자 G와의 작업 속에 본질적으로 내재하는 파편화된 프로세스 아이덴티티들이 어떻게 서로 들어맞게 되는지를 파악함으로써, 유발자 혹은 수신자라는 제한적 역할과 완전히 다른 치료자로서의 통합된 자기감을 되찾을 수 있었다. 치료자가 초기에 혼란을 느끼면서 지도감독자의 말에 집중할 수 없었던 일화는 치료적 정체성이 통합되는 과정을 극적으로 묘사하고 있다. 치료자는 지도감독이 아무런 도움이 되지 않는다고 느꼈다. 그러나 무의식적으로 치료자 자신을 얽매고 있던 것이 점점 명확해지자, 기능적인 치료자로서의 정체성을 회복했다. 그리고 치료 과정으로 돌아가서 치료적 역할을 맡겠다는 각오를 다졌다. 이를 고려하면 역전이는 환자로부터 제공되는 정보로 이해할 수 있으며, 이뿐만 아니라 역전이를 담아내고 훈습하는 것은 그 정보를 환자에게 돌려주는 과정으로 간주할 수 있다. 지도감독의 담아내기 기능 덕분에 치료자 Q가 정상 궤도로 돌아갈 수 있게 되자, 환자 G와의 다음 회기는 현저히 달라졌다.

회기가 시작되자 치료자 Q가 먼저 말을 시작했다. 치료자는 제한 없이 전화 통화를 하고 싶다는 환자 G의 반복적인 요구로 인해 서로가 괴롭고 의미 없는 제자리걸음만 하게 되는 것 같다고 말했다. 그리고 더 이상 이런 식의 괴로움을 느끼고 싶지 않다고 솔직하게 표현했다. 또한 이런 반복이 환자도 괴롭게 했던 것 같다고 말했다. 그리고 환자의 삶에서 중요한 다른 문제들에 대해 이야기해 볼 수 있도록 쪽지를 남기게 해 달라던 제안을 받아들이겠다고 했다. 마지막으로, 치료자는 예전에 그런 문제에 대한 논의가 거의 성사될 뻔했을 때 환자가 치료실에서 도망가는 방식으로 대응했던 일을 상기시켰다. 그러면서 환자가 치료실에 못 있겠어서 나가겠다면, 그런 결정을 존중할 것이라고 말했다. 그리고 환자가 다시 치료실로 돌아온다면 본인은 평소처럼 치료실에 있을 것이라고 했다.

처음에는 혼란스러워하는 것처럼 보였던 환자는 잠시 후 놀라는 반응을 보였고, 나중에는 냉담한 태도로 거절하면서 속사포처럼 쏘아붙였다.

"제가 떠나고 싶어 하면 떠나도록 내버려 두겠다니요! 그냥 그렇게 두실 거예요? 이건 떠나라고 말하는 거나 마찬가지잖아요!! 정말 믿을 수가 없네요! 이제 이 치료 그만둘 거예요!" 치료자는 침착하게 대응했다. 환자가 치료실을 떠나게끔 하려던 것이 아니었고, 환자가 치료 도중에 나가 버려도 자신은 괜찮을 것이고 환자가 치료실로 돌아오면 그 자리에 있을 것이라는 의미였을 뿐이라고 설명하면서 의견을 분명히 했다. 환자는 의자에서 벌떡 일어나더니 나가겠다는 의사를 표현했다. 치료자는 치료실에 홀로 남겨져 환자에 대해 생각하고 있는 장면을 떠올려 보았다. 생각했던 것보다 실망감이 컸고, 마음도 그리 편치 않았다. 그러나 환자에게는 침착한 태도로 말했다. "저는 아무 데도 가지 않을 거예요. G 씨가 돌아오면 저는 여기에 있을 거예요."

환자는 다소 과해 보이는 태도로 날뛰며 죄책감을 유발했다. 그러나 치료자는 흔들리지 않았다. 그리고 이전 몇 차례의 회기에서와는 달리, 초연하고 무덤덤한 느낌이 든다고 속으로 생각했다. 치료자는 자신이 무의식적으로 정서를 분리하고 있는 것인지, 아니면 단지 두 살배기의 분노발작에 영향을 받지 않는 성인으로서의 역할을 하고 있는 것인지 궁금했다.

그때, 몇 분 전까지만 해도 강렬한 감정을 표출했던 환자가 갑자기 무심하게 이렇게 말했다. "선생님 변하셨어요!" 환자의 이 말은 배신감을 표현하는 비난 같기도, 관찰한 사실에 대한 단순한 의견 같기도 했다. 환자는 치료자가 자신의 통제권 밖에서도 존재할 수 있는 뜻밖의 능력을 갖고 있다는 점에 분명 놀란 것처럼 보였고, 곧 포격을 가하기 시작했다. 환자는 치료자가 인정 없는 태도로 자신의 욕구를 무시했다고 비난했다. 그러면서 자신이 살아오면서 만났던 몇몇 중요한 사람들과 치료자를 부당한 방식으로 비교했다. 특히, 예전에 환자를 감싸 주었던 과도하게 이상화된 여성 교수와 치료자를 비교하기도 했다. 그 교수는 너무나 훌륭한 분이기 때문에 자기를 어떻게 도와주어야 할지 알고 계셨을 것이라고, 치료자처럼 자기가 떠나도록 내버려 두지 않으셨을 것이라고 환자는 힘주어 말했다.

치료자는 자기방어를 해야 할 것 같은 압박을 느꼈다. 이에 치료자는 순간 지난주에 환자가 치료실을 떠났을 때 환자를 찾으러 밖에 나갔던 일을 떠올리며 본인은 환자를 떠나지 (혹은 실망시키지) 않을 것이라고 안심시킬 뻔했다. 그러나 잠자코 자기 내면의 감정을 하나하나 살펴보던 치료자는 환자가 다시 떠나는 상황이 벌어지지 않기를 바라고 있음을, 환자가 만났던 교수처럼 자신의 지적 능력을 통해 환자를 사로잡고 싶다는 생각을 갖고 있음을 깨닫게 되었다. 그리고 이러한 자기관찰을 통해 역전이가 추가적으로 재연되는 상황을 막을 수 있었다.

잠시 후, 환자는 만약 예전의 그 교수가 있었다면 실제로 자신의 상태가 나아졌을지에 대해 자문하면서 새로운 영역으로 접어들기 시작했다. 치료자는 곧바로 다음과 같이 말하면서 환자의 심리적 사고(psychological thinking)에 힘을 실어 주었다. "굉장히 중요한 질문이네요. 그런 질문을 던져 보면 G 씨에게도, 우리 둘에게도, 치료 작업을 할 수 있는 공간이 주어집니다. 그런 치료적 공간은 어떤 행동을 해 달라는 고통스러운 요구를 할 때보다는 질문을 던질 때 생겨나게 되고요." 이에 환자는 또다시 전화 통화를 할 수 있는 특권을 달라고 요구하는 방식으로 대응했다. 치료자는 환자에 의해 끌려가는 느낌을 받았고, 유감스러웠으며, 죄책감도 들었다. 환자를 고통으로부터 구원해 주고 싶었다. 환자는 어째서 자신이 이토록 안 좋은 감정을 느끼고 있는 것인지에 대해 계속해서 '해명'을 요구했다. 그리고 그 교수는 자신이 갖고 있는 고통의 유전적인 원인을 설명해 주었을 것이라면서 치료자에게 수치심을 안겨 주려고 했다. 치료자는 자신과 환자 사이에 벌어지고 있는 과정에 대한 개인적 의견을 간략하게나마 말해 줌으로써 '설명'해 보기로 했다. "제 생각에 G 씨는 저를 밀어내기 위한 말들을 하고 계신 것 같아요."

환자는 잠시 멈칫했다가, 이내 다음 공습을 위해 전열을 가다듬었다. 그리고 지난 2년 동안 분노발작을 경험한 순간이 점점 더 많아졌다는 사실을 치료자에게 상기시켰다. 치료자는 이런 상황에서 보일 수 있는 최선의 대응은 가만히 앉아서 기다리는 것이리라고 판단했다. 그리고 때가 되자, 환자는 분석적 공간으로 돌아왔다. 그러나 처음에는 치료자가 자신을 실망시키고 있다며 불만을 토로했다. 그런 다음 몇 분 동안은 현재 자신이 겪고 있는 모든 문제의 원인인 어머니에 대한 실망감을 집중적으로 이야기했다. 그러면서 천천히, 점점 깊은 생각에 잠겼고, 자신은 항상 어머니를 좋아했다고 말했다. 어머니는 완전 괴물 같은 사람이었다는 환자의 주장과 어머니와 관련된 따뜻한 순간에 대한 기억은 서로 들어맞지 않았다. 어쩌면 환자의 어머니가 지나치게 냉담한 사람은 아니었을지도 몰랐다. 마침내 환자는 자기 자신과 치료자에게, 자신이 어머니를 밀어냈을 가능성이 있었을지에 대해 물었다. 어쩌면 환자의 어머니는 심하게 나쁜 사람이 아니었을 수도 있었다. 어쩌면 어머니 입장에선 해 주어야만 했던 것을 환자가 그저 받아들일 수 없었던 것일 수도 있었다.

치료자는 그런 질문들이 환자가 힘겹게 보낸 주말의 시간들, 사회적인 고립, 환자가 종종 언급하곤 했던 악몽들을 살펴볼 수 있게 해 준다고 말하면서 환자의 심리적 사고를 다시금 강화해 주었다. 그동안 이런 방식의 논의는 제한 없이 전화 통화를 하게 해 달라는 환자의 요청 때문에 불가능했었다. 환자는 지난 시간을 돌이켜 보더니, 어째서 이런 대화를 하는 것이 그토록 힘겨웠던 것인지 의아해 했다. 그리고 그 질문에 대답해보기 전에 또다시 격렬한 감정을 표출하면서, 자신이 얼마나 고통스러운지 치료자는 이해하지 못한다고 맹렬히 쏘아붙였다. 환자는 화를 내면서 다시 치료자를 비난했다. "선생님 변하셨어요!" 치료자는 환자의 비난에도 재차 침착하게 대응했다. "지금 저를 밀어내려고 그런 말을 하시는 것 같아요. 하지만 저는 아무 데도 가지 않을 거예요."

치료자의 언급은 두 사람 사이에서 벌어지고 있던 일을 정확하게 간파한 말이었지만, 환자를 만족시킬 수 있는 구체적인 '설명'이 되지는 못했다. 그런데 환자는 계속 불만을 토로하는 와중에도 조금씩 진정되어 갔다. 시계를 보고 2분이 남은 것을 확인한 후, 환자는 치료자에게 자기를 떠나지 말아 달라고 애원했다. 이번에도 치료자는 어디로도 사라지지 않을 것이라고 말했다. 환자는 안심한 듯한 모습으로 치료실을 떠났다.

치료자가 지도감독자 R에게 이 회기에서 있었던 일에 대해 말하자, 지도감독자는 환자의 의견에, 즉 치료자가 변했다는 점에 동의를 표했다. 치료자는 지난주까지만 하더라도 지도감독 시간이 끝났을 때 불안한 감정이 여전했었다는 사실을 떠올렸다. 실제로 환자와 회기를 시작할 때까지만 해도 두려움을 느끼고 있었다. 그러나 어떤 것은 용인할 수 있고 어떤 것은 용인할 수 없는지에 대해 환자에게 직접 말하기로 결심한 상태였다. 치료자는 지도감독자에게 이렇게 말했다. "G 씨가 두 살배기처럼 행동할수록, 저는 더욱더 치료 상황을 보호해야겠다고, 환자의 요구를 충족시켜 주고 싶은 마음에 사로잡히지 말아야겠다고 결심했어요. 그런 결심 덕분에 G 씨를 구원해 주고, 저 자신을 방어하고, 환자의 과거 속 교수와 경쟁하고, G 씨가 떠나지 않도록 막고, 혐오의 감정에 굴복하지 않고 싶은 제 내면의 줄다리기를 조금 더 잘 주시할 수 있었고요." 치료자와 지도감독자는 지도감독 시간이 중요한 담아내는 그릇의 역할을 해 주었으며, 이를 통해 치료자가 치료적 전문성을 회복하고 환자를 더욱 통합적으로 이해할 수 있게 되었다는 데 동의했다.

지도감독과 자문의 비교

지도감독은 일반적으로 정신치료에 필요한 복잡한 기술들을 습득하기 위해 애쓰는 초심 치료자 혹은 중급 치료자를 위해 마련된다. 또한 지도감독은 학술 혹은 훈련 프로그램의 일환으로 진행되는 경우가 많다. 이런 경우에는 치료자가 수련 중이기 때문에 환자를 치료하는 것에 대한 법적·윤리적 책임을 지도감독자가 짊어지게 된다. 따라서 치료자는 지도감독 과정에서 논의된 치료 전략을 활용할 것을 요구받는다. 이렇게 지도감독 관계에 존재하는 불가피한 권위주의적 측면뿐만 아니라 치료자가 지도감독자의 평가와 추천서에 의존할 수밖에 없는 상황으로 인해, 지도감독 작업은 치료자의 초자아 투사(superego projections)로 인한 오염에 취약해진다(Doehrman, 1976). 지도감독자는 치료자가 이와 같은 복잡한 대인관계 영역을 잘 통과해 성공적 학습이라는 목표로 나아가는 데 도움을 줄 수 있도록 커다란 민감성을 가질 필요가 있다.

　자문은 일반적으로 숙련된 임상가가 유난히 골치 아픈 문제에 직면해 동료의 의견을 구할 때 이루어진다. 자문가는 한시적인 임상적 교착 상태를 처리할 수 있도록 도와달라는 요청을 받는다. 자문 관계에서는 동료 관계라는 특성에 의해 초자아 투사가 다소 덜 나타난다. 또한 자문가가 갖고 있는 전문 지식은 상당한 가치를 지니고 있지만, 자문가로부터 받은 조언을 반드시 이행해야 할 필요는 없다. 환자의 치료에 대한 궁극적 책임도 자문가가 아닌 치료자에게 있다.

　자문가와 치료자의 관계는 이러한 현실에 바탕을 두고 있지만, 그럼에도 대부분의 경우 자문을 구하는 치료자는 자문가로부터 비난이나 반감을 받게 되리라고 생각할 수도 있다. 치료자는 어려운 임상 상황을 자기 자신의 힘으로 다루지 못하고 있다는 점에 수치심을 느낄 때가 많으며, 자문가가 자신을 무능하다고 여길까 봐 두려워할 수도 있다. 색정 역전이와 관련된 상황일 경우, 치료자는 자문가를 지도감독자보다도 훨씬 더 거대한 초자아 대상으로 간주할 수도 있다. 제6장에서 언급하였듯이, 상사병의 초기 단계에 있는 일부 치료자는 자신의 윤리적 규범이 흔들리고 있다고 느낄 수도 있다. 자문가가 가혹한 양심처럼 반응할 것이라는 이들의 두려움은, 궁지에 몰린 자신의 초자아를 외부 요인을 통해 강화하고 싶다는 소망일 수도 있다. 사실 자문의 가치 중 하나는 방향을 잃은 치료자가 심리적 평정을 회복할 수 있도록 해 주는 것이다. 경계선 환자는 치료자로 하여금 자신의 판단에 의심을 품게 만든다. 아무런 관계도 없는 제3자는 치료자가 임상적 상황을 보다 명료하게 볼 수 있도록 돕는 필수적인 객관성을 가지고 있다.

　경계선 환자의 치료에서 매우 중요한 역할을 하는 지도감독과 자문의 공통점은 역전이를 다루기 위해 외부 자원을 활용한다는 데 있다. 좁은 역전이인지 혹은 넓은 역전이인지, 역전이의 정확한 구성을 파악하는 것은 꽤 복잡한 일이다. 그런 구성에 대한 이론적 이해가 깊은 숙련된 치료자조차도 자문의 도움을 받지 않는 한 항상 전문적 대응을 하기는 어렵다(Carsky, 1985-

1986). 교육의 필요성은 각자의 숙련 정도에 따라 달라지지만, 치료자는 경계선 환자가 불러일으킨 역전이를 이해하고 이에 대응해야 하는 시험대에 계속해서 올라야 한다. 초심 치료자는 교육을 통해서 지식을 활용하는 기술을 습득할 수 있다(Issacharoff, 1982). 이 책에서는 경계선 환자를 치료하는 모든 치료자가 갖추어야 할 가장 기본적인 지식이 바로 역전이를 활용하는 기술이라는 점을 강조하고자 한다.

요약

많은 초심 치료자는 자신이 느낀 강렬한 역전이 감정을 지도감독 세팅에서 말하지 않으려고 한다. 치료자와 환자가 치료 동맹을 맺는 것처럼 지도감독자와 지도감독을 받는 치료자는 초심 치료자도 역전이 반응을 자유롭게 표현할 수 있을 정도의 학습 동맹을 발달시켜야 한다. 가장 바람직한 지도감독은 역전이만 과도하게 분석하는 것과 치료의 인지적 측면만 과도하게 교육하는 것 사이에서 중심을 잡는 것이다. 지도감독 관계에서 일어나는 과정은 흔히 치료자와 환자 사이에서 발생한 일을 반영한다. 환자가 치료자에게 유발한 감정은 지도감독을 받는 치료자가 지도감독자에게 유발할 수도 있다. 치료자의 원시적인 날것의 정서가 대사되지 않으면, 지도감독자는 그 정서들을 변형할 수 있도록 돕는 그릇으로서 사용될 수도 있다. 자문은 일반적으로 빈도가 적은 편이며 보다 숙련된 임상가가 활용하지만, 지도감독에서 관찰되는 평행선을 이루는 과정이 자문 관계에도 동일하게 적용될 수 있다.

□ 참고문헌

Bollas C: Expressive uses of the countertransference: notes to the patient from oneself. Contemporary Psychoanalysis 19:1-34, 1983

Book HE: The resident's countertransference: approaching an avoided topic. Am J Psychother 41:555-562, 1987

Burke WF: Countertransference disclosure and the asymmetry/mutuality dilemma. Psychoanalytic Dialogues 2:241-271, 1992

Caligor L: Parallel and reciprocal processes in psychoanalytic supervision. Contemporary Psychoanalysis 17:1-27, 1981

Carsky M: The resolution in impasses in long-term intensive, inpatient psychotherapy. Int J Psychoanal 11:435-454, 1985-1986

Doehrman MJG: Parallel processes in supervision and in psychotherapy. Bull Menninger Clin 40:9-104, 1976

Ekstein R, Wallerstein RS: The Teaching and Learning Psychotherapy. New York, Basic Books, 1958

Fleming J, Benedek TF: Psychoanalytic Supervision: A Method of Clinical Teaching. New York, International Universities Press, 1983

Friedman HJ: Psychotherapy of borderline patients: the influence of theory on technique. Am J Psychiatry 1:1048-1052, 1975

Goin MK, Kline F: Countertransference: a neglected subject in clinical supervision. Am J Psychiatry 133(1):41-44, 1976

Hamburg P, Herzog D: Supervising the therapy of patients with eating disorders. AmJ Psychother 44:369-380, 1990

Hirsch I: Varying modes of analytic participation. J Am Acad Psychoanal 15:205-222, 1987

Hunt W: The use of countertransference in psychotherapy supervision. J Am Acad Psychoanal 9:361-373, 1981

Issacharoff A: Countertransference in supervision: therapeutic consequences for the supervisee. Contemporary Psychoanalysis 18:455-472, 1982

Kernberg OF: Borderline Conditions and Pathological Narcissism. New York, Jason Aronson, 1975

Ogden TH: The Primitive Edge of Experience. Northvale, NJ, Jason Aronson, 1989

Rinsley DB: Developmental Pathogenesis and Psychoanalytic Treatment of Borderline and Narcissistic Personalities. Northvale, NJ, Jason Aronson, 1989

Rosenfeld H: Impasse and Interpretation: Therapeutic and Anti-Therapeutic Factors in the Psychoanalytic Treatment of Psychotic, Borderline, and Neurotic Patients. London, Tavistock, 1987

Searles HF: The informational value of the supervisor's emotional experiences (1955), in Collected Papers on Schizophrenia and Related Subjects. New York, International Universities Press, 1965, pp 157-176

Searles HF: The "dedicated physician" in the field of psychotherapy and psychoanalysis (1967), in Countertransference and Related Subjects. Madison, CT, International Universities Press, 1979, pp 71-88

Tarachow S: An Introduction to Psychotherapy. New York, International Universities Press, 1963

Teitelbaum SH: Supertransference: the role of the supervisor's blind spots. Psychoanalytic Psychology 7:243-258, 1990

제10장

Management of Countertransference with Borderline Patients

역전이 다루기의 치료적 측면

이 책은 경계선 환자와의 치료에서 역전이를 다루는 것에 중점을 두고 있다. 성공적인 정신치료는 분명 역전이에 주의를 기울이는 것 이외의 많은 요소와도 연관되어 있다. 표현형-지지적 연속선상에서 표현형의 끝 쪽에 위치한 치료에서라면, 전이를 해석하고, 분열을 직면시키고, 왜곡을 명료화하는 것과 같은 기술이 매우 중요할 것이다. 치료자가 환자의 강점과 약점에 대한 신중한 정신역동적 평가를 바탕으로 보다 지지적인 전략을 택한다면, 격려, 조언, 칭찬, 재구조화, 교육, 자아 기능의 직간접적 강화, 제한 설정과 같은 기법을 활용할 가능성이 높다(Rockland, 1992).

이 책의 제1장에서 언급했듯이, 그럼에도 불구하고 역전이를 다루는 것은 치료의 나머지 부분을 위한 토대가 된다. 치료자가 제한 설정에 실패함으로써 환자의 분노에 대한 두려움에 반응하거나 적대감과 가학성이 담긴 해석을 전달함으로써 환자를 향한 자신의 분노에 대응한다면, 이는 효과적인 치료라고 할 수 없다. 치료자가 치료에 필요한 도구를 숙달했더라도, 그런 도구가 압도적 감정에 의해 오염되고 손상된 채로 사용되고 있기 때문이다.

더 근본적인 차원에서 보면, 다루어지지 않은 역전이는 환자와의 지속 가능한 치료 동맹 형성을 거의 불가능하게 만들어 버릴 수도 있다. 치료자가 자신에게 도움이 되며 공동의 목표를 향해 함께 나아가고 있다는 인식을 바탕으로 치료자와 협력할 수 있는 환자의 능력은 효과적인 정신치료에 필수적이다. 실제로 치료 동맹은 경계선 환자와의 정신치료에서 변화를 일으키는 주된 매개체 중 하나로서 인용되어 왔다(Gabbard et al., 1988; Horwitz, 1974; Meissner, 1988). 경계선 환자와의 치료에서는 치료자가 도움이 될 것이라는 인식이 취약한 데다가 이런 인식은 치료자의 모든 뉘앙스에 민감하게 반응하는 환자에 의해 쉽게 손상되기 때문에, 전이-역전이 상연들이 끊임없이 치료 동맹을 위협한다.

치료 동맹과 관련된 측면 이외에도, 역전이를 다루는 작업은 그 자체로 치료적일 수 있다. 다양한 표현형 및 지지적 개입들이 정신치료에서 중요한 역할을 한다고 언급하기는 했지만, 이전 장들에서 설명된 역전이를 다루는 다양한 방법들도 상당히 치료적일 수 있으며 긍정적인 변화를 불러일으키는 데 있어서 부분적으로라도 책임을 갖고 있을 수 있다. 그러나 역전이 다루기가 어떻게 치료적일 수 있는지를 고려하기에 앞서, 일반적으로 정신치료를 통해 변화가 일어나는 기제에 대해 현재 알려진 부분들을 검토하고자 한다.

정신치료를 통해 변화가 일어나는 기제

정신분석과 표현형 정신역동 정신치료는 치료적 변화를 일으키는 수단으로 해석을 활용하는 것에 크게 의존하고 있다. 이런 형태의 치료에서 치료적 관계가 그 자체로 해석과 동등한 중요성을 지니고 변화를 일으키는지의 여부는 그동안 상당한 논쟁의 대상이었다(Cooper, 1988, 1992; Gabbard, 1994; Hamilton, 1988; Meissner, 1991). 고전적인 정신분석에서는 치료적 작용이 정확한 전이 해석을 통한 정신내적 갈등의 해소에 달려 있다는 관점을 취했다

(Strachey, 1934). 치료자 혹은 분석가는 환자의 원본능(id)이 치료자나 분석가를 향해 갖고 있는 충동과 소망, 그리고 이 충동과 소망에 대항하는 환자의 방어를 해석한다. 훈습의 과정을 거치고 나면, 환자는 자신이 느낀 감정이 실제로는 유년기의 대상을 향한 것이었지만 치료자 혹은 분석가에게 전치되었다는 사실을 깨닫게 된다. 그리고 이와 같은 해석을 인지적으로 이해함으로써 초자아를 길들이고 자아를 확장해 나갈 수 있게 된다.

최근 몇 년간 치료적 작용에 대한 이해는 대상관계-대인관계의 정신분석 모형의 영향으로 인해, 분석가 혹은 치료자와의 새로운 관계가 중요하다는 방향으로 전환되었다. Loewald(1960/1980)는, 아이가 부모를 내재화하듯, 환자가 분석가의 측면을 내재화하는 재양육 과정을 정신분석 과정과 비교하면서 이러한 전환이 발생할 것을 예견했다. Ogden(1979, 1986, 1989)은 투사적 동일시 개념을 치료자나 분석가가 환자로부터 투사된 내용물을 변형한 후 그것을 (변형된 형태로) 환자에게 다시 돌려주는 것으로 개념화함으로써 그런 생각을 더욱 확장했다. 치료자나 분석가의 안아주기 기능, 그리고 환자에 의한 재내사는 치료자와 환자의 상호작용 방식을 변화시키는 결과를 가져오며, 이를 통해 치료자와 환자는 과거의 심리적 내용물을 새롭게 경험하는 방법을 만들어 낸다.

Pulver(1992)와 Cooper(1992)는 변화를 불러일으키는 데 있어서 통찰이 수행하는 역할과 새로운 관계가 수행하는 역할을 통합하고자 했다. Pulver는 해석을 통해 통찰을 얻는 것과 새로운 관계를 통해 자기의 변화를 꾀하는 것을 '양자택일' 문제로 양분하는 것은 인위적이라고 주장했다. 그는 "관계에 대한 이해는 관계 그 자체의 역동에 대한 통찰 없이는 유지될 수 없다"(p. 204)라고 강조했다. 그리고 이러한 관점에 기반해, 해석을 통해 통찰을 얻는 것과 새로운 관계를 통해 자기의 변화를 꾀하는 것 두 가지가 항상 협력적으로 이루어져야 한다고 말했다. Cooper는 새로운 대인관계가 그 자체로 통찰을 불러일으킨다고 강조했다. 그는 새로운 대인관계는 충분한 정서적·인지적 부조화를 만들어 내기 때문에, 이로 인한 내적 압박을 감당해 내려면 내적 자기표상과 대상표상 그리고 정서적 상호작용을 변형하는 형태로서의 통찰이 필요하다고 말했다. 또한 그는 해석의 내용은 치료자와 환자가 서로 관계를 맺는 방식보다는 덜 중요하다고 생각했다. Luborsky(1984)는 대다수의 정신치료에서 일어나는 변화는 어느 정도는 해석 기제들에서, 어느 정도는 관계의 직접적 영향에서 비롯한다고 주장했다.

지지적 정신치료에서는 확실히 변화의 기제가 비해석적 개입, 그리고 관계 그 자체에 달려 있다. 메닝거 재단의 정신치료 연구 프로젝트(Menninger Foundation Psychotherapy Research Project)에 기초한 Wallerstein(1986)의 연구는 장기 추적 조사에서 지속적 증상 호전을 이끌어 낸 지지적 정신치료의 변화 기제를 상세히 설명했다. 비록 메닝거 프로젝트가 시작된 시기에는 경계선 인격장애가 유행하는 진단이 아니었지만, 그 당시 환자 중 상당수는 현재 경계선 환자로 분류될 것이다. Wallestein의 연구에서 설명한 변화의 기제 중 하나는 분석되지 않은 긍정적이고 의존적인 전이를 통한 전이 치유(transference cure)였다. 또 다른 변화의 기제는 "치료적 무기수(therapeutic lifer)"(pp. 690-691)가 되고자 하는 환자의 욕구를 인정하는 것과 관련되어 있었다. 이 경우에는 환자가 치료를 완전히 종결할 수 없다는 점을 치료자가 인지했고, 한 달에 한 번이나 반년에 한 번 정도로 접촉을 유지하기로 했다. 이러한 환자는 치료자와의 접촉이 무기한 지속될 수도 있다는 점을 알고 있는 동안에는 높은 수준의 기능을 유지할 수 있었다.

Wallerstein(1986)은 자신이 "전이의 전환(transfer of the transference)"(p. 692)이라고 칭한 치유의 또 다른 지지적 기제에 대해서도 설명했다. 이와 관련된 사례에서는 치료자에 대한 긍정적 의존성이 다른 사람, 항상은 아니더라도 보통은 배우자에게 전환되었다. 어떤 환자는 치료자에게 반항함으로써 변하는 것처럼 보이기도 했는데, Wallerstein은 이를 "반(反)전이 치유(antitransference cure)"(p. 693)라고 칭했다. 메닝거 프로젝트의 다른 사례들에서는 치료자의 꾸준한 관심과 중립성에 의한 좁은 의미의 교정적 감정 경험(corrective emotional experience)이 환자의 전이 행동을 변화시킨 것처럼 보였다. 마지막으로, 직접적이고 비판단적인 조언도 일부 환자에게 변화를 일으키는 데 있어서 중요했다. Wallerstein은 이 과정을 "현실 검증 및 재교육"(p. 694)이라고 설명했다.

경계선 환자를 위한 정신역동 지향 지지적 치료에 대해 광범위하게 저술한 Rockland(1992)는 치료적 작용을 몇 가지 범주로 나누어 설명했는데, 그중 일부는 Wallerstein(1986)가 제시한 내용과 유사하다. Rockland는 이에 더해 환자의 자아 기능을 체계적으로 강화하면 장기간 지속되는 변화를 일으킬 수도 있다고 명시했다. 또한 치료 외부의 중요한 대상과 갖는 상호작용과 연관된 긍정적 피드백 순환에 대해서도 설명했다. 예를 들어, 치료자와 긍정적인 상호작용을 통해 덜 편집적이게 된 환자는 다른 사람들 역시 더 지지적이고 신뢰할 수 있는 방식으로 반응하기 시작한다는 사실을 깨닫게 될 것이다. 이러한 상호작용은 편집증이 더욱 줄어들게 하는 등 변화가 지속되게 해준다.

역전이와 관계 다루기

치료자가 환자에게 제공하는 새로운 관계가 지지적 정신치료와 표현형 정신치료가 갖는 치료적 효과의 핵심이라는 폭넓은 합의에 비추어 볼 때, 역전이를 다루는 것은 치료 관계가 환자에게 어떻게 제시될지를 결정하는 주요 요인이라는 점에서 특히 중요하다. 환자의 투사적 동일시에 대해 과거 대상의 현재 버전이 되어 주는 방식으로 '반응'하는 치료자는 단순히 환자의 내적 세계를 확인시켜 주고 새로운 경험의 기회를 차단해 버리게 된다. 반면, 안아주고, 담아내고, 환자에게 '대응'하는 치료자는 투사된 왜곡물을 세정하고 해독하며, (대상관계를 맺는 새로운 방식과 더불어) 재내사할 변형된 버전의 대상을 제시해 준다. 투사적-내사적 동일시에 뒤따르는 이러한 흐름이 바로 정신치료 과정의 본질이다(Scharff, 1992). 어머니가 영아의 투사적 동일시를 담아냄으로써 영아의 선인지(preconception)를 변형하는 것처럼, 치료자는 담아내기를 통해 환자의 내적 세계를 변화시킨다. 정신적 표상은 언제나 본래의 내적 대상과 어느 정도 연관성을 유지하고 있지만, 담아내기는 과거 대상으로부터 자율성을 증대할 수 있게 해 준다(Ogden, 1986).

이 책의 이전 장들에서 강조했듯이, 환자의 투사를 성공적으로 다루려면 치료자는 파괴적 행동화를 하게 될 만큼 그 투사에 장악당하지는 않으면서도 투사의 온전한 힘을 경험할 수 있어야 한다. Carpy(1989)는 환자가 투사한 내용물에 대한 치료자의 부분적 상연이 환자가 의식적으로든 무의식적으로든 스스로 감내할 수 없어서 부정하고 투사해야만 했던 것을 관찰하도록 돕는다고 강조했다. 치료자는 역전이를 '견뎌 줌'으로써 환자의 정신내적 변화를 촉진한다. 그때 환자는 스스로 견딜 수 없었던 정서적 상태를 치료자가 참아 내는 모습을 목격하게 된다. 그런 경험은 기존의 감정을 덜 견딜 수 없는 것으로 만들어 주며, 이전까지 견딜 수 없었던 것들을 참아 내는 치료자의 능력과 '더불어' 투사했던 내용물을 재내사할 수 있는 길을 열어 준다.

치료자가 수행하는 안아주기에서 중요한 요소는 해석의 연기에 있다. 투사적 동일시는 자기의 받아들일 수 없는 특정 측면에 대한 소유권을 부정하기 위한 것이다. 만일 투사된 내용물을 치료자가 너무 이른 시점에 환자에게 강제로 돌려주려 한다면, 환자는 그 내용물에 대한 소유권을 인정하지 못할 것이다. 반면, 투사된 내용물을 담아내고 역전이를 견딜 수 있는 치료자는 환자로 하여금 치료자 안에 존재하는 자신의 일부를 인식해 나갈 수 있는 기회를 제공한다. Carpy(1989)는 다음과 같은 의견을 밝혔다. "분석가가 역전이를 견디는 과정은 '분석가 자신의' 머릿속에서 연결을 만드는 작업을 포함하며, 이는 곧 환자도 분석가와 마찬가지로 머릿속에서 연결을 만들 수 있게 해 준다."(p. 293) 해석이 의미를 가질 수 있으려면, 환자가 치료자 속에서 자기 자신의 일부를 인식한 '이후에' 이루어져야 한다. Belchner(1992)는 투사물을 대사하고 처리하는 과정이 치료자의 일방적 작업이 아닌, 환자와의 협력을 통해 이루어진다고 강조했다. 환자가 가진 인식을 일종의 투사로서 너무 이르게 해석해 버리면, 환자의 방어적 태도를 악화시키고 투사물을 처리해 보려는 환자의 시도를 마비시키는 결과만 낳을 것이다.

이와 같은 논의에는 환자가 스스로 부정했던 자기의 측면을 되찾기 위해 치료자를 이용한다는 생각이 내포되어 있다(Bollas, 1989; Scharff, 1992). 특히 경계선 환자는 치료자에게 다른 누군가로 변할 것을 강요하려 한다. 치료가 효과적으로 이루어지려면 치료자는 환자와 타협해야 한다. 즉, 치료자는 환자의 마음속에서 과거의 대상관계가 재활성화될 수 있을 만큼 환자에 의해 치료자 자신이 충분히 변형될 수 있도록 허용해야 하며, 그러면서도 새로운 관계가 제시될 수 있도록 자기 자신을 충분히 유지해야만 한다. 이런 식으로 일어나는 전이-역전이 상연은 대체로 환자의 무의식에 존재했을 대상관계를 재창조한다. 치료자는 재창조되고 있는 것이 무엇인지 살펴봄으로써, 상당히 정서적이고 무의식적인 경험을 분석과 이해가 가능한 관념적이고 의식적인 표상으로 바꾸는 환자의 작업을 돕는다(Bollas, 1989). 이렇게 치료자는 역전이를 적절히 다루면서 환자를 발견의 여정으로 인도한다. Bollas(1989)는 이와 관련해 다음과 같이 덧붙였다. "우리 자신을 표현 속으로 놓아주기 위해 우리는 대상을 필요로 한다."(p. 48)

치료자가 오래 견뎌 내는 것은 환자의 자기발견 과정에서 무엇보다 중요하다. 환자의 전이가 가진 완전히 파괴적인 힘에도 불구하고, 치료자는 파괴할 수 없는 상태로 남는다. 치료자의 자아 경계가 쉽게 부식되지 않는다는 점을 환자가 발견하면, 결과적으로 환자의 자아 경계도 강화된다. 마찬가지로 환자는 자신도 좌절을 견딜 수 있으며 불쾌한 감정을 투사하지 않고 담아 낼 수 있다는 점을 알게 된다(Epstein, 1979).

치료적 환멸

Winnicott(1953)은 어머니와 아기의 관계에 대해 말하면서 "생애 초기에 은밀한 방식으로 아기를 우려하게 만드는 이 문제는, 어머니에게 주어진 주요 과제가 (환상을 가질 기회를 제공해 준 다음) 환멸을 불러일으키는 것이라는 사실을 알게 되면서 점점 더 명백한 문제가 되어 간다."(p. 85)라고 언급했다. 이 역설적 설명은 정신치료에 동일하게 적용된다. 즉, 치료자가 환자에게 제공하는 환상의 기회는 궁극적으로 환자를 실망시킬 뿐이다. 떠오르는 희망은 좌절될 수밖에 없다. 분석적 공간이 만들어지면, 환자는 유년기 동안 갈망했지만 손에 넣을 수는 없었던 만족을 얻게 되리라는 희망과 함께 과거의 대상관계를 재창조해 보도록 초대받는다. 그러면 치료자는 환자의 애도 과정이 시작되게 만들기 위해서 그런 유아기적 욕망을 만족시켜 주기보다 좌절시켜야 한다. 과거의 대상은 오로지 애도 과정을 통해서만 포기될 수 있다.

이 책 전반에 수록된 많은 삽화들을 통해 보여 주었듯이, 경계선 환자와의 치료에는 전문적인 치료 관계 속에서 결코 충족될 수 없는 환자의 갈망을 만족시켜 주고 싶은 끊임없는 유혹이 존재한다. 하지만 환자의 소망을 마음껏 충족시켜 주는 것은 실패할 수밖에 없을 뿐만 아니라 유아기적 기대를 강화함으로써 퇴행을 유발할 수밖에 없는 전략이며, 이는 결국 환자의 분노를 심화시키는 결과만 낳을 것이다.

환자를 구원하고 싶다는 역전이 소망, 그리고 환자의 요구가 불러일으킨 죄책감과 분노를 활용할 수 있을 때, 치료자는 애도 과정을 통해 환자에게 자아를 강화하고 성장할 수 있는 기회를 제공할 수 있다. 확실한 경계와 합리적인 제한은 결국 환자의 유아기적 요구를 줄어들게 만들 것이다. 치료자가 이상화되고 완벽한 부모가 되기를 거부하면, 환자는 궁극적으로 본인이 자기 자신의 어머니가 되어야 하며, 어머니와 융합되고 충족되고 싶은 소망은 자기 내면에 간직해야 한다는 점을 배우게 될 것이다.

치료자를 모든 것을 충족시켜 주는 부모로 바꿔 놓으려는 환자의 노력을 치료자가 계속 저지한다는 것은 역전이 다루기가 지닌 가장 치료적 측면 중 하나이다. 다음 삽화에서 환자는 이전 치료자를 들먹이면서 치료자로 하여금 완전히 만족스러운 부모의 역할을 맡게 하려고 했다.

　2개월째 여성 치료자 B로부터 정신치료를 받고 있던 여성 환자 Y는 이전 치료자의 치료실에서 가위로 자신의 몸을 찔렀던 일에 대해 매우 상세히 설명했다. 그 끔찍한 이야기를 마친 환자는 치료 횟수를 현재 주 3회에서 주 4회로 늘릴 수 있느냐고 치료자에게 물었다. 그러면서 이전 치료자는 그런 요청을 받아 주었었고, 횟수를 늘린 것이 치료에 상당한 도움이 되었다고 설명했다.

치료자 B: Y 씨는 이전 치료자와 일주일에 4회씩 치료를 진행하셨고, 여러모로 효과도 보셨지만, 어떤 부분에서는 효과가 없었던 것 같아요. 어떻게 보면 Y 씨는 제가 이전 치료자와 똑같은 사람이 되기를 바라고 계신 것도 같고, 또 어떻게 보면 제가 진짜 그렇게 될까 봐 두려워하시는 것 같기도 합니다.

환자 Y: 그럴 리가요. 그런 건 두렵지 않아요. 전 선생님이 제 이전 치료자 같은 분이시길 바라고 있는걸요. 사실 그분께 제가 요즘 어떻게 지내고 있는지 알려드리려고 긴 편지도 썼어요.

　그런 다음 환자 Y는 이전 치료자에게 쓴 장문의 편지를 읽기 시작했다. 그 편지에는 특별해지고 싶다는 환자의 소망이 담겨 있었다. 치료자 B가 매력적이고 친절한 사람이기는 하지만 큰 도움은 되지 않는다는 내용도 적혀 있었다. 또한 환자는 치료자 B와의 치료가 마무리되면 나중에 다시 선생님한테 치료를 받을 수 있겠냐고 묻기도 했다.
　치료자 B는 자신과 이전 치료자를 끊임없이 비교하는 Y의 행동에 점점 짜증이 났다. 그냥 치료 횟수를 주당 4회로 늘리자는 환자의 요구를 받아주고 그 소망을 충족시켜 주면 환자가 이렇게 끈질기게 비교하는 것을 그만두지 않을까 하는 생각도 스쳤다. 그러나 그런 감정을 담아 두고 계속 환자의 말을 들어보기로 했다. 편지를 다 읽은 환자는 특별해지고 싶은 자신의 욕망에 대해 더욱 자세히 이야기했다. 이윽고 회기가 끝났고 그때까지도 치료 횟수를 늘려 달라는 요구를 치료자가 들어주지 않자, 환자는 치료자에게 불만을 터뜨린 다음 문을 세게 쾅 닫으면서 치료실을 나섰다.

다음 회기가 시작되었을 때, 치료자는 약 한 달 후에 일주일간 휴가를 떠날 예정이라고 환자에게 알려 주었다.

환자 Y: 네, 말씀해 주셔서 감사해요. 정말 아무도 저를 이해해 주지 않는 것 같아요. 평생 누군가로부터 이해받게 될 가망도 없으니 그냥 죽는 게 낫겠어요.

치료자는 환자가 계속해서 자살 소망에만 빠져 있는 모습에 점점 화가 났다. 치료자는 환자의 자살 사고를 어떻게 다룰 수 있을지에 대해 함께 이야기해 보려고 상당한 노력을 기울였지만, 환자는 그런 치료자의 노력을 대수롭지 않게 좌절시키고 더욱 퉁명한 태도만 취했다. 결국 치료자는 자신이 어떤 행동을 하건, 어떤 말을 하건, 환자가 도움이 된다고 여기는 일은 없을 것이라 생각했고, 이 점에 주목했다. 환자는 회기 종료를 몇 분 남겨 둔 시점에 치료 횟수를 4회로 늘렸으면 좋겠다는 소망을 다시 끄집어냈다. 치료자가 이번에도 환자의 그런 요청을 더 깊게 살펴보자는 제안만 건네자, 환자는 화를 내며 치료실에서 뛰쳐나갔다.

다음 회기가 되자, 환자는 자신이 무언가 필요하다고 해도 아무도 들어주지 않는 것 같다며 말문을 열었다. 지난번에 치료실을 박차고 나간 것도, 치료자가 자신의 이야기를 들어주지 않아서였다고 했다.

치료자 B: 제가 생각하기에 지금은 Y 씨가 행동이 아닌 말로 표현할 수 있는지가 중요한 것 같습니다. 제가 Y 씨가 원하는 것을 즉각적으로 들어주지 않으면, Y 씨는 그에 따라 강렬하게 올라오는 감정을 다루기 위해서 행동을 사용하고 계세요. 저는 Y 씨가 치료실을 나가 버리는 대신, 어떤 감정을 느끼고 계시는지 말씀해 주시면 좋겠습니다.

환자 Y: 너무 무력한 기분이에요. 아무도 제 말을 들어주지 않아요. 아무도 저를 신경 쓰지 않고요. 어쩌면 다음 회기에는 못 올지도 모르겠어요.

치료자는 환자가 불안과 무력감으로 인해 자살 시도를 하게 되는 것은 아닐지 불안해지기 시작했다. 회기를 늘려 달라는 소망을 충족해 줌으로써 완벽한 치료자가 되어 달라는 환자의 압박에 굴복해야만 할 것 같은 느낌도 또다시 찾아왔다. 그러나 감정에 따라 행동하는 대신, 그 감정을 담아내기로 했다.

치료자 B: 저는 Y 씨가 지금 힘든 시간을 보내고 있을지라도, 다시 돌아오실 거라고 믿어요. 어떤 상태인지 말씀해 주셔서 감사해요. 저는 다음 주 화요일에도 여기에 있을 겁니다.

환자는 다음 주 화요일, 예정된 회기 시간에 치료자를 찾아왔다.

환자 Y: 지난주에 이전 치료 선생님께 전화했었어요. 그랬더니 치료 횟수를 늘리는 문제를 두고 선생님과 이렇게 싸우는 건 그만두라고 하시더라고요. 이것 때문에 선생님과의 치료 시간을 최대한 활용하지 못하고 있는 거라고 하시면서요. 저는 더 나아지기는커녕, 더 나빠지고 있네요.

치료자 B: 이전 선생님께서 하신 말씀에 저도 동의합니다. 회기를 주당 4회로 늘리는 문제에 대해 너무 많은 이야기를 하다 보면, Y 씨의 감정에 대한 이야기는 할 수가 없어지니까요. 치료의 목적은 사실 Y 씨가 완벽한 기분을 느끼도록 하는 데 있지 않아요. 그랬다가는 분명 실망하실 테니까요. 게다가 제가 완벽한 치료자가 될 수도 없습니다. Y 씨가 저에게서 완벽한 치료자의 모습을 기대하고 계신다면, 아마도 늘 실망하실 수밖에 없을 겁니다.

환자는 치료자가 한 말들의 중요성을 머리로는 이해한 것처럼 보였지만, 점점 더 불안해했다. 그러면서 자신이 완벽한 아이가 되기를 바랐던 부모에 대해서, 그런 부모의 기대에 늘 미치지 못했던 자신에 대해서 이야기했다. 환자는 선을 긋는 치료자의 행동에 화가 나기는 했지만, 회기가 끝날 때까지 치료실을 나가지 않았다.

한계를 시험해 보는 경계선 환자의 성향은 치료자의 지속적 주의를 필요로 한다. 치료 시작 전 초기 면담 시간에 치료 계약에 대한 합의를 명확히 이해한 경우에도, 경계선 환자는 정신치료 과정 전반에 걸쳐 그 계약의 한계를 시험해 볼 가능성이 높다. 치료자 B가 환자 Y에 대한 역전이를 다루고 특히 완벽하고 만족스러운 치료자가 되고자 하는 유혹에 저항할 수 있었던 능력은 분명히 환자 Y에게 최선의 이익을 가져다주었다. 경계선 환자의 치료자가 환자가 '원하는' 것이 아닌 환자에게 '필요한' 것을 제공해 준다면, 궁극적으로 더 커다란 변화를 촉진하게 될 것이다.

치유에 대한 소망

경계선 환자와의 역전이를 다루는 것에 관한 논의에서는 치료자가 해야 할 것을 논하는 것만큼이나 치료자가 하지 '말아야' 할 것을 논하는 것도 중요하다. 이와 관련해 성공적인 치료의 가장 핵심적인 열쇠 중 하나는 과도한 치료적 열정을 피하는 것이다. 역설적이게도, 환자를 변화시키고자 하는 소망이 누구보다 큰 치료자일수록 환자를 변화시킬 가능성은 가장 적다. 자기 자신을 변화시키고자 하는 진심 어린 소망을 품고 치료자에게 도움을 청하는 경계선 환자는 거의 없다. 대부분의 경계선 환자는 의식적으로든 무의식적으로든 자신의 소망을 충족하기 위해 다른 사람을 변화시키는 데 몰두한다.

경계선 환자에게 변화가 필요하다는 점을 계속해서 전달하려 하는 치료자는 위협적이거나 비공감적인 사람으로 인식될 가능성이 크다. 환자는 자신의 '있는 그대로의 모습'을 치료자가 받아들이지 못한다고 느끼기 쉽다. 환자를 치유하고 싶다는 치료자의 소망은, 어느 정도는, 흔히 환자의 내적 경험을 고려하지 않은 채 변화를 요구했던 환자의 부모처럼 되어 버리는 투사적 동일시 과정에 의해 결정되는 경우가 많다. 더욱이 환자는 치료 중 증상의 호전을 버림받게 될지도 모른다는 위협으로 해석할 수도 있다(Masterson, 1976). 환자의 관점에서는 준영구적인(quasi-permanent) 관계 속에서 신뢰할 수 있는 안전한 사람에게 갖는 애착이 임상적 호전보다 훨씬 더 중요할 수 있다.

Garcia-Badaracco(1992)는 경계선 환자를 비롯해 치료가 어려운 다른 환자들에 관한 글에서 그들을 "변하지 않기 분야의 전문가"(p. 210)라고 불렀다. 이러한 환자는 내적 대상관계의 병리적 세계에 갇혀 버렸다고 느끼는 경우가 많다. 얼마나 비참한 심정을 느끼고 있든지 간에, 이들에게는 알지 못하는 악마보다는 이미 알고 있는 악마가 낫다. 문제가 많은 내적 대상들과의 결합에 방해를 받으면, 이들은 버려짐과 단절의 가능성 및 이와 관련된 무의미에 직면하게 된다(Gabbard, 1989).

그러므로 치료적 변화를 촉진하기 위해 경계선 환자와의 정신치료에서 치료자가 택할 수 있는 최선의 전략은 환자에게 치어리더처럼 "괜찮아요, 당신은 할 수 있어요. 당신이 할 수 있다는 거 제가 알아요."라고 말하기보다는, 환자를 이해하고 공감하기 위해 노력하는 것이다. 이와 유사한 측면에서, 치료자가 경계선 환자에게 증상이 얼마나 많이 호전되었는지에 대해 피드백을 제공하는 것은 불장난을 하는 것과도 같다. 많은 경계선 환자가 이와 같은 긍정적 강화의 시도를 치료가 머지않아 언제라도 끝날 수 있다는 암시로 받아들인다. 이런 형태의 소통이 이루어지면, 환자가 자신은 아직 치료를 종결할 준비가 되어 있지 않다는 점을 입증하기 위해 행동화를 하는 심각한 소용돌이에 빠지게 될 수도 있다. 다음의 임상 사례는 이와 같은 패턴을 분명히 보여 주고 있다.

남성 환자 F는 만성적이고 고질적인 문제로 보이는 우울증과 자살 충동으로 입원을 했다. 어느 날 환자는 정신치료를 받기 위해 여성 치료자 S를 찾아갔고, 자신의 상태가 나아지고 있다고 말한 병원 주치의에 대해 격한 분노를 표현했다. 환자는 자신은 조금도 나아지지 않았다고 단호하게 주장했다.

치료자 S: 혹시 주치의 선생님에 대한 불만을 말씀하시면서 저와의 관계에 대해서도 뭔가 말씀하고 싶으신 건 아닌지 궁금하네요.

환자 F: 그럴 수도 있겠네요. 선생님은 어떻게 생각하세요?

치료자 S: 음, 제가 예전에 휴가를 갔을 때 초반 며칠 동안은 기분이 꽤 괜찮았다가 제가 돌아올 무렵에는 기분이 무척 안 좋아졌었다고 말씀하셨던 게 생각납니다. 제 생각에는, 제가 곧 휴가를 떠나는 상황에 대해 F 씨가 걱정하고 계신 건 아닌가 싶어요. 제가 휴가를 다녀올 동안 잘 지낼 수 있으시겠어요?

환자 F: 글쎄요, 제가 어떤 식으로든 나아지는 것 같으면 사람들은 제가 더 이상 치료를 받을 필요가 없다고 생각하는 것 같아요. 선생님은 휴가를 가도 될 것 같다고, 이제 저에 대해 걱정할 필요가 없겠다고 생각하시는 것 같고요.

치료자 S: 무슨 말씀을 하시는 건지는 알겠어요. 하지만 나아진다는 것이 버려진다는 것을 의미하지는 않아요. 나아진다는 것은 다른 사람과 무언가를 주고받을 수 있는 능력을 얻게 되는 것과 같죠. 그렇지만 다른 사람에게 무언가를 준다는 행위가 F 씨에게는 위험하고 곤란한 일로 느껴지는 것 같습니다.

환자 F: 왜 그렇게 생각하시는 거죠?

치료자는 자신의 말이 환자의 감정을 상하게 했다는 것을 감지할 수 있었다. 그리고 환자에게 더욱 공감적 태도를 보이지 못했다는 사실 때

문에 마음이 불편했다. 회기가 끝나갈 무렵이 되자, 치료자는 환자의 상
태가 호전되는 것과 관련된 이야기를 다시 꺼내 보았다.

치료자 S: 저는 F 씨의 주치의 선생님께서 말씀하신 것처럼, F 씨의 상태
　　　가 점점 나아지고 있다고 생각합니다. 하지만 그와 동시에, F 씨
　　　가 강력하고 고통스러운 감정을 느끼고 있다는 것도 알겠어요. 두
　　　가지 다 가능한 일이니까요. F 씨는 오늘 회기를 시작했던 순간과
　　　비교해 보아도 지금 더 괜찮아 보이시는 것 같아요.

　치료자는 이런 말을 입 밖으로 꺼내자마자, 다시 한번 환자의 내적 상
태에 '귀 기울이지' 못했다는 사실을 깨달았다. 환자는 낙담한 것처럼 보
였고, 회기가 끝나기 직전에는 다음과 같이 말했다.

환자 F: 기분이 더러워요. 오늘 해야 했던 일도, 팀 회의도 못 할 것 같아
　　　요. 그냥 침대에 누워 있어야겠어요.

　다음 회기에 모습을 드러낸 환자는 마치 울다가 온 것처럼 눈이 벌겋
게 부어 있었다.

환자 F: 정신병자가 되고 있는 것 같아요. 바깥세상의 모든 것이 끔찍해
　　　보여요. 병원을 떠나는 게 무서워요. 선생님은 저를 믿지 않으시
　　　고, 주치의 선생님도 저를 믿지 않으세요. 저는 그냥 변할 수 없
　　　는 사람이에요. 계속 이렇게 살아야 하는 거라면 도대체 왜 살아
　　　야 하는 건지, 그 이유를 모르겠어요.

　환자는 계속 자기 자신은 물론이고, 여러 치료자들에게서 받았던 치
료까지 전부 평가절하했다.

치료자 S: 어쩐지 벌받는 기분이 드는데, 그 이유를 모르겠네요. F 씨가

저에게 뭔가를 말하고 싶어 하시는 것 같은데, 그게 뭔지 알 수가 없는 것 같아요.

환자 F: 저는 제 상태가 심각하고 만성적이라는 사실을 깨닫고 있어요. 그냥 제 과거에 있었던 몇몇 트라우마를 떠올려 낸 다음에 그것들을 없던 일로 만들어 버릴 수 있었으면 좋겠어요. 하지만 지금 이 모든 것의 원인이 되었을 만한 일을 하나도 기억해 낼 수가 없으니 무력한 기분이 들어요. 알코올 중독자가 된다고 해서 도움이 되는 것도 없고요. 알코올 중독 상담 선생님은 계속 제가 한 걸음 나아가야 한다고 말하세요.

환자의 무력감은 그의 예후에 대해 절망적인 감정을 느끼고 있던 치료자를 에워싸기 시작했다. 치료자는 자신이 환자에게 어느 정도 희망을 심어 주는 것이 중요하다고 생각했다.

치료자 S: F 씨의 알코올 중독 상담 선생님께서 하신 말씀에 저도 동의합니다. 그리고 F 씨가 이 정신치료에서도 한 걸음 나아가야 한다고 생각합니다.

환자 F: 한 발 나아가야 한다는 그 생각이 역겨워요. '한번 알코올 중독자는, 영원한 알코올 중독자다.'라는 생각도 싫고요. 제가 가진 문제는 특수하고 특이해요. 전 정말 정신병자인 것 같아요.

치료자 S: 저는 그렇게 생각하지 않습니다. 저는 그저 F 씨가 가진 감정들이 종종 부글부글 끓어 넘치는 거라고 생각해요.

환자 F: 선생님은 모르세요! 제 마음속에서 어떤 일이 벌어지고 있는지 하나도 모르신다고요!

다음 회기가 시작되자, 환자는 수동적인 방식으로 죽고 싶다고 말했다. 굶어 죽으면 신이 자신을 천국으로 보내 줄지도 모른다는 말이었다. 그러나 자살이라는 능동적인 방식으로 죽게 되면, 신이 자신을 지옥으로 보내 버릴지도 모른다고 생각하고 있었다. 치료자는 환자가 끊임없이 자살과 죽음에 집중하고 있는 상황에 숨이 막힐 것 같은 답답함을 느꼈다. 그런 것 이외에 다른 것에 대해 말하는 것은 좀처럼 불가능해 보였다.

치료자 S: 천국으로 갈 수 있는 유일한 방법은 자멸이라고, 하지만 자살은 아니라고 말씀하시는 것 같네요.
환자 F: 네, 물론 그렇죠. 저는 계속 이런 식으로는 못 살아요.

그 후로 대화가 더 지속되는 동안, 환자는 치료를 해 봤자 효과가 없으리라는 확신이 들었다고 말했다. 그리고 치료자는 이렇게 치료를 무산시키려는 환자의 결단으로 인해, 자신이 환자에게 희망과 낙관을 심어주려 하는 치어리더의 역할을 떠맡게 되었다는 사실을 깨달았다. 이에 치료자는 치어리더 역할을 계속하는 대신, 환자에게 그동안 있었던 일에 대해 말하기로 했다.

치료자 S: F 씨가 이 치료는 효과가 없을 거라고 굳게 믿으시는 한, 저는 저희 두 사람에게는 충분한 희망을 주고 F 씨에게는 낙관을 품을 수 있을 만한 이유를 주려고 애쓰는 입장에 머무르게 될 것 같아요.

환자 F의 사례는 특정 경계선 환자가 자신의 상태가 호전되었음을 암시하는 정신치료자나 다른 치료진의 모든 노력을, 비록 무의식적으로이긴 해도, 적극적으로 망쳐 버리는 과정을 보여 준다. 환자가 모든 치료자를 좌절시키려는 태도를 취하면 치료자는 환자를 격려하는 반응을 보이게 되는데, 환자는 그런 반응이 비공감적이라고 생각한다. 치료자 S는 환자 F의 내적 경험을 인정해 주기보다는, 환자가 정말 미친 것은 아니며 '한 걸음' 내디딜 필요가 있을 뿐이라고 안심시켰다. 이렇듯 많은 경계선 환자가 완전한 무력감을 내세움으로써 치료자가 희망과 격려를 불어넣으려는 반응을 하게끔 만든다. 그런 다음에는 치료자가 갖고 있는 예후에 대한 낙관을 무너뜨리고 망쳐 버리는 것에서 은밀한 기쁨을 얻는다(Gabbard, 1989). 이들 중 상당수는 자신이 원하지 않는 것을 하도록 만들었던 부모에게 복수할 기회를 무의식적으로 노리고 있다. 다시 한번 말하지만, '치어리더'가 되고 싶어지는 역전이에 주의를 기울이면, 이 순환적인 패턴이 끊임없이 반복되지 않도록 막을 수 있다.

종결

장기간 지속된 정신치료를 종결할 때 마주하게 될 어려움을 고려 중인 정신치료자는 경계선 환자가 언제든지 중요한 사람들로부터 버림을 받을 수 있다는 두려움을 가진 채 살아가고 있음을 명심해야 한다(Rinsley, 1989). 경계선 환자에게는 치료자와의 연결성 유지가 임상적 호전보다 훨씬 더 중요할 때가 많다. 이들은 치료자가 자신에게 싫증을 느낀다는 사실을 보여 줄 만한 모든 단서에 각별한 주의를 기울이면서 치료자의 비언어적 소통을 주시할 수도 있다. 사실, 경계선 환자는 상당한 짜증을 불러일으킬 수 있기 때문에 치료자는 긴 치료 과정 중에 환자로부터 벗어날 수 있기를 수차례 의식적으로 바랄 수도 있다. 이처럼 역전이, 치료자의 분노, 그리고 환자가 가진 거절에 대한 민감성의 결합은 일촉즉발의 상황을 조성한다.

이와 같은 역동을 고려할 때 (모든 상황에 적용할 수 있는 것은 아니지만) 활용할 수 있는 유용한 경험 법칙은 치료적 양자 관계에서 종결에 관한 주제를 먼저 꺼내는 사람이 환자가 되도록 하는 것이다. 종결이 다가오는 시점에 역전이를 잘못 다루게 되면, 치료자-환자의 유대가 조기에 무너지는 바람에 치료에서 얻은 심리적 이득이 위태로운 상황에 처하게 되거나, 장기적인 영아화(prolonged infantilization)로 인해 자율성을 향한 환자의 증대되는 욕구를 치료자가 알아차리지 못하게 될 것이다. 환자가 속도를 정할 수 있게 해 주면 이런 식의 극단적 상황을 막는 데 도움이 될 수도 있다. 자기만의 속도를 정할 수 있게 되면 어떤 환자는 자신을 치료자로부터 '끊어 낼' 수 있도록 치료 횟수를 상당 기간에 걸쳐 점진적으로 줄여 감으로써 종결기를 길게 갖고 싶어 할 것이다.

치료자와 환자가 종결 시점에 대해 동의했다고 할지라도, 상황이 순조롭게 진행되지는 않을 것임을 누구나 예측할 수 있다. 많은 환자가 치료를 갑작스럽게 중단한다. Waldinger와 Gunderson(1987)이 숙련된 치료자들의 치료 완결 사례들을 살펴본 연구에 따르면, 치료자의 관점에서 치료가 성공적으로 완결된 사례는 연구 대상의 약 3분의 1에 불과했다. 많은 경계선 환자가 치료자를 상실하는 것과 관련된 슬픔 그리고 혼자가 되는 것과 관련된 불안을 피하기 위해 치료 종결 과정을 '망쳐 버린다.' 이때 치료자는 아직 끝나지 않은 작업이 남아 있는 것 같다는 불만족스러운 감각을 갖게 될 수 있다. 환자는 치료자에게 갑작스러운 중단을 더 처리해 볼 기회를 주지 않음으로써 치료자가 환자에 대해 계속 생각하게 만드는 대사되지 않은 투사물을 남겨 둘 수 있다(Gabbard, 1982). 이러한 상황에 놓인 치료자는 환자에게 사로잡혀 버리고, 무엇이 잘못된 것인지 곱씹어 보게 된다. 이렇게 대사되지 않은 투사물이 치료자를 계속 괴롭힌다면, 우리는 이를 치료자와의 연결성을 유지하고 그로써 치료 종결을 부인하고자 하는 환자의 무의식적 시도로 이해할 수 있다.

어떤 환자는 치료자와의 약속을 '망각'하기 시작할 것이다. 이들은 치료 회기에 나타나서는, 치료 중단에 대해 느끼는 수많은 감정을 부인하기도 할 것이다. 대상항상성을 충분히 발달시키지 못한 많은 경계선 환자는 타인과 분리되었을 때 마음속에서 그 사람의 이미지를 유지하는 것에 어려움을 겪는다. 따라서 이들은 "눈에서 멀어지면 마음에서도 멀어진다."라는 말처럼, 치료실에 치료자와 함께 있지 않는다면 치료자가 자신을 잊어버릴 것 같다는 두려움을 느낄 수 있다. 이들은 치료 시간을 '망각'함으로써, 수동적으로 경험했던 트라우마를 역할의 전복을 통해 적극적으로 통제한다. 다시 말해, 치료자가 아닌 바로 '자신'이 망각을 행할 수 있는 사람이라며 무의식적으로 자기 자신을 안심시킬 수 있는 것이다. 그렇게 하여 망각됨에 대한 두려움은 환자가 약속 시간을 기억하지 못하는 것 같다는 염려를 표현하는 치료자에게 투사된다. 이와 같은 맥락에서 환자는 치료 종결 가능성과 관련된 모든 감정적 어려움을 부인할 수도 있고, 환자의 불규칙한 치료 참여로 인해 점점 괴로워지는 치료자에게 자신의 모든 불안을 투사할 수도 있다.

치료자와의 치료 종결 과정에 진지하게 임하는 환자는 삶에서 어떤 열정을 잃어버렸다고 불평하는 경우가 많다. 정신치료가 잘 이루어졌고 결코 이루어질 수 없는 꿈을 상실한 것에 대해 애도하는 과정을 거쳤다면, 환자는 조증성 흥분으로 가득 찬 유아기적 요구를 비롯해, 자신의 모든 고통과 불안을 없애 줄 전능한 부모와 융합되고 싶다는 환상을 단념했을 것이다. 현실에서의 보상은 환자가 치료를 시작할 때 갖고 있었던 환상적 기대에 비해 초라해 보일 수도 있다.

마지막으로, 어떤 부류의 환자는 치료자를 상실할 수도 있다는 가능성을 너무도 재앙적인 것으로 여긴 나머지, 치료 종결은 경솔한 결정임을 치료자에게 납득시키고자 더 많은 행동화를 하게 될 것이다. 경계선 환자를 치료하고자 하는 치료자라면, 어떤 환자는 무기수일 수 있다는 사실을 그저 받아들여야 한다. 이와 관련해 많은 환자가 치료자와 가끔씩 연락할 수 있다는 기대를 품을 수 있는 한 실제로 상당히 잘 기능한다고 분명하게 명시한 Wallerstein(1986)의 연구는 든든한 격려가 된다. 역전이를 다루는 것과 관련된 마지막 한 가지 측면은 어떤 환자는 치료자의 삶 속에 영구히 자리 잡게 될 수도 있다는 사실을 담담히 받아들이는 것이다.

요약

경계선 환자와의 역전이를 다루는 것은 그 자체로 치료적 효과를 갖고 있다. 이는 대인관계를 맺는 새로운 방식을 환자가 내재화할 수 있게 해 주는 안아주기 환경을 조성한다. 최적의 담아내기는 환자가 치료자 안에 존재하는 자기 자신의 측면을 인식할 수 있는 기회를 제공하며, 환자가 해석을 견딜 수 있게 되었을 때 그 해석을 덜 방어적 태도로 받아들이고 그 해석을 통해 이득을 얻게 해 준다. 더욱이 치료자는 효과적인 정신치료에 필요한 전문적 경계와 치료적 얼개를 활용함으로써 애도 과정과 더불어 필수적인 환멸을 촉진한다.

치료 종결은 경계선 환자와의 정신치료에서 특히 어려운 단계이다. 치료가 종결되리라는 예상은 경계선 정신병리의 핵심이 되는 이별과 버려짐의 주제를 환기한다. 환자가 치료 종결을 주도하고 속도를 정하도록 하는 것은 이 점에서 도움이 된다. 치료자는 종결이 순조롭게 진행되지 않을 가능성이 높다는 사실을 인지하고 있어야 한다. 어떤 환자는 치료 종결 과정의 고통을 피하기 위해 성급하게 달아나 버릴 수도 있다. 또 어떤 환자는 치료자와 만날 수 있기만 하다면 충분히 기능할 수 있는 치료적 '무기수'로 밝혀질 수도 있다.

❏ 참고문헌

Blechner MJ: Working in the countertransference. Psychoanalytic Dialogues 2:161-179, 1992

Bollas C: Forces of Destiny: Psychoanalysis and Human Idiom. Northvale, NJ, Jason Aronson, 1989

Carpy DV: Tolerating the countertransference: a mutative process. Int J Psychoanal 70:287-294, 1989

Cooper AM: Our changing views of the therapeutic action of psychoanalysis: comparing Strachey and Loewald. Psychoanal Q 57:15-27, 1988

Cooper AM: Psychic change: development in the theory of psychoanalytic techniques. Int J Psychoanal 73:245-250, 1992

Epstein L: Countertransference with borderline patients, in Countertransference:

The Therapist's Contribution to the Therapeutic Situation. Edited by Epstein L, Feiner AH. New York, Jason Aronson, 1979, pp 375-405

Gabbard GO: The exit line: heightened transference-countertransference manifestations at the end of the hour. J Am Psychoanal Assoc 30:579598, 1982

Gabbard GO: Patients who hate. Psychiatry 52:96-106, 1989

Gabbard GO: Psychodynamic Psychiatry in Clinical Practice: The DSM-IV Edition. Washington, DC, American Psychiatric Press, 1994

Gabbard GO, Horwitz L, Frieswyk S, et al: The effect of therapist interventions on the therapeutic alliance with borderline patients. J Am Psychoanal Assoc 36:697-727, 1988

Garcia-Badaracco JE: Psychic change and its clinical evaluation. Int J Psychoanal 73:209-220, 1992

Hamilton NG: Self and Others: Object Relations Theory in Practice. Northvale, NJ, Jason Aronson, 1988

Horwitz L: Clinical Prediction in Psychotherapy. New York, Jason Aronson, 1974

Loewald HW: On the therapeutic action of psychoanalysis (1960), in Papers on Psychoanalysis. New Haven, CT, Yale University Press, 1980, pp 221-256

Luborsky L: Principles in Psychoanalytic Therapy: A Manual for Supportive-Expressive Treatment. New York, Basic Books, 1984

Masterson JF: Psychotherapy of the Borderline Adult: A Developmental Approach. New York, Brunner/Mazel, 1976

Meissner WW: Treatment of Patients in the Borderline Spectrum. Northvale, NJ, Jason Aronson, 1988

Meissner WW: What Is Effective in Psychoanalytic Therapy: The Move From Interpretation to Relation. Northvale, NJ, Jason Aronson, 1991

Ogden TH: On projective identification. Int J Psychoanal 60:357-373, 1979

Ogden TH: The Matrix of the Mind: Object Relations and the Psychoanalytic Dialogue. Northvale, NJ, Jason Aronson, 1986

Ogden TH: The Primitive Edge of Experience. Northvale, NJ, Jason Aronson, 1989

Pulver SE: Psychic change: insight or relationship? Int J Psychoanal 73:199208, 1992

Rinsley DB: Developmental Pathogenesis and Psychoanalytic Treatment of Borderline and Narcissistic Personalities. Northvale, NJ, Jason Aronson, 1989

Rockland LH: Supportive Therapy for Borderline Patients: A Psychodynamic Approach. New York, Guilford, 1992

Scharff DE: Refinding the Object and Reclaiming the Self. Northvale, NJ, Jason Aronson, 1992

StracheyJ: The nature of the therapeutic action of psycho-analysis. Int J Psychoanal 15:127-159, 1934

Waldinger RJ, GundersonJG: Effective Psychotherapy With Borderline Patients: Case Studies. New York, MacMillan, 1987

Wallerstein RS: Forty-Two Lives in Treatment: A Study of Psychoanalysis and Psychotherapy. New York, Guilford, 1986

Winnicott DW: Transitional objects and transitional phenomena: a study of the first not-me possession. Int J Psychoanal 34:89-97, 1953

□ 찾아보기

인명

내용

저자 소개

글렌 O. 가바드(Glen O. Gabbard)

텍사스주 휴스턴에 있는 베일러 의과대학 정신건강의학과 교수이자 뉴욕주 시러큐스에 있는 뉴욕주립대학교 업스테이트 의과대학의 정신건강의학과 교수이다. 휴스턴 정신분석연구소의 교육분석가로 현재 가바드 센터를 운영하고 있다. 미국 내 많은 수련기관에서 교과서로 쓰이고 있는『역동정신의학』과『장기 역동정신치료의 이해』를 비롯해 총 27권의 책과 350여 편의 논문을 집필하였으며,『국제정신분석저널(International Journal of Psychoanalysis)』의 공동 편집위원장을 역임하였다.

샐리 M. 윌킨슨(Sallye M. Wilkinson)

심리학 박사로 메닝거 클리닉에서 정신분석가로 활동하고 있으며, 칼 메닝거 정신의학교(Karl Menninger School of Psychiatry) 및 캔자스주 토피카 소재 정신분석 연구소(Clinical Psychology and Psychoanalysis)에서 교육에 참여하고 있다.

역자 소개

한재현(Jaehyun Han)

연세대학교 원주의과대학 의학과를 졸업하고 연세대학교 대학원에서 의학석사 학위를 받았으며, 현재 의학박사 과정에 있다. 성인 및 소아청소년 정신건강의학과 전문의로서 연세대학교 원주의과대학에서 임상조교수로 재직하였다. 국제정신분석학회의 국제정신분석가 수련 중이며, 현재는 서울 도곡동에서 정신분석 및 놀이치료 전문 병원을 운영하고 있다.

양미래(Mirae Yang)

한국외국어대학교에서 정치외교학을 공부하고 같은 학교 통번역대학원 한영과에서 번역을 전공하였다. 카밀라 샴지의 『홈 파이어』, 파리누쉬 사니이의 『목소리를 삼킨 아이』, 존 M. 렉터의 『인간은 왜 잔인해지는가』, 마거릿 애트우드의 『나는 왜 SF를 쓰는가』, 앤 보이어의 『언다잉』, 링 마의 『단절』을 옮겼다.

역전이와 경계선 환자의 치료

Management of Countertransference with Borderline Patients

2020년 9월 30일 1판 1쇄 발행
2025년 3월 25일 1판 3쇄 발행

지은이 • Glen O. Gabbard · Sallye M. Wilkinson
옮긴이 • 한재현 · 양미래
펴낸이 • 김 진 환
펴낸곳 • ㈜ **학지사**

　　　　04031 서울특별시 마포구 양화로 15길 20 마인드월드빌딩 5층
대표전화 • 02) 330-5114　　팩스 • 02) 324-2345

등록번호 • 제313-2006-000265호

홈페이지 • http://www.hakjisa.co.kr
인스타그램 • https://www.instagram.com/hakjisabook

ISBN 978-89-997-2195-3 93510

정가 **20,000원**

▌출판미디어기업 **학지사**

간호보건의학출판 **학지사메디컬** www.hakjisamd.co.kr
심리검사연구소 **인싸이트** www.inpsyt.co.kr
학술논문서비스 **뉴논문** www.newnonmun.com
원격교육연수원 **카운피아** www.counpia.com
대학교재전자책플랫폼 **캠퍼스북** www.campusbook.co.kr